新文京開發出版股份有限公司

NEW
WCDP

新世紀・新視野・新文京 — 精選教科書・考試用書・專業參考書

New Wun Ching Developmental Publishing Co., Ltd.

New Age · New Choice · The Best Selected Educational Publications — NEW WCDP

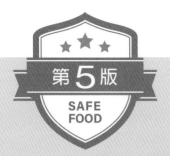

第5版
SAFE FOOD

汪復進、楊文育 —— 編著

HACCP
理論與實務
HACCP THEORY AND PRACTICE

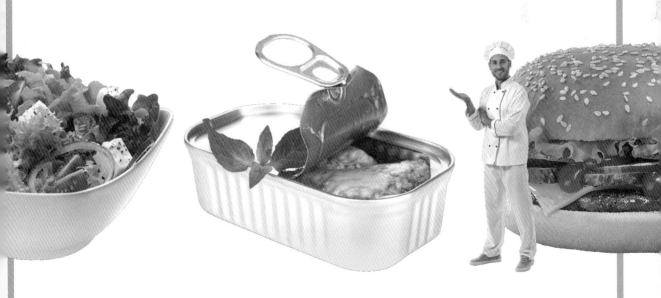

5th Edition

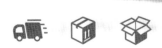

食品安全事件如蔬果、茶的農藥殘留超標違規事件；肉品抗生素、瘦肉精、環境荷爾蒙之殘留；水產品甲醛、亞硫酸氫鈉、過氧化氫等過量；粉圓含毒澱粉（產品含順丁烯二酸酐）；乳製品檢出三聚氰胺；橄欖油中添加銅葉綠素；塑化劑、起雲劑之濫用，廉價進口劣質米混充優質臺灣米、食品添加工業原料等食安問題層出不窮。尤其 2014 年發生食用油摻餿水油及飼料油等食安大缺失，激起全民共憤，當時政府監督輔導之優良食品 GMP(Good Manufacturing Practice)及優良農產品 CAS(Chinese Agricultural Practice)、HACCP(Hazard Analysis and Critical Control Point, HACCP)等驗證標章，倍受質疑，致使消費者信心幾近崩潰。因此這幾年來，經政府相關單位大力修法並矯正食品餐飲衛生安全之輔導與監督方式，對時下之食安陋病已有大幅的改進。

本書特以修法後之食品相關法規為依據，針對目前世界各國公認最有效的一套食品與餐飲從原料至消費端整體嚴控之 HACCP 系統做詳細的介紹，讓有心想建立一套源頭管控、透過自主管理且能對自己產品提供品質保證之業者或莘莘學子，有一系統且整體性的學習參考資料。

隨著國際貿易對食品安全管理整套體系之要求越趨嚴謹，如對 HACCP 系統不足之處加以彌補或擴充使之趨於完整，故本版加入一章特別說明 HACCP、ISO22000、FSSC22000 三者之前後關聯性與差異，以饗讀者。

書中敘述 HACCP 廠之實際範例，均是作者親身參與輔導或稽核的個案中擷取其精華，分享讀者，若與業者或管理顧問公司之個案有雷同之處，敬請見諒！本版雖力求完美，但錯誤之處在所難免，敬祈先進與衛生、教育或輔導驗證單位諸位長官們，不吝指正賜教，感激不盡！

汪復進、楊文育 謹識

HACCP 包括兩大管控層面：

1. 危害分析(hazard analysis, HA)：係針對食品的生產過程，從產地原物料（追蹤溯源）採收開始，經由加工、包裝、貯存、流通，最終產品提供到消費者為止，在這一連串過程中，進行科學且系統化之評估分析，以瞭解生產過程中各種危害發生之可能性。

2. 重要管制點(critical control point, CCP)：經食品生產過程的危害分析後，針對製程中之某些步驟（或程序），其危害發生之可能造成消費者身體健康者，訂定有效控制措施與條件，以預防、去除或降低食品危害程度，以達最低且合理（可以接受）的程度。

本書詳細介紹國內外實施多年的 HACCP 系統，主要的目的有四：

1. 全面介紹 HACCP 系統，藉由企業導入 HACCP 之實例，說明其成效足以提升國內食品、餐飲衛生安全管理之水準。

2. 於 HACCP 系統執行下，讓食材生產者與食品製造者熟知食材由產地、採購、前處理、加工製造、包裝、貯存、物流（運輸）等一連串嚴控下的管理，確有十足的信心對消費者提供品質保證的產品。

3. 藉由 HACCP 政策之實施，使食品餐飲相關業者先建立源頭管理，**積極貫徹**自主管理，並篤實對其成品負起品質保證之責。一者，可促進產業升級，強化國內食品餐飲之國際競爭力；二者，推動國際食品之相互認證，以確保進出口食品餐飲高品質之流通。

4. 提供 HACCP 系統完整之專業知識，俾使有興趣之在校學生、食品餐飲之從業人員與輔導驗證專業人士作為培訓品保員、輔導師、驗證稽核員的教材，做好職場生涯良好規劃之參考書。

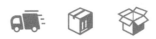

本書共有五大特色：

1. 從國內實施 HACCP 之現狀與當今國際食品安全管理體系(FSMS)做整體說明，理論與實務並重。

2. 在硬體上有實際照片與法規要求對照學習，另外以法規上之規定和 FSMS 之前提方案(prerequisite program, PRP)之構思逐步引導讀者學習，簡單易懂。

3. HACCP 系統實務上軟體操作的各式各樣圖表格需求，一應俱全，利於學習或實際套用。

4. 基於國際上對食品餐飲衛生安全之嚴謹度提升，為補足與擴充 HACCP 系統之缺陷，本書在亦說明 ISO22000，FSSC22000 與 HACCP 間之異同，供產官學者參照。

5. 附錄國內法規與資訊、官方網址，可依個人需求自行查詢，搜集資料。

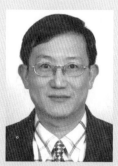

汪復進

學　歷　國立臺灣海洋大學食品科學系博士

曾　任　1. 統皓食品股份有限公司品保副理
　　　　2. 富士康集團在中國深圳龍華中央廚
　　　　　房(CK 1)之規劃設計與 HACCP、ISO22000 之輔導與建構
　　　　3. 財團法人 CAS 優良農產品「冷凍食品類」、「即食餐食
　　　　　類」、「冷凍食品類」、「水產品類」及「冷藏調理食品
　　　　　類」現場評核小組委員;「優良食品物流業」衛生評鑑
　　　　　委員
　　　　4. TQCS: International Certification of Management Systems :
　　　　　Leader auditor (QMS, HACCP, FSMS)
　　　　5. 真理大學觀光事業學系專任副教授兼進修推廣教育組
　　　　　組長
　　　　6. 馬偕醫護管理專科學校食品科學科專任副教授兼科主
　　　　　任、餐飲管理科主任、教務主任
　　　　7. 臺北海洋科技大學（中國海事商業專科學校）食品科
　　　　　學與行銷系專任副教授兼科主任、教務主任、代理校
　　　　　長
　　　　8. 汎球藥理發酵研究所發酵部研究員

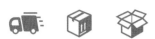

現 任　1. 宏茂飲食管理（深圳）有限公司／深圳市信威農產品有限公司顧問兼採購主管
2. 臺灣職工教育和職業培訓協會高級顧問（食品類總召集人）
3. 中華國際觀光休閒餐旅產業聯合發展協會高級顧問（食品類總召集人）
4. 廈門見福超商／宏茂公司 ISO22000/HACCP 鮮食工廠軟、硬體規劃、建構與設備採購
5. 行政院衛生福利部「餐飲業食品安全管制系統」合格輔導老師
6. IRCA：「HACCP 主任稽核員」與「ISO22000 稽核員與專業輔導」
7. RAB/QSA：「HACCP 主任稽核員」與「HACCP/ISO22000 專業輔導」

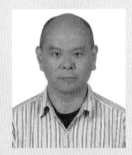

楊文育

學　歷　國立臺灣海洋大學食品科學系博士肄業

曾　任　1. 大政素食國際有限公司、虎牌正通實業股份有限公司、清芳實業股份有限公司顧問（研發、行銷、管理、ISO22000、HACCP）

　　　　2. 碩大興食品股份有限公司研發經理

　　　　3. 國立海洋大學食品科學系張正明博士實驗室研究助理

　　　　4. 私立嘉南藥理科技大學食品科技系兼任講師

現　任　1. 華森健康國際有限公司總經理

　　　　2. 廣東佛山市華焱食品科技有限公司總經理

　　　　3. 貴州安順市索雅植物肉有限公司總經理

輔導工廠　1. 107 年瓦城泰統集團新廠規劃（調理中央廚房）

　　　　2. 106 年誼豐科技股份有限公司新廠規劃（烘焙麵包中央工廠）

　　　　3. 105 年阿中丸子振鈁有限公司新廠規劃輔導（水產品）

　　　　4. 105 年佳美樂實業有限公司廠登規劃輔導（添加物、糖果）

　　　　5. 105 年維格股份有限公司廠登擴項輔導（烘焙、糖果）

　　　　6. 103 年波茲達食品有限公司新廠規劃及 ISO22000 輔導（爆米花）

　　　　7. 103 年三叔公食品股份有限公司龍潭新廠規劃輔導（麻糬鳳梨酥烘焙）

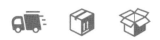

8. 103 年鼎糧食品有限公司新廠規劃輔導（炒貨堅果）

9. 103 年賞味佳食品有限公司新廠規劃輔導（粉圓蜜紅豆）

10. 102 年中農粉絲食品有限公司新廠規劃及 ISO22000 輔導（粉絲）

11. 102 年優質澱粉有限公司食品工廠規劃輔導（修飾澱粉）

12. 101 年維格股份有限公司觀光工廠規劃及 ISO22000 輔導（鳳梨酥烘焙）

13. 101 年耀集食品有限公司觀光工廠規劃輔導（火鍋料煉製品）

14. 100 年天福養生蔬食餐廳中央廚房規劃輔導（餐飲）

15. 100 年詠晟蛋糕實業有限公司新廠規劃及 HACCP 輔導（蛋糕烘焙）

16. 99 年度永順利機械股份有限公司&麥可利食品公司 ISO22000 輔導（豆製品麵食製品）

17. 99 年度饗賓餐飲集團中央工廠建立及門市管理 ISO22000 輔導（連鎖餐廳中央廚房）

18. 98 年度休閒國聯股份有限公司鮮芋仙連鎖加盟工廠 ISO22000 食品安全管制系統輔導（連鎖甜品中央工廠）

19. 98 年度鬍鬚張股份有限公司 ISO22000 食品安全管制系統輔導（連鎖餐廳中央廚房）

20. 94、95 年度桃園縣衛生局豆乾豆腐輔導案
21. 94 年度農委會漁業署水產品工廠輔導計畫，輔導完成取得 HACCP 驗證計有：臺中縣漁業合作社、興農股份有限公司流通部生鮮超市 PC 廠鮮魚課、福壽實業股份有限公司柴魚花課、滿嚥生物科技股份有限公司
22. 93、94、95 年度農委會農糧署殺菌液蛋推廣計畫
23. 94 年於臺中新光三越百貨公司舉辦「殺菌液蛋母親節蛋糕創意比賽」

目錄 CONTENTS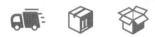

CONTENTS ●━━━━━━━━━━━━━━━━━━━━━━━━

Chapter 10

申請 HACCP 驗證與驗證前自我評估 331

Chapter 11

HACCP、ISO22000 與 FSSC22000 之關聯性與異同 393

APPENDIX

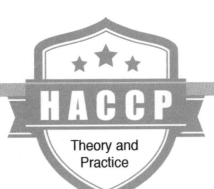

01
CHAPTER

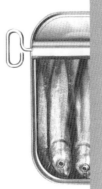

HACCP 總論

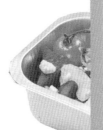

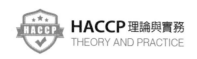
重要摘要 SUMMARY

- 二十一世紀國內外的外食人口逐年遽增，中毒事件時有所聞，令國人對於食品的安全與衛生格外關注。如何才能確保食品的安全與衛生呢？本章簡介在國際頗具成效的 HACCP 系統，說明其確實可為食品的衛生安全把關。

- 「危害分析重要管制點」(hazard analysis and critical control point, HACCP) 系統，在國內又被稱「食品安全管制系統」，是國際公認最安全的食品安全管理體系(food safety management system, FSMS)之認證(accreditation)中最重要的基礎。本章詳細說明 HACCP 包括之起源、定義、範圍、目的、特色…等。

- 整個 HACCP 系統可稱為「危險評估」再加上「管理過程」，統稱風險分析過程(risk analysis process)，它除了上述「風險評估」及「風險管理」之外，尚包括「風險訊息傳遞」(risk communication)。

- 執行 HACCP 系統是架構在食品良好衛生規範準則(good hygienic practice, GHP)或食品良好製造規範準則(food good manufacturing practice, FGMP)和衛生標準作業流程(sanitation standard operating procedure, SSOP)下才能完成。

- 臺澎金馬地區之食品行業在通過行政院衛生福利部食品藥物管理署公告之「餐飲業 HACCP 衛生評鑑」之驗證後，方可取得標章。

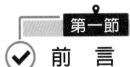

前　言

　　二十一世紀的今天，工商業蓬勃地發展與社會型態激烈地改變，使得外食人口逐年遽增，根據行政院衛生福利部食品藥物管理署（原名行政院衛生署食品藥物管理局）的統計，1981~2018 年期間，臺灣地區所發生之食品中毒事件總數為8,849，原因食品判明為 3,640 件，其中複合調理食品（含餐盒）所引起之中毒之件數占 838 件、比例高達 23.02%，其中以餐盒類所引起之中毒件數最多。

　　為了降低食品中毒的機率，提高食品安全最佳的管控方法—「危害分析重要管制點(hazard analysis and critical control point, HACCP)系統」最早於 1971 年在美國保健會議上被提出來討論，1973 年美國正式實施於罐頭食品的管理，1994 年公布強制實施水產品 HACCP 草案，自 1997 年開始要求輸美之外國水產品工廠強制實施 HACCP 系統。

　　臺灣省政府為了提升國內食品安全之水準，亦於 1998 年開始輔導全省餐飲業施行 HACCP 系統，更於 2000 年經立法院三讀通過現行「食品衛生法規」第二十條修正案，餐飲業須在食品良好衛生規範準則(good hygienic practice, GHP)之法源基礎下：「餐盒食品工廠應符合食品安全管制系統相關規定」（衛署食字第0960406822 號令，行政院衛生署（2013 年已改制為行政院衛生福利部食品藥物管理署）於 2007 年 9 月 12 日公告），辦理「餐（盒）飲業 HACCP 驗證」，實際要求食品與餐飲之供應廠商，嚴格實施源頭管理、自主管理與品保制度。許多學者研究指出，於製程中以 HACCP 制度的嚴格監控下，其產品之衛生品質均能獲得顯著改善。

　　行政院食品藥物管理署亦陸續於 2008 年 4 月 16 日預告公告中央廚房式之餐飲製造業及屬國際觀光旅館內之中式餐飲業應符合「食品安全管制系統」相關規定（衛署食字第 0970400310 號）。2008 年 5 月 8 日公告肉類加工食品業實施食品安全管制系統稽查（衛署食字第 0960404185 號令）。衛生福利部食品藥物管理署2017 年 11 月 17 日公告訂定「旅館業附設餐廳應符合食品安全管制系統準則之規定」，除國際觀光旅館外，新增五星級旅館業者，旅館內附設餐廳應有 1 廳以上實施 HACCP，導入預防性之食品安全管理概念，強化對食品安全的重視，2018 年 7月 1 日開始實施。所以中華民國已成為完全實施 HACCP 系統做為食品安全衛生管理把關的國家。

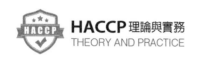

 第二節

✔ HACCP 之起源、特色與目的

🍲 一、起 源

HACCP 是於 1960 年代由美國太空總署 Natick 陸軍實驗室與一家民營食品公司 Pillsbury 合作，為確保太空人之飲食安全而開發出來之食品生產管理系統，此觀念於 1971 年於美國保健會議上提出，大受與會食品安全專家之肯定與推薦。美國食品藥物檢驗局(Food and Drug Administration, FDA)於 1973 年將此系統應用於低酸性罐頭食品之管理，結果大幅度地降低肉毒桿菌(*Clostridium botulinum*)之中毒事件，此為 HACCP 成功應用於食品安全管理之首例。

1980 年中期美國海洋漁業服務處(National Marine Fisheries Service, NMFS)建立水產品 HACCP 稽查模式，於 1994 年公布強制實施水產品 HACCP 之草案。1995 年 FDA 正式公布水產品 HACCP 系統管理納入聯邦法規，1997 年開始要求美國國內水產品工廠及輸美之外國水產品工廠強制實施 HACCP 系統。

1998 年歐盟法規正式要求每家食品公司均應實施 HACCP 制度，嚴格要求輸入與輸出之食品應有 HACCP 驗證標章(certification logo)。

1998~1999 年間日本、加拿大、法國、英國與澳大利亞等工業國家，也相繼要求對食品危害分析與重要管制系統之認證；目前不少國家廣泛應用 HACCP 在其他食品加工業中，這些國家包括歐盟各國、美國、中國、加拿大、日本、瑞士、新加坡、澳洲等，不少國家更加納入為某些食品加工程序的法定要求。

前臺灣省政府衛生處自 1997 年 8 月第 125 次臺灣省政會議通過餐飲公共衛生計畫「餐飲 HACCP 制度建立之推動」起，對外在國際上推動國際間食品之相互認證、以確保進出口食品之安全衛生，對內則是加強輔導國內業者建立自主管理制度，品質保證的責任。

🍲 二、特 色

食品 HACCP 制度之特色為原料從源頭之農場開始，一直至餐桌產品之消費(from farm to table)均在嚴格管控下完成且可針對其食材追蹤溯源（生產履歷），如圖 1-1 所示，對產品的品質保證之責精確化地在此系統中落實完成，其項目有：

1. HACCP 的制度是以「重要管制點管理」理念，以確保食品安全。換言之，食品或餐飲從原物料之源頭─農場開始，一直至餐桌消費所經歷之每一階段（包括生產、製造、加工、調理、運送、販售、提供消費等）應有分工與明確之責任歸屬，並徹底做好監測(monitoring)工作，避免發生安全問題而導致健康危害之自主性管理方法。

2. HACCP 的基本精神為：食材之「源頭管制」、生產者之「自主管理」與「產品責任保證」，使餐飲食品之產銷鏈上、中、下游全程監控管理。

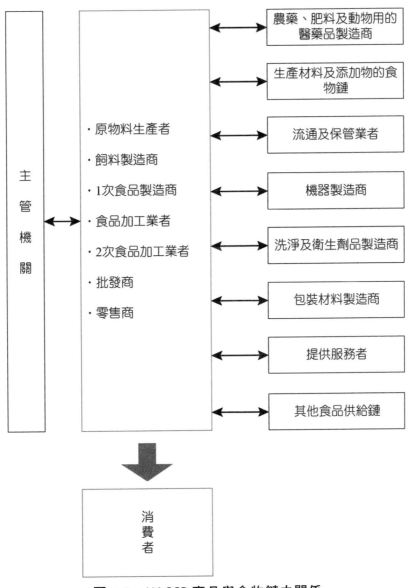

圖 1-1　HACCP 產品與食物鏈之關係

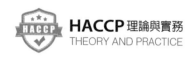

3. HACCP 的特點是非傳統性(nontraditional)、採行預防措施(prevent major errors)、針對問題(focus problem points)之管理模式，它是一種預防性的整個經營管理系統，而非僅關注微生物檢測結果及檢驗的品管手段而已。

4. HACCP 的功能可分為兩個部分：

(1) 危害分析(hazard analysis)：係指針對食品生產過程，包括從原料採收處理開始，經由加工、包裝、流通乃至最終產品提供消費者為止，進行一科學化及系統化之評估分析，以瞭解各種危害發生之可能性。亦即從食品原料生產到產品之完整製程，由農場至餐桌(from farm to table)，經由評估後找出危害發生之可能性與危險性。故為一種風險評估(risk assessment)。

(2) 重要管制點(critical control points)：係指經危害分析後，針對製程中之某一點、步驟或程序，其危害發生之可能性危害性高者，訂定有效控制措施與條件加以預防、去除或降低食品危害至最低可以接受之程度。即於製程中之某一加工過程，經過嚴格管制則能有效預防、去除或降低危害至可接受之程度。故為一種風險管理(risk management)。

因而整個 HACCP 系統可稱為「危險評估」再加上「管理過程」，統稱風險分析過程(risk analysis process)，它除了上述「風險評估」及「風險管理」之外尚包括「風險訊息傳遞」(risk communication)。

🍳 三、目 的

（一）確保消費者飲食的安全與衛生

食品之安全衛生係食品品質管理之重心，由生產、加工、儲存、運輸、銷售及至消費者食用所構成的食物鏈(food chain)中，各個環節都有可能受到某些危害因素汙染或破壞，而導致食物中毒或品質不良。

（二）加強監管單位對業者執行源頭管理與自主管理之能力

在國內，正加強輔導業者建立自主管理之制度，著重消費者吃的安全，並推動國內食品工業之整體發展，以促進產業升級，促使國內食品業更能適應國際化的競爭。

（三）推動國際間貿易與優良品質產品的相互認證

在國際上，推動國際優良品質的食品之相互認證，以確保進出口食品之安全衛生。

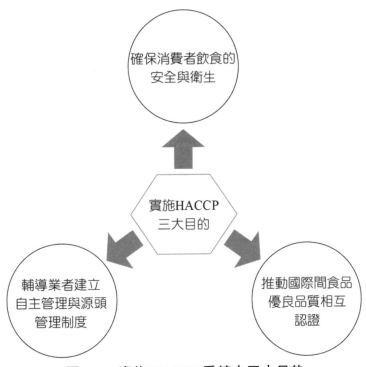

圖 1-2　實施 HACCP 系統之三大目的

四、傳統衛生管理與 HACCP 制度之比較

HACCP 制度與傳統衛生管理或品質管制之差異，如表 1-1 所示。

▼ 表 1-1　傳統衛生管理與 HACCP 制度之比較

	傳統衛生管理	HACCP 制度
確認產品品質	1. 最終產品檢驗	1. 全部製程管制(total process control)為主之重點管理方式
所需產品品質成本	2. 需花費龐大人力費用於產品檢驗	2. 可節省人力、成本有效利用資源
產品出現問題時	3. 結果出來已被食用	3. 對於微生物汙染造成之中毒較能掌握防止
	4. 產品回收、商譽受損	4. 確保產品安全，消費者得到保障

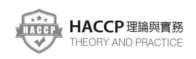
▼ 表 1-1　傳統衛生管理與 HACCP 制度之比較（續）

	傳統衛生管理	HACCP 制度
產品出現問題時（續）	5. 無法明確找出汙染原因	5. 事前之預防管制措施，可以有效抑制安全之三大危害（生物性、化學性與物理性危害）之發生
	6. 為事後補救措施很難防止重複之製程疏失，而造成同樣之食品危害	6. 因其食品安全信賴保證之事實，可作為國際食品相互認證之共同管理基準

 第三節

✅ HACCP 系統與 GMP、CAS 品質管制之關聯性

🍳 一、實施 HACCP 之法源基礎：食品良好衛生規範準則(GHP) 簡介

　　HACCP 系統係依據 2019 年 6 月 12 日修正公布之「食品安全衛生管理法」第二十條之規定訂定，食品良好衛生規範準則(good hygienic practices, GHP)為食品業者在製造、加工、調配、包裝、運送、儲存、販賣食品或食品添加物之作業場所、設施及品保制度之管理。本規範之制定重點包括：建築與設施、衛生管理、製成與品質管制、倉儲與運輸管制、檢驗與量測管制、客訴與成品回收管制及紀錄保存等。各種食品工廠與餐飲服務業所有作業流程與操作規範度應符合 GHP 之要求（行政院衛生福利部食品藥物管理署，2002）。GHP 之內容包括建築與設施硬體要求與各項標準作業程序書之軟體管理：

1. 衛生管理標準作業程序書：含建築與設施、設備與器具之清洗衛生、從業人員衛生管理、清潔與消毒等化學物質與用具管理、廢棄物處理（含蟲鼠害管制）、油炸用食用油脂管理、衛生管理專責人員等項。

2. 製程及品質管制標準作業程序書：包括採購驗收（含供應商評鑑）、廠商合約審查、食品添加物管理、食品製造流程規劃、防止交叉汙染、化學性及物理性危害侵入之預防、半成品成品之檢驗、留樣保存試驗（餐飲業增加現場抽樣一項）等項。

3. 倉儲管制標準作業程序書。

4. 運輸管制標準作業程序書。

5. 檢驗與量測管制標準作業程序書。

6. 客訴管制標準作業程序書。

7. 成品回收管制標準作業程序書。

8. 文件管制標準作業程序書。

9. 教育訓練管制標準作業程序書。

　　食品與餐飲業者亦可依據上述九大標準作業程序書，分別訂定適合自身工廠之衛生標準作業程序，讓作業員工在作業上有遵守、依循之作業標準，可做好廠內衛生基礎進而加強 HACCP 系統之落實運行。

　　HACCP 系統的實施是建立在 GHP 的良好基礎上。食品安全管制系統＝GHP(GMP＋SSOP＋5S)＋HACCP，HACCP 系統金字塔，如圖 1-3 所示。GMP 為食品良好製造規範(good manufacturing practice, GMP)，SSOP 為衛生標準作業程序(sanitation standard operating procedures)，而 5S（在第二章第五節詳細說明）其內容包含整理(seiri)、整頓(seiton)、清掃(seiso)、清潔(seiketsu)、教養(shitsuke)等活動。

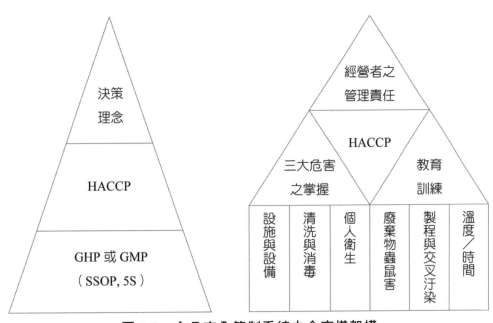

圖 1-3　食品安全管制系統之金字塔架構

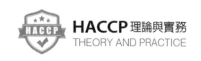

🍲 二、HACCP 系統與品質管制之差異

　　HACCP 系統主要是預防性的品質管制，也是具有科學經濟效益的一種用在食品製造時微生物危害管理控制的方法。基本上，此系統首先分析與鑑定整個食品在製造過程中可能產生的危害因子，然後針對各個危害因子找出重要管制點及管制方法來防止危害發生，並在危害發生時能及早發現而採取矯正措施，使所製造產品達到零缺點的境界，徹底保障消費者的安全。

　　GMP(good manufacturing practice)為一種良好作業規範的食品驗證制度，是由經濟部工業局邀集相關機關組成「經濟部食品 GMP 推行會報」，在 1989 年依據「經濟部食品 GMP 推行方案」開辦。此制度是委由食品工業發展研究所、中華穀類食品工業技術研究所及中國食品 GMP 發展協會等機構負責執行及推廣。每一家公司在推行 HACCP 系統之前，必須先整合有關於衛生方面之所有條件，引用合法、適當的管理法規，如食品良好製造規範準則(FGMP)與食品良好衛生規範準則(GHP)。HACCP 系統強調「自主管理」、「源頭管理（制）」，亦著重於「品質保證」，相較於傳統品質管制之衛生管理抽檢方式，總是在消費者食用造成危害後，才知道產品發生問題，以致商譽受損、勞民傷財。HACCP 系統是從原物料採購、儲存、半成品、成品製程、成品儲存、運送、回收皆重點管制，有效確保產品安全、抑制危害的發生，採用預防措施，在事前用較少的人力、成本來管理，即使發生問題也能夠快速的找出原因，解決問題與預防再發；而傳統的衛生管理制度在發生問題時往往須從頭找原因、耗時傷民又傷財，且未必可發現原因與預防問題再發性。表 1-2 將兩者不同之處加以說明。

▼ 表 1-2　食品 HACCP 制度與食品 GMP 制度之比較

食品 GMP 制度	食品 HACCP 制度
1. 全面品質管理(total quality control, TQC)，以品質穩定為主，食品衛生安全為輔	1. 全面製程管制(total process control, TPC)，重點在於食品衛生安全管制，再求品質穩定
2. 需要投入很大之人力、物力與技術	2. 投入之人力、物力較少
3. 適用於特定食品產業及較大規模之食品工廠	3. 執行容易，適用於各種食品業
4. 傳統檢驗方法及快速檢測方法並重	4. 不急於使用費時之傳統檢驗方法，而採用快速檢測方法
5. 軟、硬體並重，惟較強調先進之機械設備與設施	5. 較重視軟體，硬體部分只強調合理化流程

　　CAS(Chinese agricultural standard)為一種中國農業標準的食品驗證制度，則是由行政院農業委員會依據 1986 年訂頒之「優良農產品標誌制度作業要點」，以提升國內農產加工品品質、衛生為前提，委由食品工業發展研究所、中央畜產會及中華民國冷凍食品發展協會等機構負責執行及推廣。

　　這兩種食品認證制度都是以輔導業者的立場執行，食品業者參與這兩種制度的認證都是自願性的（即非法律強制規範必須參加的），所以每年獲得此兩制度審核通過，得此二種驗證標章的產品數，有不同的消長。

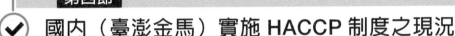

第四節

國內（臺澎金馬）實施 HACCP 制度之現況

一、國內推動食品 HACCP 現況

1. 法規修訂與執行
   (1) 2000 年 9 月 2 日訂定「餐飲業實施食品安全管制系統先期輔導作業規範」。
   (2) 研擬食品安全管制系統驗證管理辦法，如依據行政院衛生福利部於 2014 年 8 月 11 日「餐盒食品工廠應符合食品安全管制系統相關規定」（部授食字第 1031302212 號令），公告**「餐盒食品工廠應符合食品安全管制系統準則之規定」，請參照附錄**。
   (3) 行政院衛生福利部食品藥物管理署（簡稱：食藥署）於 2013 年 9 月 9 日公告「餐飲業食品安全管制系統衛生評鑑申請注意事項（申辦餐飲衛生評鑑附件＋附表）」，**請參照附錄**。同時宣布「餐飲業 HACCP 制度建立之先期輔導作業規範」與其授證標章於 2010 年 12 月 31 日終止使用。自中華民國 2011 年 1 月 1 日起，取而代之的是「餐飲業食品安全管制系統衛生評鑑與其新的標章」。
   (4) 訂定「食品良好衛生規範準則」（2014 年 11 月 7 日衛生福利部部授食字第 1031301901 號令發）。
   (5) 「食品安全衛生管理法」修正（2019 年 6 月 12 日修正）
   　　第八條食品業者之從業人員、作業場所、設施衛生管理及其品保制度，均應符合食品之良好衛生規範準則。
   　　經中央主管機關公告類別及規模之食品業，應符合食品安全管制系統準則之規定。

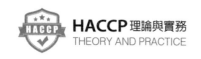

　　　　經中央主管機關公告類別及規模之食品業者，應向中央或直轄市、縣（市）主管機關申請登錄，始得營業。

　　　　第一項食品之良好衛生規範準則、第二項食品安全管制系統準則，及前項食品業者申請登錄之條件、程序、應登錄之事項與申請變更、登錄之廢止、撤銷及其他應遵行事項之辦法，由中央主管機關定之。

　　　　經中央主管機關公告類別及規模之食品業者，應取得衛生安全管理系統之驗證。

　　　　前項驗證，應由中央主管機關認證之驗證機構辦理；有關申請、撤銷與廢止認證之條件或事由，執行驗證之收費、程序、方式及其他相關事項之管理辦法，由中央主管機關定之。

2. 專業人才培訓

　　食藥署每年委託食品工業發展研究所，邀請國內、外專家針對(1)政府各衛生管理單位人員、(2)學者、專家、(3)食品從業者等辦理專業人才研習會。

　　食藥署委託食品工業發展研究所或其他食品藥物管理署核可之相關單位，邀請國內 HACCP 專家、學者辦理各項研討或發表研習會。

3. 輔導業者建立模式

　　　　食藥署委託食品工業發展研究所輔導乳品、水產品、罐頭食品；委託財團法人中華穀類發展研究所輔導烘培食品；委託中央畜產會輔導肉品。

4. 為提高執行 HACCP 系統之衛生管理專責人員的能力，考選部每年舉辦兩次全國性「食品技師」專技高考，以作為具備衛生管理專責人員之一種條件。

5. 食藥署中區管理中心委託學術機關構輔導餐盒食品、餐飲服務業：2001 年度以後改為業者自費接受輔導。2009 年 4 月 2 日公告「餐飲業食品安全管制系統衛生評鑑申請注意事項（申辦餐飲衛生評鑑附件＋附表）」後，業者亦可自行建立該系統。

6. 食品生產業者 HACCP 標章之取得

　　現場輔導作業（餐飲業食品安全管制系統衛生評鑑輔導作業）：

(1) 業者自行接受輔導，有關輔導時程、次數及進度，由業者與輔導負責人自行協商全程輔導時間、次數。每次進行下一次輔導時，最好先將上一次輔導應行改善事項，由輔導負責人複查確認，有關輔導之內容建議如下。

(2) 輔導內容

　　A. 第一次輔導項目：食品餐飲業作業廠區硬體規劃、製程設備與流程動線合理化、GHP 規定之衛生管理標準作業程序書之訂定與現場檢討、廠商 HACCP 計畫書執行小組名單訂定。

　　B. 第二次輔導項目：第一次輔導建議改善事項複查（包含硬體設施、流程動線與輔導餐飲業 HACCP 衛生評鑑衛生評鑑之申請表附件之正確填寫等）、GHP 規定之製程及品質管制標準作業程序書訂定與檢討、產品描述、加工流程圖建立、危害分析重要管制點訂定與檢討。

　　C. 第三次輔導項目：第二次輔導建議改善事項複查（包含硬體設施、流程動線是否符合餐飲業 HACCP 衛生評鑑之規定），確認製程及品質管制標準作業程序、GHP 中規定關於倉儲管制、運輸管制、檢驗與量測、消費者申訴案件，成品回收及處理、教育訓練等標準作業程序書訂定與檢討。產品 HACCP 計畫書撰寫之輔導。

　　D. 第四次輔導項目：第三次輔導建議改善事項複查、GHP 各項標準作業程序書、產品 HACCP 計畫落實情形之查核。

　　E. 第五次輔導項目：(a)再一次針對硬體設施、流程動線確認是否完全符合餐飲業 HACCP 衛生評鑑之要求；(b)確認餐飲業 HACCP 衛生評鑑衛生評鑑之申請表附件之正確填寫；(c)第四次輔導建議改善事項複查、GHP 各項標準作業程序書、產品 HACCP 計畫落實情形之查核；(d)備函與其相關文件，準備向當地衛生局申請餐飲業 HACCP 衛生評鑑現場評核。

(3) 輔導程序

　　A. 廠商負責人介紹其 HACCP 執行小組成員。

　　B. 輔導負責人介紹輔導小組成員。

　　C. 主持人報告本次輔導工作內容。

　　D. 第一次輔導時，廠商應報告單位之組織系統，從業人員工作配置及單位平面圖（包括主要機械及設備配備）。

　　E. 輔導小組每次輔導應現場查勘軟、硬體是否符合食品衛生管理相關法令及自訂的規範。

　　F. 每次輔導後的整體檢討。

　　G. 每次輔導建議改善事項及完成改善時間之確定，暨下次輔導時間之訂定。

(4) 餐盒食品業以當日菜餚來訂定 HACCP 計畫書。餐飲服務業因有各種不同供膳型態（如冷藏供膳、烹調供膳、烹調熱存供膳、烹調冷卻冷藏供膳、烹調

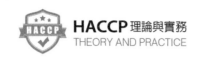
冷卻冷藏復熱供膳、烹調冷卻冷藏復熱熱存供膳等）應各選擇一種典型菜餚之製程訂定計畫書。其中危害分析部分，選擇一種典型菜餚或多種不同供膳型態的菜餚作分析，由業者自行決定。

(5) 場所設施應符合「食品工廠建築及設備之設置標準」與「食品良好衛生規範準則」規定。

7. 每次輔導結果應填寫輔導記錄表，並於記錄表之處理意見欄內，詳填建議事項完成期限，最後一次輔導除填寫輔導紀錄外，應加填確認工作情形表。

8. 最後一次輔導後，輔導負責人應就輔導建議改善事項複查，於複查通過當日正式實施餐飲業 HACCP 制度之表單記錄，經過 30 天之資料建檔後，由業者可以備齊所有之申請資料，向當地衛生局提出餐飲業 HACCP 衛生評鑑現場外部評核申請。

9. 餐飲服務業半成品或成品檢驗，可請其委託之檢驗機構（衛生單位或學術研究單位）前往採樣檢驗。

二、HACCP 系統之執行

當企業建立危害分析重要管制點(HACCP)系統需要實施的 5 個應有基本（預備）步驟為：1.實施成立 HACCP 系統小組；2.描述所生產之產品的產品與儲運方式；3.確定該產品之預定用途與消費對象；4.建立該產品生產之加工流程圖；5.確認該產品生產程序與工作流程圖。

執行 HACCP 系統，尚需要有七大要素（或原則），如圖 1-4 所示。

1. 危害分析：對製程之每一步驟詳細列出可能發生之危害，並對可能出現之顯著危害鑑定出預防方法。

2. 判定製程中之重要管制點：決定哪個點可以予以控制將危害去除、降低危害之發生。

3. 建立管制界限：對每個重要管制點(CCP)建立其控制方法之管制界線。

4. 建立重要管制點(CCP)監控方法：對每個重要管制點(CCP)之控制方法建立起有計畫之觀察或測試，以確保重要管制點(CCP)在控制之下。

5. 建立矯正措施：建立重要管制點(CCP)失控時應採取之行動以使重要管制點(CCP)重回控制之下並適當處置受影響之產品。

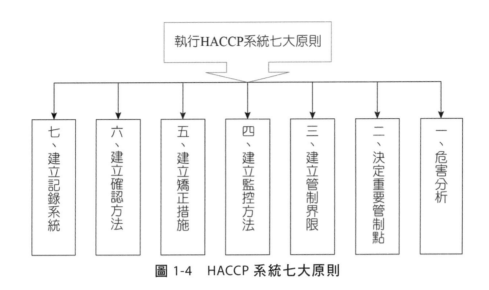

圖 1-4　HACCP 系統七大原則

6. 建立確認方法：建立可提供補助性數據的測試與程序，以確認危害分析重要管制點(HACCP)系統運作正常之方法。

7. 建立記錄系統：建立各種實施程序之書面化，以及實施情形之紀錄。

　　HACCP 系統之建立是在符合 GHP 要求的基本硬體設施與衛生標準作業程序(SSOP)上，執行良好的食材源頭管理、製程重要管制點之嚴控與適時之矯正措施和正確之最終驗效確認，來確立 HACCP 系統之完整性。但要特別注意的是，HACCP 系統並非一個零缺點的管控手法，必須藉由不斷的檢討、危害分析、評估及監控、驗效、確認、再確認，才能確保此系統有效執行運作。

三、有效成功地執行 HACCP 制度應具備的要素

　　要成功且徹底地執行 HACCP 制度，需要下列五項因素完全地配合。

1. 公司最高決策者全力的支持(full support)與整體員工之充分配合，是達全面品保成效之基石。

2. 學習 HACCP 之專業知識(good knowledge)和實施要領(executive skill)：
   (1) 事先把握整個食品生產過程中可能發生之危險性。
   (2) 明訂具體可行之監測項目與管理基準。
   (3) 找出短時間判明之方法，來監控或測試結果。
   (4) 依據所得到之結果備妥立即處理辦法。
   (5) 具備正確有效之食品安全加工技術與管理對策。

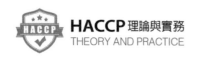

3. HACCP 小組提出周詳可行之 HACCP 計畫書(good HACCP plan)並嚴格徹底執行(honest monitoring enforcement)計畫書之內容。

4. 各級高階主管完全瞭解 HACCP 系統運作之內容，中級幹部通力配合使 HACCP 系統順暢之運作，同時要求基層員工在良好的教育訓練後，做好人人品保的工作。

5. 充分發揮團隊精神(team work)，徹底達成人人品保的企業責任。

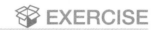

課·後·複·習

1. 說明 HACCP 之意義？其功能與目的為何？

2. 簡要說明政府推動食品業執行 HACCP 系統的歷史沿革。

3. 試以圖表分析並說明「食品安全管制系統之金字塔架構」。

4. 試以圖表分析「傳統衛生管理」與「HACCP 制度」二者之差異。

5. 執行 HACCP 系統，需要哪七大要素（原則）？

6. 食品業者如何有效成功地執行 HACCP 制度？

7. 食品業者如何取得 HACCP 驗證標章？

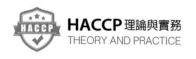

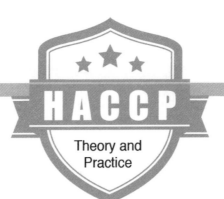

02
CHAPTER

實施 HACCP 之硬體基礎設施

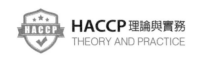

重要摘要　SUMMARY

- 在國外 GMP（良好製造作業規範）與 SSOP 是建立 HACCP 系統之先決要件，亦即是確保 HACCP 制度成功之基礎。GMP 是「一種製造過程中產品衛生安全標準作業程序(SSOP)之自主性管理制度」。

- 衛生安全標準作業程序(SSOP)被歸併入：1.食品良好製造規範準則(FGMP)；2.食品良好衛生規範準則(GHP)；3.5S/7S 運動。

- FGMP 中做為執行 HACCP 之前提方案包括：1.水質安全；2.食品接觸面之衛生及清潔狀況；3.防範交叉汙染；4.廠房設備之設置與維護；5.異物侵入之防止；6.有毒物質之標示與儲存管理；7.員工健康管制；8.蟲鼠害排除等。

- GHP 為「食品業者對於自主衛生管理之最基本要求(basic sanitation)」。食品業者應落實日常之自主衛生管理，有關硬體之廠房之設施、加工、製造、儲存、運送等，以及有關軟體之品保制度、書面資料等，均須符合 GHP（或FGMP）之規定。

- 5S：乃指整理(seiri)、整頓(seiton)、清掃(seiso)、清潔(seiketsu)與教養(shitsuke)。5S：加上「習慣化」及「認真」稱為 7S，「習慣化」及「認真」涵蓋在教養之內，6S 應為「節約」，7S 應為「安全」。

- 品管五要素(5M)：設備(machine)、原料(material)、人員(man)、方法(method)、管理(management)。

- 即食餐食工廠及餐盒食品製造業之衛生管理標準作業程序，至少有多項與 ISO 體系執行 HACCP 之前提方案有關：1.建築與設施（另應符合食品工廠建築及設備之設置標準）；2.設備與器具之清洗衛生；3.從業人員衛生管理；4.清潔及消毒等化學物質與用具管理；5.廢棄物處理（含蟲鼠害管制）；6.衛生管理專責人員；7.交叉汙染與預防措施；8.空氣、水、能源和其他基礎條件之供應。

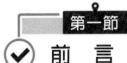

✔ 前　言

　　1988 年全國之餐飲業導入 HACCP 制度，同時建立了「餐飲業 HACCP 先期輔導作業規範」。為配合 2019 年 6 月 12 日修正之食品安全衛生管理法第二十條之規定修正規範，將原來以衛生標準作業程序(sanitation standard operating procedures, SSOP)或一般標準作業程序(standard operating procedures, SOP)及支持系統作業程序之輔導模式，轉變成食品良好衛生規範準則(good hygienic practice, GHP)要求之模式。

　　食品製造業或餐飲業執行 HACCP 系統之成效，首要在於工廠或廚房作業區之硬體設備是否符合 GHP 之要求。依據「食品良好衛生規範準則(GHP)」第一章總則第四條至第八條、第二章食品製造業第九條至第十二條、第三章食品工廠第十三條至第十五條）（2014.11.7 最新修訂 GHP），以下列物、人員、管理三方向討論：

1. 物：建築與設施（另應符合食品工廠建築及設備之設置標準）、設備與器具、食品添加物、清潔及消毒等化學物質之購置。

2. 管理：廠區衛生管理、設備與器具之清洗衛生、廢棄物處理（含蟲鼠害管制）、油炸用食用油脂管理、清潔及消毒等化學物質與用具管理。

3. 人員：從業人員、各級幹部、專任衛生管理人員之各培訓與衛生管理。

　　食品衛生安全體系金字塔，如所圖 2-1 示。HACCP 系統在公司決策者同意執行之理念下，依據 GHP（或 GMP、SSOP 與 5S）之基礎要求，透過內部溝通與外部專家學者之輔導下，建構合乎衛生安全之建築與設施、設備與器具之清洗與消毒以符合衛生、以教育訓練進行從業人員之衛生管理、清潔及消毒等化學物質與用具管理、廢棄物處理（含蟲鼠害管制）、衛生管理專責人員負責 HACCP 系監督與管控製程合理化之管理並預防其交叉汙染之危害。

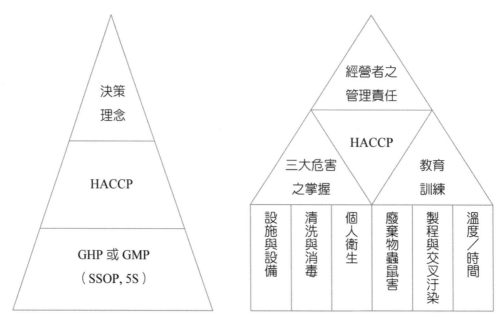

圖 2-1 食品安全管制系統金字塔之建構圖

第二節

法規(GHP、GMP/SSOP)對 HACCP 工廠之硬體要求

　　早期為了順利執行 HACCP 制度，由美國於 1963 年所訂定之良好作業規範 (good manufacturing practices, GMP)下，對產品製造過程中完成一套良好製造作業標準化程序的衛生管理規範(sanitation standard operating procedure, SSOP)。故 GMP 與 SSOP 是建立 HACCP 系統的先決要件，亦即是確保 HACCP 制度成功之基礎。GMP 是一套避免產生劣質食品的作業規範，適用於工廠有關加工設施、方法、作業及管制之衛生安全標準，亦為一種製造過程中建立產品品質與衛生安全之自主性管理制度。其執行方針是自訂適用於本身之衛生標準作業程序或一般標準作業程序（SSOP 或 SOP）文件，完整的 SSOP 讓執行的每個動作皆有標準程序化，可將發生因人而異之危害機率排除。至於 SSOP 之管制紀錄必須隨時填具備查，相關的紀錄可隨時發現不正確的原因發生、隨時可提出修正。GMP 與 SSOP 之落實是工廠自主衛生管理之必備基礎。工廠具備了健全穩固之 GMP 與 SSOP 基礎後，在製程合理化及穩定化下方能對產品製程有效的執行危害分析重要管制點。早期為了符合食品衛生管理法第二十條之規定，修正餐飲業執行 HACCP 制度建立之先期輔導作業規範，將原來以衛生標準作業程序或一般標準作業程序（SSOP 或 SOP）及支持

系統(support system)作業程序之輔導模式，轉變成 GHP(good hygienic practice)作為輔導之模式。以補足目前我國 FGMP 制度採自願認（驗）證方式之缺陷。

第三節

✔ 執行 HACCP 之前提方案(Prerequisite Program, PRP)

　　GHP 為食品業者衛生管理之最基本衛生要求規範(basic sanitation)，食品業者應落實日常之自主衛生管理，有關硬體之廠房之設施、加工、製造、儲存、運送等，以及有關軟體之品保制度、書面資料等，均須符合食品良好衛生規範準則GHP、「食品工廠建築及設備設廠標準」（請參考附錄一）之規定。

　　因此，大部分操作前提方案(operating prerequisite program, OPRP)之內容和前提方案(prerequisite program, PRP)差不多，其包含廠區之合理設計搭配機械設備之購置、與其作業期間人、事、物之動線管理，原物料管理，水源，供水排水，廢棄物管理，設備維護保養，人員健康衛生，蟲鼠害防治，環境、人員與機具設備之清潔消毒等方面。

 一、通則

第一條　食品良好衛生規範準則是依食品安全衛生管理法（以下簡稱本法）第八條第四項規定訂定之。

第二條　食品良好衛生規範準則適用於本法第三條第七款所定之食品業者。食品工廠之建築與設備除應符合本準則之規定外，並應符合食品工廠之設廠標準。

第三條　食品良好衛生規範準則所稱之食品工廠係指具有工廠登記核准文件之食品製造業者。

第四條　食品業者之場區及環境，應符合附表一場區及環境良好衛生管理基準之規定。

　　前項專業食品工廠之類別，依中華民國行業標準分類及經濟部工業產品分類認定。

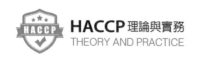
HACCP 理論與實務
THEORY AND PRACTICE

🍲 二、食品工廠之基本共同標準

（一）食品作業場所之廠區環境

1. 依據「GHP」，食品業者之場區及環境，應符合附表一場區及環境良好衛生管理基準之規定。
   (1) 場區應符合下列規定：
      A. 地面應隨時清掃，保持清潔，避免塵土飛揚。
      B. 排水系統應經常清理，保持暢通，避免有異味。
      C. 禽畜、寵物等應予管制，並有適當之措施。

2. 依據「食品工廠建築及設備設廠標準」第二章第五條規定，食品工廠之廠區環境應符合下列規定：
   (1) 廠區內應築有通暢之排水溝，空地應舖設混凝土、柏油或予以綠化，不得有塵土飛揚，環境應隨時保持清潔，地面應隨時清掃、保持清潔。
   (2) 排水系統應經常清理，保持暢通，不得有異味。
   (3) 禽畜、寵物等應予管制，並有適當的措施以避免汙染食品。
   (4) 員工宿舍應與作業場所完全隔離並分別設置出入口。
   (5) 應實施病媒防治措施。

（二）食品作業場所建築與設施

1. 建築及設施，應符合下列規定：
   (1) 牆壁、支柱及地面應保持清潔，避免有納垢、侵蝕或積水等情形。
   (2) 樓板或天花板應保持清潔，避免長黴、剝落、積塵、納垢或結露等現象。
   (3) 出入口、門窗、通風口及其他孔道應保持清潔，並應設置防止病媒侵入設施。
   (4) 排水系統應完整暢通，避免有異味，排水溝應有攔截固體廢棄物之設施，並應設置防止病媒侵入之設施。
   (5) 照明光線應達到一百米燭光以上，工作或調理檯面，應保持二百米燭光以上；使用之光源，不得改變食品之顏色；照明設備應保持清潔。
   (6) 通風良好，無不良氣味，通風口應保持清潔。
   (7) 配管外表應保持清潔。
   (8) 場所清潔度要求不同者，應加以有效區隔及管理，並有足夠空間，以供搬運。

(9) 第三款、第四款以外之場區，應實施有效之病媒防治措施，避免發現有病媒或其出沒之痕跡。

(10) 蓄水池（塔、槽）應保持清潔，每年至少清理一次並做成紀錄。

2. 依據「食品工廠建築及設備設廠標準」第二章第六條規定：

食品工廠包括辦公室、原料處理場、加工或調理場、檢驗或研究室、包裝室、倉庫、機電室、鍋爐室、修護室、更衣室、洗手消毒室、餐廳、員工休息室、員工宿舍及廁所等。凡使用性質或清潔程度要求不同之場所，應個別設置或有效隔離及管理，其建築並應符合下列規定：

(1) 牆壁與支柱：原料處理場、加工或調理場等建築物之牆壁與支柱面應為白色或淺色，離地面至少一公尺以內之部分應使用非吸收性、不透水、易清洗之材料舖設，其表面應平滑無裂縫並經常保持清潔。

(2) 地面：原料處理場、加工或調理場、內包裝室建築物之地面，應採非吸收性、不透水且耐酸鹼、耐磨之材料舖設。地面應有良好之排水斜度及排水系統。

(3) 樓板或天花板：應為白色或淺色、易清掃、可防止灰塵積儲之構築。食品暴露之正上方樓板或天花板不得有結露現象，並保持清潔、良好維修之狀態。

(4) 光線：食品工廠之廠房除倉庫以外，其他各項建築物應有足夠的光線，工作臺面或調理臺面應保持二百勒克斯以上，機器設備臺面應保持一百勒克斯以上，使用之光源應不致改變食品之顏色。

(5) 通風：廠房建築物應通風良好，視需要裝設風扇、抽風機等有效換氣設備，且通風口應有防止病媒侵入之設施。如有密閉之加工室或包裝室，則應有空調設備。

(6) 出入口、門窗及其他孔道：應以非吸收性、易清洗、不透水堅固材料製作，並應設置防止病媒侵入之設施。

(7) 排水系統：應有完整暢通之排水系統，排水溝應有攔截固體廢棄物之設施，出口處並應有防止病媒侵入之設施。

(8) 倉庫：原料倉庫及成品倉庫應分別設置或予獨立，庫內地面應較庫外為高，並採用不透水材料建築，庫內所設之棧板須足以配合存貨及生產作業之需要。

(9) 廁所：

A. 廁所之設置地點應防止汙染水源。

B. 廁所不得正面開向食品作業場所，但如有緩衝設施及有效控制空氣流向以防止汙染者，不在此限。

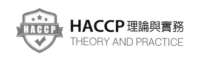
C. 應有良好之通風、採光、防蟲、防鼠等設施，並備有流動自來水、清潔劑、烘手器或擦手紙巾等之洗手、乾手設施及垃圾桶。

D. 應有如廁後應洗手之標示。

(10) 更衣室：食品工廠視其需要得設置更衣室，更衣室應設於加工調理場旁適當位置並與食品作業場所隔離，不同性別之更衣室應分開，室內應備有更衣鏡、潔塵設備及數量足夠之個人用衣物櫃及鞋櫃等。

(11) 洗手消毒室：食品工廠視其需要得設置洗手消毒室，其應與加工調理場或內包裝室相鄰，並設置數量足夠之洗手及乾手設施。

(12) 冷凍設備應有安全設施設置。

（三）食品作業場所冷凍庫（櫃）、冷藏庫（櫃），應符合下列規定

1. 冷凍食品之品溫應保持在攝氏-18 度以下；冷藏食品之品溫應保持在攝氏 7 度以下凍結點以上；避免劇烈之溫度變動。

2. 冷凍（庫）櫃、冷藏（庫）櫃應定期除霜，並保持清潔。

3. 冷凍庫（櫃）、冷藏庫（櫃），均應於明顯處設置溫度指示器，並設置自動記錄器或定時記錄。

（四）設有員工宿舍、餐廳、休息室、檢驗場所或研究室者，應符合下列規定

1. 與食品作業場所隔離，且應有良好之通風、採光，並設置防止病媒侵入或有害微生物汙染之設施。

2. 應經常保持清潔，並指派專人負責。

（五）廁所應符合下列規定

1. 依據「GHP」附表一場區及環境良好衛生管理基準規定，廁所應符合下列規定：

(1) 設置地點應防止汙染水源。

(2) 不得正面開向食品作業場所。但有緩衝設施及有效控制空氣流向防止汙染者，不在此限。

(3) 應保持整潔，避免有異味。

(4) 應於明顯處標示「如廁後應洗手」之字樣。

2. 依據「食品工廠建築及設備設廠標準」第二章第六條規定：

(1) 廁所之設置地點應防止汙染水源。

(2) 廁所不得正面開向食品作業場所，但如有緩衝設施及有效控制空氣流向以防止汙染者，不在此限。

(3) 應有良好之通風、採光、防蟲、防鼠等設施，並備有流動自來水、清潔劑、烘手器或擦手紙巾等之洗手、乾手設施及垃圾桶。

(4) 應有如廁後應洗手之標示。

（六）供水設施應符合下列規定

1. 與食品直接接觸及清洗食品設備與用具之用水及冰塊應符合飲用水水質標準。

2. 應有足夠之水量及供水設施。

3. 使用地下水源者，其水源應與化糞池、廢棄物堆積場所等汙染源至少保持 15 公尺之距離。

4. 水池（塔、槽）應保持清潔，其設置地點應距汙穢場所、化糞池汙染源 3 公尺以上。

5. 飲用水與非飲用水之管路系統應完全分離，出水口並應明顯區分。

（七）作業場所洗手設施應符合下列規定

1. 依據「GHP」附表一場區及環境良好衛生管理基準規定，洗手設施應符合下列規定：

(1) 於明顯之位置懸掛簡明易懂之洗手方法。

(2) 洗手及乾手設備之設置地點應適當，數目足夠。

(3) 應備有流動自來水、清潔劑、乾手器或擦手紙巾等設施；必要時，應設置適當之消毒設施。

(4) 洗手消毒設施之設計，應能於使用時防止已清洗之手部再度遭受汙染。

2. 依據「食品工廠建築及設備設廠標準」第二章第六條規定：

洗手消毒室：食品工廠視其需要得設置洗手消毒室，其應與加工調理場或內包裝室相鄰，並設置數量足夠之洗手及乾手設施。

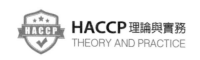
（八）設有更衣室者，應符合下列規定

1. 依據「GHP」附表一場區及環境良好衛生管理基準規定，設有更衣室者，應與食品作業場所隔離，工作人員並應有個人存放衣物之衣櫃。

2. 依據「食品工廠建築及設備設廠標準」第二章第六條規定：食品工廠視其需要得設置更衣室，更衣室應設於加工調理場旁適當位置並與食品作業場所隔離，不同性別之更衣室應分開，室內應備有更衣鏡、潔塵設備及數量足夠之個人用衣物櫃及鞋櫃等。

三、專業食品工廠之生產設備、檢驗設備及基本設施

　　依據「食品工廠建築及設備設廠標準」第三章專業食品工廠之生產設備、檢驗設備及基本設施標準，由第八條至第十九條針對 12 類專業食品工廠，罐頭食品工廠、冷凍食品工廠、蜜餞鹽漬工廠、飲料工廠、醬油工廠、乳品工廠、味精工廠、食用油脂工廠、脫水蔬果工廠、餐盒食品工廠、速食麵工廠、食品添加物工廠（味精工廠除外，前項專業食品工廠之類別，依中華民國行業標準分類及經濟部工業產品分類認定）做清晰的規定。

　　依據第三章第九條規定，罐頭食品工廠應具備下列生產及檢驗設備：

（一）生產設備

1. 穩定熱能來源：蒸氣主管壓力應維持在六公斤／平方公分以上。

2. 封蓋設備：封蓋設備應能確保封蓋之安全性，其種類應符合產品之需要設置。

3. 殺菌設備。

（二）檢驗設備

1. 定溫保溫箱。

2. 罐頭真空測定器及耐壓測定器（金屬罐裝罐頭食品工廠必備）。

3. pH 測定器或試紙。

4. 捲封測微器（金屬罐裝罐頭食品工廠必備）。

5. 耐壓強度測定裝置（殺菌袋裝罐頭食品工廠必備）。

罐頭食品工廠視需要得具備下列生產及檢驗設備：

（一）生產設備

1. 原料洗滌設備。

2. 殺菁設備（附冷卻設備）。

3. 調理臺及調理工具。

4. 脫氣設備。

5. 清洗消毒設備。

6. 殺菌後冷卻設備。

7. 填充液調配設備。

8. 批號及日期標示設備。

9. 空罐（瓶）噴洗設備。

10. 冷凍（藏）庫。

11. 線上真空檢測器或打檢棒。

（二）檢驗設備

1. 固定之開罐器。

2. 秤量器。

3. 溫度計。

4. 糖度計。

5. 餘氯測定器或試紙。

6. 給水裝置及洗滌等設備。

7. 袋內殘留空氣量測定裝置。

8. 罐頭檢漏設備。

9. 尖頭型鐵皮厚度測微器。

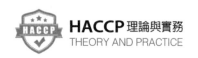

冷凍食品工廠之生產設備、檢驗設備依據第三章第九條規定如下：

（一）生產設備

1. 原料洗滌設備。

2. 殺菁及冷卻設備。

3. 冷凍車：其溫度應能維持品溫在攝氏-18度以下。

4. 清洗消毒設備。

5. 金屬或其他異物檢出設備。

（二）檢驗設備

1. 餘氯測定器或試紙。

2. 微生物檢驗設備。

3. 產品品溫測定儀器。

4. 秤量器。

5. 氧化酵素測定設備、pH測定器或試紙、糖度計。

6. 藥物殘留測定儀器。

7. 揮發性鹽基態氮定量裝置。

8. 粗脂肪定量裝置。

9. 組織胺定量裝置。

🍲 四、餐盒食品工廠之基本設施、生產設備及檢驗設備

餐盒食品工廠（適用於經調理包裝成盒或不經小包裝而直接以大容器運送供團體食用之餐食生產工廠）之基本設施、生產設備及檢驗設備，依據「食品工廠建築及設備設廠標準」第三章第十六條規定如下：

（一）基本設施

1. 原料處理場。

2. 加工調理場。

3. 冷凍庫、冷藏庫。

4. 包裝場所：產品之配膳包裝應有獨立或專用之場所與設備。

（二）檢驗設備

1. 微生物檢驗設備。

2. 一般品質檢驗設備（測中心溫度之不鏽鋼探針溫度計及餘氯檢測器或試紙等）。

（三）生產設備

　　餐盒食品工廠視需要得具備下列生產設備：

1. 洗米煮飯設備或其他主食加工設備。

2. 切菜切肉機及專用刀具。

3. 煎、煮、炒、油炸等烹飪設備。

4. 輸送帶或不鏽鋼調理臺。

5. 食品器具容器洗滌消毒設備。

6. 刀具、砧板、保管箱設備。

7. 洗滌（熱水或蒸汽）設備。

8. 加工調理場在發生蒸汽、熱氣、煙臭或油炸等油脂加熱處理之機器或設備上應裝設排氣罩裝置（含抽油煙設備）。

9. 包裝作業場所應有空氣過濾及換氣設施。

10. 成品應有適當之運送設備及運送專用車輛。

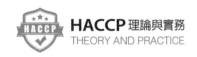

第四節

✅ **食品或團餐（盒）工廠（中央廚房）硬體設計原則**

 一、設計上的要點

1. 如何防止病媒蟲害、微生物汙染物及異物之混入使廠區內之原物料、半成品、成品不受到汙染。

2. 有完善之硬體動線（如人流、物流、水流、氣流、垃圾流、湯桶流等合理之動線）規劃，齊備之設備與設施，落實人員之清洗消毒工作，以防人為或交叉汙染。

3. 有良好的溫濕控管理和有形、無形之區隔（如時間區隔），防止交叉汙染。

二、符合食品的安全衛生規範考慮原則

1. 符合消防法規之設計與合法之廠區建材的使用。

2. 應有足夠空間安裝各項設施、生產設備及原料的儲存，並要注意樓板承載重量。

3. 把可能整個作業區做有形區隔、隔離並有人流、物流、水流、氣流、垃圾流、餐具流等最適之走向動線圖。

4. 應防所有廠區內因溫差使水蒸氣凝結成水珠凝集。

5. 應有適當廢氣排放與新鮮潔淨的空氣做置換和補壓系統。

6. 應防止有害小生物的侵入與其汙染。

7. 應防止微生物滋長與汙染，杜絕可能的交叉汙染。

8. 應防止原物料之貯存、加工半成品與產品品質之劣化。

9. 應有適當的照明，以利全廠區工作之順暢。

10. 符合排放標準的汙水處理。

11. 廢棄物適當的管理。

三、工廠設計事宜

（一）廠房位置及主體

1. 廠房之地點及環境：廠房四周應注意清潔整齊、進出貨之寬敞空間以及利於進
   出貨品之管控。如下圖左右兩邊各有三個進貨入口。廠區周圍不得畜養任何動
   物。

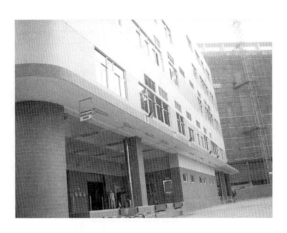

進入廠區之入口要有防止蚊蠅、飛蟲或異物吹入廠區內之防護措施如玻璃門外
加裝紗窗、黃色之塑膠門簾、或空氣簾等。

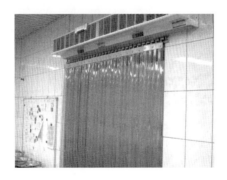

2. 建築物結構：以耐震之鋼骨結構最佳，其次為鋼筋混泥土。

3. 廠房面積：配合生產量去設計所需之生產面積。

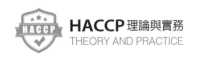
（二）廠房依清潔度之要求不同做有效之區隔

1. 隔離與區隔：廠區內之各個加工部門應以有形區隔，防止交叉汙染。

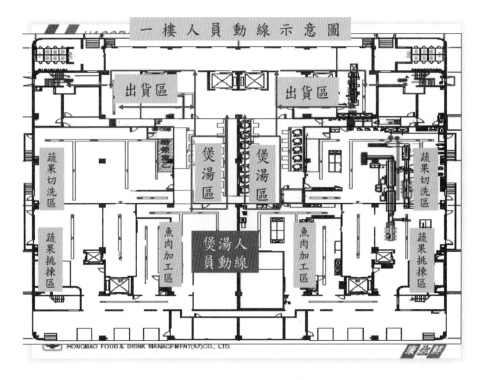

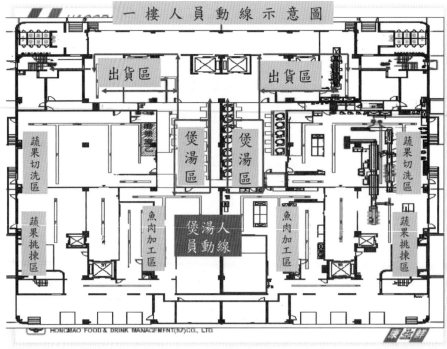

食品工廠之廠區畫分的區隔要求為：凡清潔度區分不同之場所，應用有效的區隔及管理方法。(1)凡使用性質不同之場所應個別設置或加以有效區隔；(2)凡清潔度區分不同之場所，應加以有效隔離。

作業場所依清潔度要求不同，劃分成清潔作業區（清潔度要求最高）、準清潔作業區（第二清潔度要求）、一般作業區（第三清潔度要求）、及非食品作業區等四區，亦可依需要設緩衝區，緩衝區則可依清潔度要求規劃入前四區。

衛生管理要求或管制	廠區劃分	廠區的地點
第一順位	清潔作業區	1.配膳區、2.包裝區
第二順位	準清潔作業區	1.烹調區、2.煮飯區、3.滷煮區、4.烹調區廚師可以自由進出取貨之倉庫、冷凍室、冷藏室以及物料間等
第三順位	一般作業區	1.採購驗貨區、2.前處理、3.解凍區、4.非烹調區廚師可以自由出來取貨之倉庫、冷凍室、冷藏室以及物料間
第四順位	非食品作業區	1.辦公室、2.會議室、3.員工休息區、4.一般倉庫、5.清潔用品管制間、6.男、女更衣室、7.非一般作業區可以自由出來取貨之倉庫、冷凍室、冷藏室以及物料間、8.廁所、樓梯、9.檢驗室、10.工廠外圍設施：運輸車、廢棄物暫存區、包裝物料間
	緩衝區	以上各地點之配置可依實際運作時，變更廠區之劃分

2. 廠區內人員、空氣、汙水、廢棄物之流動方向管制：

　　廠區內人員、空氣、汙水、廢棄物之流動方向之設計或管理均得依衛生管理要求或管制最嚴格的清潔作業區（第一順位）向準清潔作業區（第二順位）、一般作業區（第三順位）、非食品作業區（第四順位）進行。

　　清潔作業區→準清潔作業區→一般作業區→非食品作業區

(1) 人員由清潔作業區走向準清潔作業區、一般作業區或非食品作業區後，若要再度進入清潔作業區要重新洗手消毒後方可進入。同理，人員由準清潔作業區走向一般作業區或非食品作業區，若要再度進入準清潔作業區，要重新洗手消毒後方可進入。

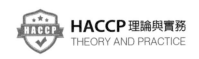

(2) 空氣之流動受到各個作業區的正、負壓而移動。

 A. 當廚房啟動抽油煙的裝置時，應該注意空氣壓差的問題。根據食品良好衛生規範準則第六章餐飲業第二十二條第四款規定廚房應有維持適當空氣壓力及室溫之措施。

 B. 當廚房（準清潔作業區）啟動抽油煙裝置時會產生負壓，可能將一般作業區或非食品作業區之空氣吸入廚房（準清潔作業區），為防止一般作業區或非食品作業區之空氣所汙染，故必須補充新鮮且經過過濾的潔淨空氣來平衡（補足）因抽風所產生該作業區的空氣負壓。

3. 物流、回收清洗之餐具（或餐盒）之流動方向管制：

 原物料、回收清洗之餐具（或餐盒）之流動方向的設計或管理均得由非食品作業區（第四順位）向一般作業區（第三順位）、準清潔作業區（第二順位）、清潔作業區（第一順位）進行。

非食品作業區→一般作業區→準清潔作業區→清潔作業區

（三）廠區內之動線設計

 為了符合廠區內人流、氣流、水流、廢棄物流、載具(湯桶)清洗動向之管制，其動線之設計如下列所示：

◎ 動線種類：

(1) 物流作業動線

葉菜、瓜果物流線路圖(1F)

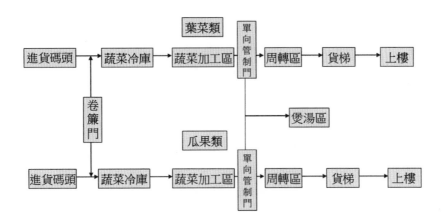

葉菜動線(1F)

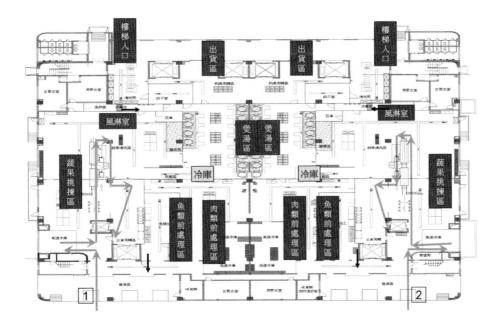

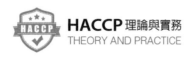

瓜果動線(1F)

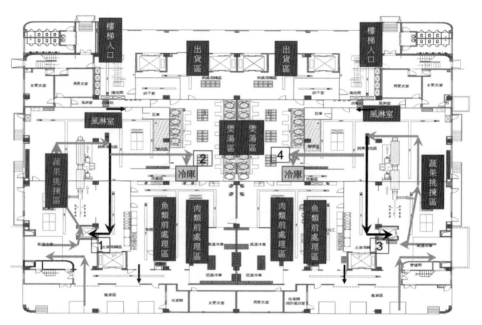

魚肉類動線(1F)

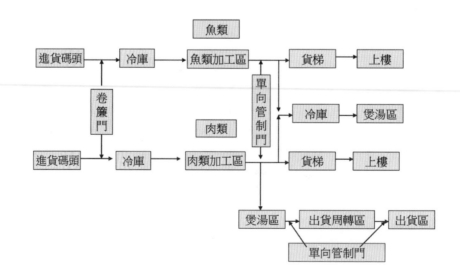

肉類動線(1F)

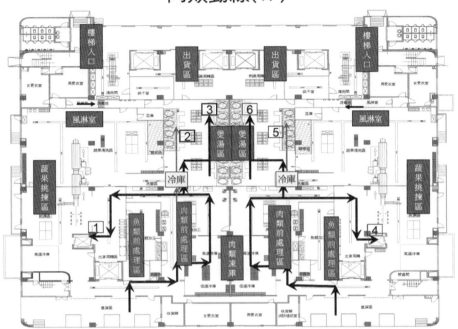

魚類動線(1F)

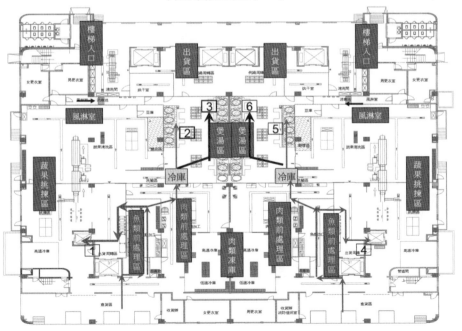

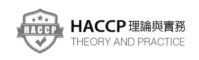
(2) 作業員工（人）動線

　　作業動線、物流動線及作業員（人）動線：因原物料、半成品之搬移、貯存，人之進出及作業中之移動都可能使作業場所汙染機會增加。因此考慮各種隔絕物如：各種門、緩衝室、走道或通道(passageway)、通道間(between channels)、洗手消毒室等。

1F 作業人員上下班路線圖

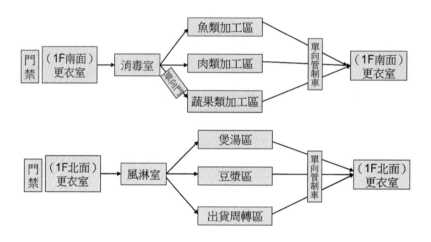

(3) 廢棄物動線

1F 垃圾路線圖

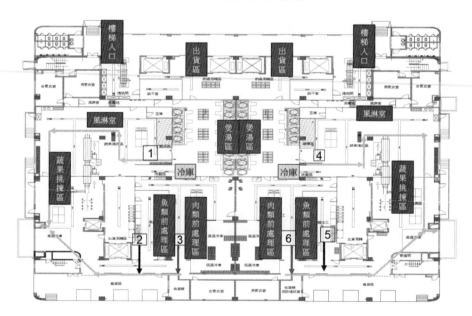

(4) 水、氣、能源動線：都在密閉管路中，所以微生物汙染作業場所之機會較少，但空調之過濾及導管衛生要特別注意。

（四）廠房內部構造及設施

1. 地面與排水：地面應隨時清掃，保持清潔，不得有納垢、侵蝕或積水等情形；排水系統應完整暢通，不得有異味，排水溝應有攔截固體廢棄物之設施，並應設置防止病媒侵入之設施。

(1) 地面（地坪）：可依實際操作需要，由下列常見 7 種材質選擇適合和使用方便者去規劃。

A. 聚氨酯(polyurethane, PU)材質：如水溶性砂漿系列、自自流平軟質或硬質系列等皆可使用於各區域。聚氨酯地面（坪）的特點：

a. 磨性：塗膜具有較好的機械性能，硬度高、耐衝擊、耐磨。

b. 美觀性：整體無縫，表面光滑，不積聚灰塵、細菌，易清洗，可染色且色彩豔麗，具有一定的裝飾效果。

c. 耐久性：具有適當的耐久性，其技術經濟綜合性能較好，適用場合具有與競爭材料相比的優勢。

d. 可塑性：根據用戶要求，可以配製各種顏色；塗膜厚度可以調節，既可製成厚膜，也可製成薄塗層；可施工成無毒型，滿足衛生要求；還可施工成抗滲、耐化學腐蝕、耐油等防腐蝕性地坪及導電型、防滑型、阻燃型等多種功能性地坪。

e. 簡易性：具有極佳的施工性和流平性，易維修、保養。

f. 適用性：可以在高濕度的環境中施工。

總結：

聚氨脂材質可以做到自流平水泥的流平性、金剛砂地面的硬度、環氧塑脂地面的韌性和光澤。

改性聚氨酯地坪漆與環氧地坪漆的主要區別是：抗老化性好、耐用；抗潮濕基礎性好，附著力好；韌性好、抗衝擊性好。缺點是豐滿度沒環氧地坪漆好，一般需罩光。

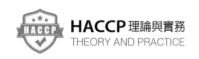
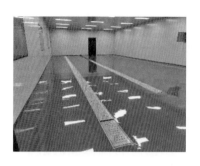
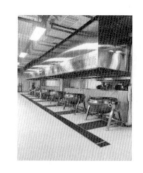

B. 環氧樹脂(epoxy resin)：可使用於各區域。一旦破裂則要重新更新。

　　a. 水性環氧樹脂地面漆　　　　　b. 環氧樹脂砂漿地坪漆

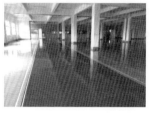
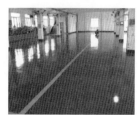

C. 金鋼砂固化劑

　金剛砂地面（坪）的優點：

　a. 顏色可選，表面密實，不易起塵，易清潔。

　b. 工期短與混凝土同步施工，能快速投入使用。

　c. 成本低廉，性價比高，使用壽命長。

　d. 耐磨性能、抗衝擊性能、抗壓性能極佳。

　缺點：

　a. 顏色選擇有一定的局限性，常用的顏色有水泥原色、灰、綠色、紅色等。

　b. 因為是選用氧化系列的色粉，有些彩色耐磨地坪，經過光的照射會有輕微褪色現象出現。

　c. 即使是彩色耐磨地坪，其顏色也做不到像環氧地坪那樣純正、飽和。

　d. 抗滲透性較差，耐磨地坪其實就是一種高強度混凝土，它的抗滲透性能遠不及環氧地坪，油汙很容易滲入地坪內部，造成無法徹底清潔。

　e. 不能抵抗化學藥品腐蝕，如無機矽酸鹽成分。

　f. 表面光潔度遠不如環氧地坪，因此不適用於對潔淨度要求較高的地坪。

D. 磁磚：可使用於各區域。表面易磨損、不耐撞擊事其缺點。磁磚填縫水泥抗滲透性較差，因為酸鹼腐蝕水泥填縫後，油汙很容易滲入地坪內部，造成磁磚剝離地面藏汙納垢、發霉發臭，無法徹底清潔。

E. 洗石子：可使用於各區域。但有受撞擊易破裂的缺點。石子填縫水泥抗滲透性較差，容易因為酸鹼腐蝕水泥填縫後造成石子裸露，形成大小坑眼藏汙納垢、發霉發臭，無法徹底清潔。

F. 水泥地：可使用於車道、倉庫。

G. 白鐵：可使用於廚房，但要注意止滑與熱漲冷縮之問題。

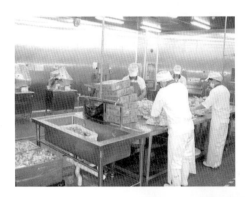
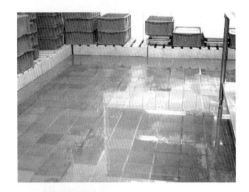
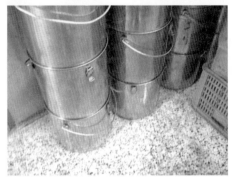

(2) 排水溝

　A. 排水斜度：為了利於排水，排水溝之坡度應要有 1%以上。

　B. 溝槽：可採用不鏽鋼、水泥、或塑膠槽等材質。

　C. 溝蓋：可選用欄柵式、或孔目式。

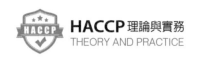
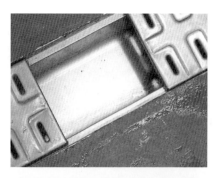

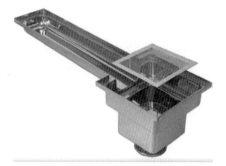

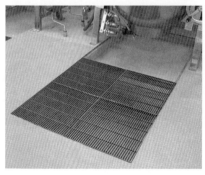

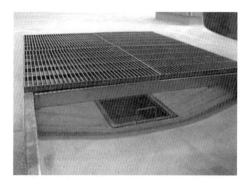

2. 屋頂及天花板

(1) 屋頂（吊頂）

    A. 輕鋼架：可用於各區域。

    B. 矽酸鈣板：亦可用於各區域。

    C. 木板：對於怕潮濕或易長黴之區域，不適合使用。

    D. 原本之水泥基底：可用於各區域，為了美觀和防止蚊蟲孳生，可以塗上淺色之油漆。

(2) 常用之加裝天花板材質有下列 5 種，依廠商需求與實際作業之方便性去選用。

	天花板之種類	重量	價位	隔音	隔熱	防水
1	石膏板	重	低	中	低	中
2	礦纖板	中	中	強	高	低
3	矽酸鈣板	中	高	低	低	強
4	南亞 PVC	輕	高	中	中	強
5	玻離纖維	輕	低	強	高	中

    A. 空調及保溫：蔬果在 25℃ 以下處理，肉類、魚與水產品生鮮處理盡量在 15℃ 以下處理。

    B. 管路：以不生鏽之材質為上選。

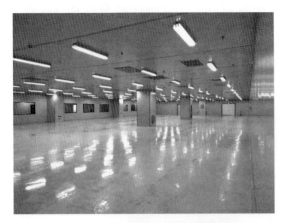
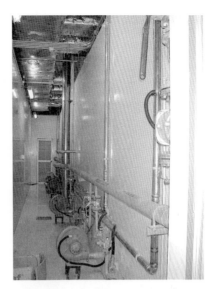
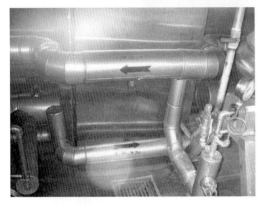
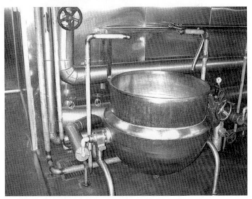

　　C. 避免結露、長黴及剝落：為避免冷凍水產品與冷凍肉品在前處理解凍處
　　　理時，因為濕度高引起結露、長黴，故應嚴格管控冷凍水產品與冷凍肉
　　　品在前處理室之溫度與換氣次數。

3. 牆壁與門窗
　(1) 牆壁應保持清潔，不得有納垢、侵蝕或積水等情形。常用七種材質應用於廠
　　　區內各不同區間。
　　A. RC、磚牆：可使用於各區域。
　　B. 庫板：庫板之材質有多種，聚氨脂板（防潮保溫）、岩棉板（防火）、
　　　岩棉玻鎂板（防火）、矽酸鋁板（防潮）、玻鎂板、酚醛保溫板、硫氧
　　　鎂板等等，可依據該區域所需如消防防火、保溫或防潮而選用。
　　C. 貼磁磚：消防、美觀易清洗，可使用於各區域。
　　D. 包覆白鐵：防火、防濕或防撞，可使用於烹調區、配膳區。

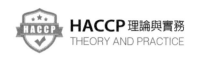

E. 水泥牆面油漆：美觀易清洗、防潮，可使用於各區域。

F. 矽酸鈣板、或鋁隔間：防火、防濕，可使用於各區域之隔間。

另外，要特別注意：牆腳與地面應有適當之圓弧度；窗臺應和水平線成 45°角斜下以利於排水。

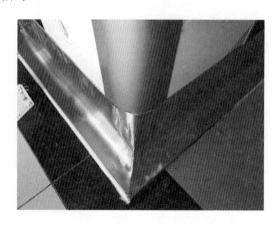

(2) 門窗：管制作業區應採用非吸收性、平滑、易清洗、不透水之淺色材料構築。應裝設能自動關閉之電動門或空氣簾自由門。必要時要考慮防撞材質。

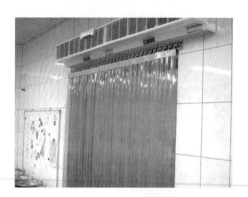 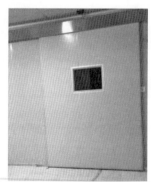

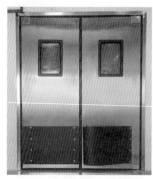

4. 照明設施：光線應達到 100 米燭光以上，工作臺面或調理臺面應保持 200 米燭
　　光以上；使用之光源應不致改變食品之顏色；照明設備應保持清潔，以避免汙
　　染食品。需要注意的是廚房之燈具應使用防爆燈泡並有燈罩，請參看下右圖。

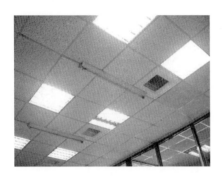 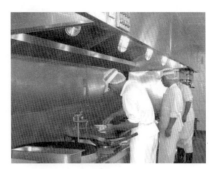

5. 通風設施：應有良好通風，無不良氣味，通風口應保持清潔。

6. 供水設施：**蓄水池（塔、槽）應保持清潔，每年至少清理 1 次並做成紀錄。至
　　於水質之檢查可以每月實施 1 次並做成紀錄。**

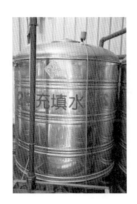

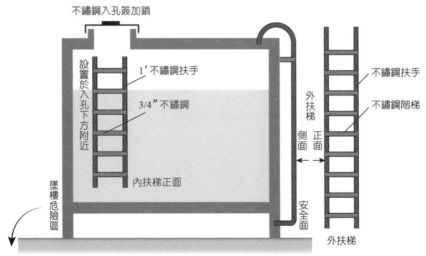

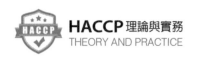

(1) 水質標準

水質檢驗記錄表

年　　月　　日

項目	外觀	味道	總生菌數 TPC (CFU/ml)	Coliforms (MPN/100ml)	有效餘氯 (ppm)	pH 值
標準	澄清	無味	＜100	＜6	0.2-1.5	6.5-8.5
結果　水樣品 1						
水樣品 2						
水樣品 3						
水樣品 4						
合格判定	水 1		水 2	水 3		水 4

經理：　　　　　　　　　廠長：　　　　　　　　　檢驗員：

*頻率：每月一次

(2) 水源與汙染源之距離 15 公尺。

(3) 蓄水池需要加蓋。

(4) 飲用水及非飲用水管路系統必須分離。

7. 更衣室

(1) 避免人為的汙染。

(2) 應與食品作業場所隔離。

(3) 工作人員應有個人存放衣物之箱櫃及鞋櫃。

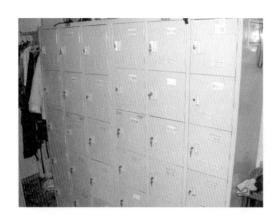
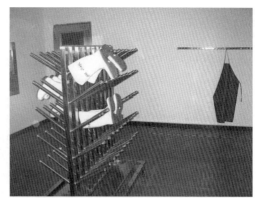

(4) 男女分開。

(5) 易腐敗即食性之成品工廠之更衣室應與洗手消毒室相近。

(6) 必須有落地鏡子以檢視自己之衣著是否穿戴正確。

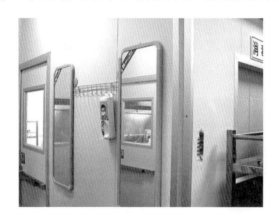
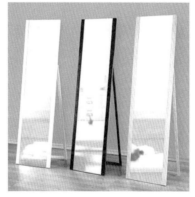

8. 洗手消毒室

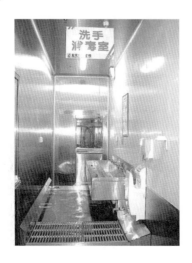
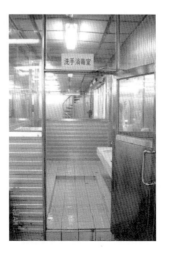

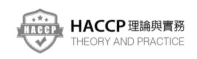
(1) 管制作業區之入口處宜設置獨立隔間之洗手消毒室。若有必要可設置氣浴間 (air shower room)或稱空氣滌塵室、浴塵室（中國大陸稱為風淋室）。

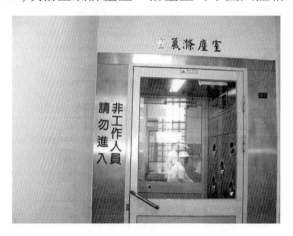

(2) 泡鞋池或置換鞋設施。

依廠商之需求可顯用固定式或是非固定式。泡鞋池之深度需達 25 公分以上，水面需滿足超過鞋面高度，寬度約 80~100 公分。請參考上一頁洗手消毒室之照片。

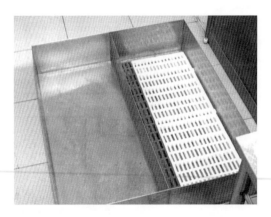

9. 洗手設施

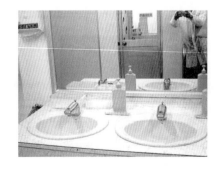

(1) 應在適當且方便之地點設置足夠數目之洗手及乾手設備。

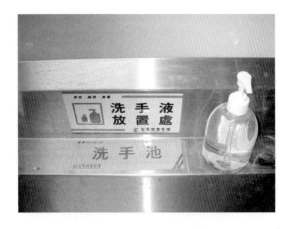

(2) 備有流動自來水、清潔劑、乾手器或擦手紙巾等設施。

(3) 洗手臺及排水應順暢。

(4) 水龍頭：應能於使用時防止已清洗之手部再度遭受汙染。水龍頭最好選用感應式出水式，或是肘動式開關，避免使用傳統的水動旋轉式或是水動拉把式。同時要考慮：

A. 水龍頭的數目是否與員工使用量相符。

B. 水龍頭：長柄式取代旋轉式。

C. 乾手設備：擦手紙巾或乾手器。

D. 消毒設備：酒精噴瓶或手指消毒器。

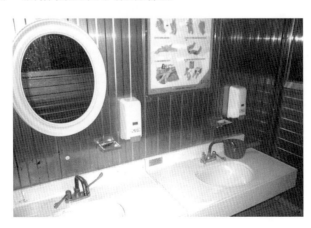

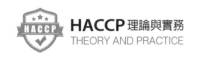
(5) 於明顯之位置懸掛簡明易懂之洗手方法標示。

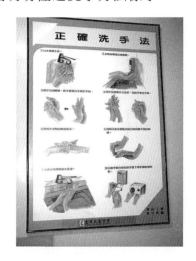

10. 病媒防治設施：應注意工廠與外界接觸之出入口，如：(1)人員、原物料與成品之出入口；(2)窗戶：窗戶必須緊密，同時應有紗窗；(3)排水口：所有排水道應有三到不鏽鋼網之柵門防止病媒侵入；(4)出入風口：需有防塵與防菌之措施；(5)截油槽：設置陰井以防老鼠、蟑螂侵入。**一般設置在作業區外，槽數設計可達高效能截油。**

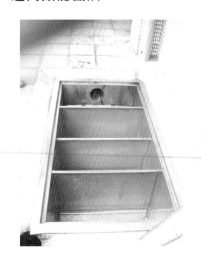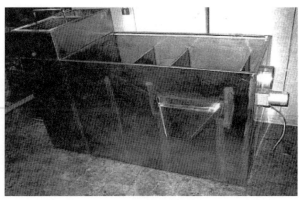

11. 機械設備之安置
    (1) 安置與清洗：依據 GHP 第六章第二十二條第一款，餐飲業作業場所應符合下列規定：洗滌場所應有充足之流動自來水，並具有洗滌、沖洗及有效殺菌三項功能之餐具洗滌殺菌設施；水龍頭高度應高於水槽滿水位高度，防水逆流汙染；無充足之流動自來水者，應提供用畢即行丟棄之餐具。

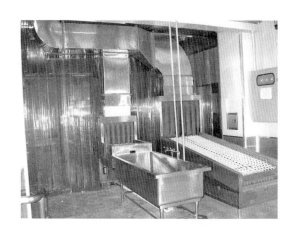

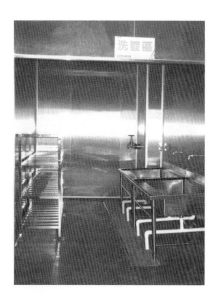

(2) 空間與排列：充分利用空間，但不影響作業流程之順暢，與逃生要道之規劃。

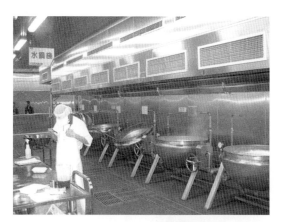

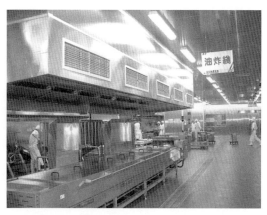

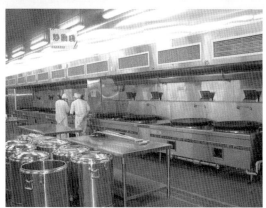

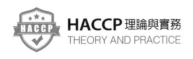

12.出貨區

    (1) 出貨緩衝區

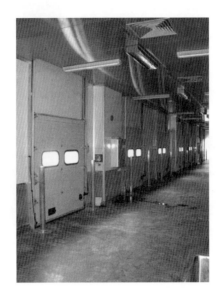

    (2)出貨區

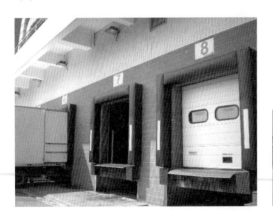 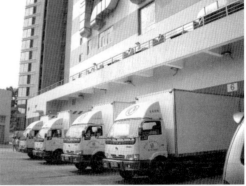

食品餐飲之生產與衛生管理之整合

一、品管五要素(5M)

食品生產工廠重要的五個要素，設備、原料、人員、方法、與管理，應在 5M 管理中。

1. 設備(machine)：工場內外設備機具應保持乾淨、功能良好，且在良好的生產動線下，隨時備用。

2. 原料(material)：生產原料由產地之生產履歷要求、驗收標準、入庫倉儲管理、領用管控至成品之製程率，均做嚴格管控。

3. 人員(man)：人員從聘任前之健康檢查開始，至聘用後進入工廠服務，均在 GHP 規定下，進行管理。

4. 方法(method)：成品之產製過程，均在最適當且合乎成本管理之情況下進行。

5. 管理(management)：工廠生產必須建立整套的管理制度，方能完成優良品質之成品。

二、5S/7S 運動

5S 乃整理(seiri)、整頓(seiton)、清掃(seiso)、清潔(seiketsu)與教養(shitsuke)。因其日文之羅馬拼音第一字母均為 S，故簡稱 5S。加上習慣化(shukanka)及認真(shikkari)稱之為 7S。5S 是一種概念，而非手法技巧乃所有衛生品質管理活動之基礎。實施 5S 運動的目的是要創造或建立一個容易發現問題，且容易管理之環境。

（一）5S 之起源

依據日本中央勞動災害防止協會之紀錄：「昭和 30 年代（1955 年）的實施口號為『安全始於整理(seiri)、整頓(seiton)，而終於整理、整頓』。後來因需求及衛生水準的提高，另增加了清掃(seiso)、清潔(seiketsu)與教養(shitsuke)，而成為目前的 5S」。5S 著手不限於安全，還擴及衛生(sanitation)、效率(efficiency)、品質(quality)與成本(cost)。

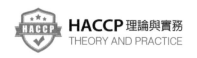

（二）5S 運動目的

改善產品與環境品質，養成良好工作習慣，提升員工士氣及工作效率，培養團隊精神，發揮群體力量，塑造清潔、舒適、明朗、安全、愉快的工作現場。

（三）5S 之相互關係，如圖 2-2 所示

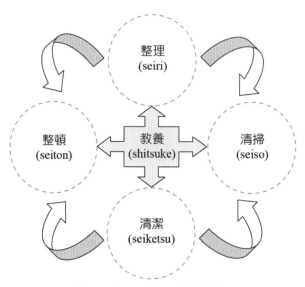

圖 2-2　5S 間之相互關係

（四）5S 之意義

◆ 整理(seiri)

包含(1)整理及清點；(2)先將需要與不需要的東西分開，處理或丟棄不需要的東西，將需要的東西加以分類保管；(3)其主要對象為空間；(4)整理可以節省空間，創造更清爽、更寬闊的工作環境。

整理(seiri)之要領為嚴格執行「層別管理」、庫存整理（依整理的層別去執行）及機械設備的整理。

整理(seiri)之方法如圖 2-3 所示。

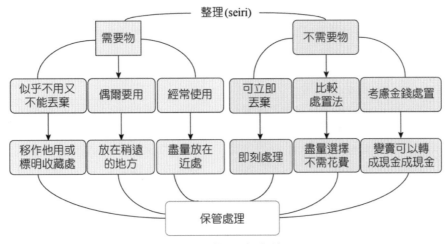

圖 2-3 整理之方法

◆ **整頓**(seiton)

　　包含：(1)先將需要的東西安置妥當，使其達到三易（易取、易放、易管理）與三定（定位、定量、定容）；(2)整頓之對象為時間；(3)目的在節省尋找或進行管制的之時間，以提升工作效率。

　　其意義為：(1)將使用的物品做最有規劃的擺設，最好的維修與管理，同時給予明確之標示；(2)整頓(seiton)之精神是塑造一目了然的工作場所，兼取工作便利所節省的時間。

　　要決定物品放在正確的位置，這樣可排除「找尋」時間的浪費，進而提升工作的效率。另外，要從品質、安全面去思考機能的保管與「尋找」的排除，在必要時立刻可以使用到。

　　整頓(seiton)之要領為勵行三定原則：(1)定位：固定位置；(2)定量（定數量）；(3)定容（定品目）。其方法有：

1. 利用看板管理。

2. 利用區位劃線；例如以油漆作戰：畫線管理，區畫線（5～10 公分）如下：
   (1) 白線（區域線）：物品安置區。
   (2) 黃線（安全線）：安全通道。
   (3) 紅線（禁放線）：緊急逃生通口、消防器材或電器相門口前面禁止堆放物品。亦可依表 2-1 去執行。

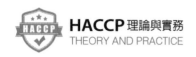
▼ 表 2-1　整頓之執行

項目	內容	處理方式
經常使用	依使用率分： 1 小時都有使用機會者 每天至少用使用一次以上者 每週至少使用一次以上者	放在作業區附近或旁邊（個人保管）
偶爾使用	1 個月用使用 1～2 次者 2 個月至半年使用 1～2 次者	放在一個固定且共同的區域（由幹部來管理）
不常使用	半年使用只使用 1～2 次者 1 年使用不到 1～2 次者	歸還原保管單位或放置較遠的區域（由幹部來管理）
不用	已經被淘汰之物品 已經無法使用之物品	丟棄或報廢（依公司規定處理）

整頓(seiton)之項目有：

1. 庫存之整頓：

    (1) 先進先出(first in and first out, FIFO)之排列方式。

    (2) 考慮搬運之靈活調度。

2. 工具之整頓：

    (1) 集中放置：大小、規格、使用頻率等。

    (2) 依機能分別放置如：

        A. 容易歸類物之整頓。

        B. 使用頻率高低之歸類。

        C. 接近使用點。

3. 整頓之方法有：

    (1) 顏色管理：

        A. 白線（區域線）：放置物品、棧板與機器。

        B. 黃線（安全線）：安全通道不准堆放任何物品。

        C. 紅線（禁放線）：只能用於緊急出口之通道。

    (2) 標示管理：

        A. 場所標示：倉庫、辦公室、檢驗室

        B. 物品標示：操作說明、原物料品名

        C. 數值標示：管制標準、目標產量。

◆ 清掃(seiso)

包含(1)清掃乃掃除垃圾、汙染物、異物等清除並打掃乾淨；(2)清掃之對象為缺點。將不需要之物加以排除或丟棄，保持工作場所無垃圾（汙穢）之狀態；(3)透過打掃之行為，阻斷垃圾與髒亂的汙染源，以塑造無垃圾、無汙染之廠房。

清掃之三要領與原則，使潛在的缺陷暴露出來。：
(1) 掃黑：掃除垃圾、紙屑、蜘蛛網、灰塵等。
(2) 掃漏：掃除漏油、漏水、漏氣、漏粉塵等溢出物。
(3) 掃怪：掃除異音、漏溫、振動等異常之處。

有關清掃之點檢重點（範例），如表 2-2 所示。

▼ 表 2-2　清掃之檢點重點（範例）

異常現象	重點	對策
髒亂	垃圾、紙屑、蜘蛛網、灰塵、生鏽、汙垢、粉塵	清掃
油品	漏油、油汙、缺油、油種不同、積油	清掃、更換標準油種、修理、換油
溫度壓力失控	溫度：超過或不足 壓力：超過或不足 控制裝置超出管制界線	復原修理
鬆弛	機械之螺絲鬆落、螺帽鬆脫、皮帶鬆弛、焊接點鬆落	復原修理、鎖緊、更換新品
破損	軟管折斷、破裂、儀表破損、開關破損、機器手臂破損等	復原修理、更新

◆ 清潔(seiketsu)

包含維持清掃過後的場區及環境之整潔美觀，使工作人員覺得乾淨、衛生而產生充分的幹勁。讓員工自己負責的工作區域、設備器具保持乾淨、無汙垢的狀態。一般而言，清掃不力往往是發生事故的起始點。

清潔之方法為落實執行三不政策，即是「不製造髒亂、不恢復髒亂、不擴散髒亂」。

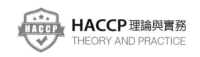
◆ **教養**(shitsuke)

教養是一種軟、硬體以及員工完全進入標準化的過程。讓每一位員工遵守規定與作業規範／規則，養成整齊清潔、有條不紊的良好習慣，提升個人衛生與創造一個良好安全習慣的工作場所。

實施 5S 運動，使其標準化之程序融入工作管理之中，並與考核獎勵連結在一起。其要點與效益請參閱表 2-3、2-4。

▼ 表 2-3　5S 運動推行要點

5S	執行要點	預期達成之目標
整理	捨棄不要的東西	文件、資料、圖表的整理，無用物品的廢棄，辦公桌周邊、檔案的整理
整頓	讓必要的東西在必要時能方便地取出	物品、文件、資料、圖表、檔案的放置方法、通道的淨空、辦公室環境的改善
清掃	不積塵埃，讓缺點易於暴露	乾淨、便於工作的環境，辦公室、事務機器、電腦等周邊物品的放置，廢棄物品放置場所等
清潔	保持清潔	清潔的服裝、好的工作環境
教養	教育訓練	好風度、好習慣、守規則、好修養

5S 實施前

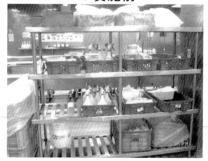

凌亂無序

5S 實施後

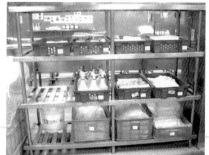

整齊明亮

▼ 表 2-4　5S 之對象與效益

實施項目	改善對象	效益
整理	空間	清爽的工作場所
整頓	時間	一目了然之工作環境
清掃	設備	高效率的工作場所
清潔	亂源	明朗的工作環境
教養	習慣	全員習慣的標準化

因此，企業界推行 5S 運動可達成下列成效：

1. 提供一個舒適的工作環境。

2. 提供一個安全的工作場所。

3. 提升全體員工的工作情緒。

4. 提高基層人員的行政效率。

5. 增加設備的使用壽命。

6. 提升員工作業的品質水準。

5S 延伸成「7S」：加上「習慣化」及「認真」稱為 7S。「習慣化」及「認真」涵蓋在教養之內，因此第 6 個 S 應為「節約」，第 7 個 S 則為「安全」。

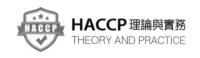
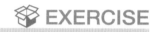 **EXERCISE**

課·後·複·習

1. 試以圖表分析說明「食品安全管制系統金字塔之架構」。

2. 食品作業場所有關於水源與其衛生標準為何？

3. GHP 對「食品作業場所」之應具備之設施？

4. 「食品餐飲場所」應如何規劃人流、氣流、水流、廢棄物流與物流之動向？

5. 「團餐與鮮食食品工廠」的實驗室中，哪些是必備的檢驗設備與器材？

6. 說明何為「5S」？其施行後之成效？

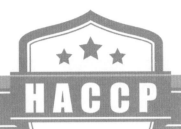

03
CHAPTER

食品良好衛生規範準則各項標準作業程序書之製作

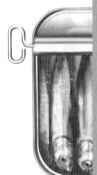

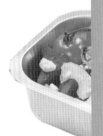

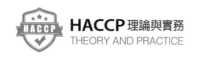
重要摘要 SUMMARY

- 食品安全管理系統手冊（第一階文件），重要的內容應包括：
  1. 公司簡介。
  2. 食品安全政策。
  3. 品質承諾。
  4. 食品安全管理系統。
  5. 管理責任。
  6. 資源管理。
  7. 安全產品的規劃及實現。
  8. 食品安全管理系統的確認、驗效及改善。

- 食品良好衛生規範準則的 9 項標準作業程序書（第二階文件），分別是：
  1. 衛生管理標準作業程序書。
  2. 製程及品質管制標準作業程序書。
  3. 倉儲管制標準作業程序書。
  4. 運輸管制標準作業程序書。
  5. 檢驗與量測管制標準作業程序書。
  6. 客訴管制標準作業程序書。
  7. 成品回收管制標準作業程序書。
  8. 文件管制標準作業程序書。
  9. 教育訓練標準作業程序書。

- 依據 9 項標準作業程序書可以分別制定第三階文件，作為每一位員工均應遵守且實際可行的作業規範或標準作業程序(standard operating procedure, SOP)。

- 實際生產中，依照食品良好衛生規範準則執行 HACCP 系統，必須將操作數據或內外部與生產有關之資料做成紀錄或表單（第四階文件），用以評估執行前三階段成效（稽核、驗證）之憑證。

　　餐飲業食品安全管制系統輔導作業規範下，以食品良好衛生規範準則為基礎，將要求之軟體要求做成九項標準作業程序書。其項目名稱分別為衛生管理標準作業程序書、製程及品質管制標準作業程序書、倉儲管制標準作業程序書、運輸管制標準作業程序書、檢驗與量測管制標準作業程序書、客訴管制標準作業程序書、成品回收管制標準作業程序書、文件管制標準作業程序書、教育訓練標準作業程序書。

第一節

✓ ISO 格式介紹

1. 撰寫格式（範例一及範例二）：食品工業發展所提供之格式及 ISO 之格式。

　　目前向食品工業發展所申請食藥局之餐飲業 HACCP 驗證標章並沒有要求要撰寫一階文件。

2. 範例二（ISO 的格式）之寫作要點：
   (1) 四階文件要各個階層清楚分明，層層聯繫且前後階文件均可密切配合。
   (2) 作業內容撰寫要簡潔明瞭，盡量朝具體化、數據化方向撰寫。
   (3) 說、寫、與實際操作要一致。
   (4) 於不同之標準作業程序書避免重複有同樣的條文或內容。

3. 四階文件：
   (1) 第一階文件為：封面、手冊或公司基本資料等(We are going to do something)。
   (2) 第二階文件為：管理程序或作業內容。與 GHP 連結為九大標準作業程序書(What to do)，其敘述此九大標準作業程序書之管理方法和頻率。
   (3) 第三階文件為：參考文件（來自內部管理程序或作業內容所產生之指導書或操作程序書及外部引用之法規等相關規定）。與以 GHP 連結為標準操作程序書(How to do)：由二階文件引導出每一重要管理方法制定一套可行的標準操作規範(standard operating procedure, SOP)，讓全廠所有員工應一致遵守且可以明確步驟以供徹底執行之作業規範。
   (4) 第四階文件為：即紀錄(record)、表單(record sheet)或外來的文件等，如每年員工健康檢查表、病媒蟲鼠之消毒紀錄等。四階文件是用以評估執行前三階段之成效證據。

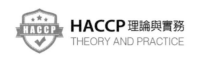
4. 撰寫說明：

(1) 目的：程序書所要達到之作用或效果。

(2) 範圍：所欲管理之人、事、時、地、物。

(3) 權責單位：執行程序書之單位或人員。

(4) 名詞定義：專有名詞或不常見之科學或學術上之用語，可優先參考法規之名詞定義，凡管理程序提到較為艱深或較有爭議或容易導致認知不清之名詞，均應加以解釋。

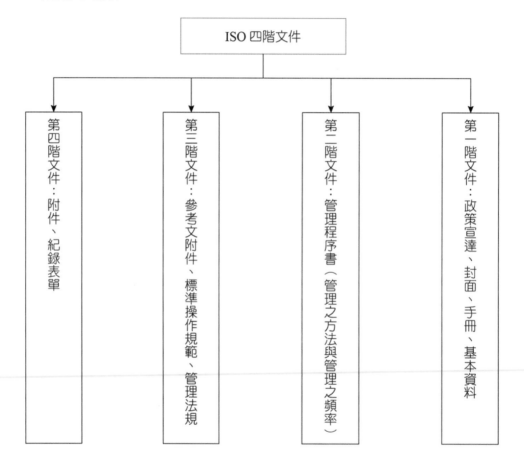

5. 管理程序書（作業內容）之寫作原則：

(1) 為各項標準作業程序書之主體，屬二階文件應分細項說明。

(2) 章節段落之編號自行決定，前後一致即可。

(3) 視情形按照 GHP 之順序撰寫。

(4) 寫到就要做到，基本上至少要符合 GHP 之規定，亦即只能比 GHP 多，不能比它少。

(5) 若某一主題內容太多，可另建立一個文件作為參考文件，此參考文件為三階文件，不必附於計畫書中。

(6) 視情形可以引用參考法規條文等文件。

(7) 衛生管理及製程品質管制標準作業程序書撰寫原則：

　　A. 第二階段標準作業程序書的各分項細項之目的、範圍、權責單位、名詞定義等應各自獨立撰寫，不宜合併撰寫。

　　B. 第二階段標準作業程序書為 GHP 對軟體撰寫要求之主軸，兼含衛生與品質要求，撰寫思考必須涵蓋管理實務上之深度、廣度與多樣化。

6. 表單製作之原則：

(1) 簡單明瞭。

(2) 必須註明表單編號及出處。

(3) 應標明填表之年、月、日及檢查頻率。

(4) 應標明檢查之標準範圍，及正常或異常之表示方式。

(5) 應有填表人及確認者親自簽名之欄位（不得用蓋章的方式處理）。

(6) 若發生異常狀況應附有異常處理記錄表或缺點追蹤改善記錄表等，一般而言異常現象之處理層級應更高一階的主管出面解決。

7. 文件編號：GHP 各項標準作業程序書制定完成後，應予以編號以利管理，由於法規並無規定其編號的方式，因此下列舉例說明其編號建議，以供讀者參考：

$$AA - B - CC - DXX$$

文件抬頭代碼—該文件之階層—該文件細項分類—

(1)AA：指該文件為 GHP 各項標準作業程序書之文件抬頭代碼。一般文件抬頭代碼以兩個英文字母以大寫表示。以下各類文件之抬頭代碼說明範例：

文件名稱（抬頭）	英文	文件抬頭代碼
品質手冊	Quality Note	QN
GHP 九大標準作業程序書	Nine Standard Operating Procedures of GHP	
衛生管理標準作業程序書	Hygiene Management	HY(HM)
製程及品質管制標準作業程序書	Processing and Quality Control	PQ
倉儲管制標準作業程序書	Store (Warehouse) Control	SC(WC)
運輸管制標準作業程序書	Transportation Control	TC
檢驗與量測管制標準作業程序書	Inspection and Measurement Control	MC(IC)

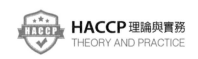
文件名稱（抬頭）	英文	文件抬頭代碼
客訴管制標準作業程序書	Consumer Complaint Control	CC
成品回收標準作業程序書	Products Recovery	PR
文件管制標準作業程序書	Document Control	DC
教育訓練標準作業程序書	Education Control	ET
HACCP 計畫書	HACCP Prospectus	HA(HP)

(2) B：表示文件抬頭代碼之後接著為該文件之階層。依 ISO 之文件可分為四階，由一位數字組成，亦即從 1 至 4，1 表示第一階文件；2 表示第二階文件；3 表示第三階文件；4 表示第四階文件。舉例如下表：

文件名稱（位階）	範例	文件編碼原則
品質手冊（一階文件）	AAA 公司 HACCP 管理手冊	QN-1
標準作業程序書（二階文件）	衛生管理標準作業程序書	HY-2
	製程及品質管制標準作業程序書	PQ-2
	倉儲管制標準作業程序書	SC-2
	運輸管制標準作業程序書	TC-2
	檢驗與量測管制標準作業程序書	MC-2
	客訴管制標準作業程序書	CC-2
	成品回收標準作業程序書	PR-2
	文件管制標準作業程序書	DC-2
	教育訓練標準作業程序書	ET-2
操作規範（三階文件）	廠區環境衛生管理操作規範	HY-3-01
	從業人員衛生操作規範	HY-3-02
	設備與器具之清洗衛生操作規範	HY-3-03
	化學物質與用具管理操作規範	HY-3-04
	廢棄物管理操作規範	HY-3-05
	驗收及採購管制操作規範	PQ-3-01
	廠商合約管制審查規範	PQ-3-02
	食品添加物管制操作規範	PQ-3-03
	食品製造流程規劃操作規範	PQ-3-04
	防止交叉汙染規範	PQ-3-05
	預防危害侵入管制操作規範	PQ-3-06
	留樣保存試驗操作規範	PQ-3-07

文件名稱（位階）	範例	文件編碼原則
操作規範（三階文件） （續）	倉儲管制操作規範	SC-3
	運輸管制操作規範	TC-3
	自主檢驗操作規範	MC-3
	客訴處理操作規範	CC -3
	成品回收操作規範	PR-3
	檔管制操作規範	DC-3
	教育訓練操作規範	ET-3
	HACCP 計畫書	HA-3
紀錄、表單、內外部文件 （四階文件）	每日衛生檢查表	HY-4
	熱加工產品中心溫度記錄表	PQ-4
	乾物料庫溫濕度記錄表	SC-3
	車輛清洗消毒檢查記錄表	TC-4
	水質檢驗記錄表	MC-4
	客訴處理記錄表	CC-4
	成品回收記錄表	PR-4
	文件總目錄	DC-4
	員工教育訓練記錄表	ET-4
	雞塊便當午餐製備與加工流程圖	HA-4

(3) CC：文件在 GHP 作業各大標準作業程序書之細項分類，可由兩位數字組成，從 01 至 09，如衛生管理標準作業程序書(HY)可細分 7 項：

01. 建築與設施（另應符合食品工廠建築及設備之設置標準）。

02. 設備與器具之清洗衛生。

03. 從業人員衛生管理。

04. 清潔及消毒等化學物質與用具管理。

05. 廢棄物處理（含蟲鼠害管制）。

06. 油炸用食用油脂管理。

07. 專門衛生管理人員（簡稱衛生管理人員）。

　　如製程及品質管制標準作業程序書(PQ)可細分8項（或9項）：

01. 採購驗收（含供應廠商評鑑）。

02. 廠商合約審查。

03. 食品添加物管理。

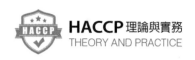

04. 食品製造流程規劃。

05. 防止交叉汙染。

06. 化學性及物理性危害侵入之預防。

07. 半成品成品之檢驗。

08. 留樣保存試驗。

09. 現場採樣（針對餐飲業）。

文件名稱（位階與抬頭代碼）	該階文件名稱分類（舉例）	文件抬頭代碼
衛生管理標準作業程序書 (HY-2)	建築與設施	HY-2-01
	設備與器具之清洗衛生	HY-2-02
	從業人員衛生管理	HY-2-03
	清潔及消毒等化學物質與用具管理	HY-2-04
	廢棄物處理（含蟲鼠害管制）	HY-2-05
	油炸用食用油脂管理	HY-2-06
	專門衛生管理人員	HY-2-07
製程及品質管制標準作業程序書 (PQ-2)	採購驗收（含供應廠商評鑑）	PQ-2-01
	廠商合約審查	PQ-2-02
	食品添加物管理	PQ-2-03
	食品製造流程規劃	PQ-2-04
	防止交叉汙染	PQ-2-05
	化學性及物理性危害侵入之預防	PQ-2-06
	半成品成品之檢驗	PQ-2-07
	留樣保存試驗	PQ-2-08
	現場採樣（針對餐飲業）	PQ-2-09
HACCP 計畫書(HA-3)	HACCP 小組成員	HA-3-01
	產品特性與儲運方式	HA-3-02
	產品使用方法和消費對象	HA-3-03
	產品製造流程圖	HA-3-04
	危害分析工作表	HA-3-05
	CCP 決策樹（CCP 之確認）	HA-3-06
	CCP 監控表	HA-3-07

(4) DXX：

　　D：　一個英文字母大寫表示，T 表示表單(table)、F 表示圖(figure)、R 表示
　　　　外來文件，後面2個數字 XX 是由01至99之編號。

文件名稱（位階）	範例	文件編碼原則
紀錄、表單、內外部文件（四階文件）	每日衛生檢查表	HY-4-01-T01
	員工健康檢查記錄表	HY-4-02-R01
	正確洗手方法掛圖	HY-4-02-F01
	成品中心溫度記錄表	PQ-4-01-T01
	供應商評鑑資料表	HY-4-02-R01
	廠區平面圖	PQ-4-04-F01
	乾物料庫溫濕度記錄表	SC-4-01-T01
	車輛清洗消毒檢查記錄表	TC-4-01-T01
	水質檢驗記錄表	MC-4-01-T01
	客訴處理記錄表	CC-4-01-T01
	成品回收記錄表	PR-4-01-T01
	記錄表單一覽表	DC-4-01-T01
	員工教育訓練記錄表（內訓）	ET-4-01-T01
	員工教育訓練記錄表（外訓）	ET-4-01-R01
	雞腿便當午餐製備與加工流程圖	HA-4-F01

範例一：AAA 食品股份有限公司之食品安全管制系統手冊

制定日期	109.10.01	食品安全管制系統手冊	文件編號		QN-1	
制定單位	品管課		版次	1.0	頁次	1-1

目　　錄

第一章　　公司簡介
第二章　　食品安全政策
第三章　　品質承諾
第四章　　食品安全管制系統
第五章　　管理責任
第六章　　資源管理
第七章　　安全產品的規劃及實現
第八章　　食品安全管制系統的確認、驗效及改善

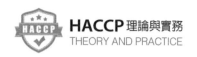

第二節

✔ GHP 對實施 HACCP 制度之軟體要求

🍲 一、衛生管理標準作業程序書（範例）

AAA 食品股份有限公司

制定日期	109.09.01	衛生管理	文件編號		HY-2	
制定單位	品保課	標準作業程序書	版次	1.0	頁次	1/5

1. 目的：為確保公司產品原料於進貨、驗收、儲存、加工、包裝及運送過程中，符合食品衛生安全標準，所制定之廠內、外衛生作業標準程序書。

2. 範圍：適用於本廠之衛生檢查：廠區環境衛生、廠房內衛生、設備器具衛生、人員衛生、健康檢查、訪客出入及清潔與消毒用品之管理。

3. 權責：全體員工。

4. 定義：

4.1 衛生檢查：應依不同區域訂定衛生檢查計畫，依照檢查頻率，每天、每週或每月於作業中或作業結束由衛生管理員進行檢查並記錄結果。

4.2 等級判定「合格」：衛生檢查符合規定檢查項目。

4.3 等級判定「注意」：衛生檢查不符合規定檢查項目，但經督導改善後能立即符合規定檢查項目者。

4.4 等級判定「不合格」：經判定後不合格須改善者。

5. 內容：

5.1 建築與設施

5.1.1 作業場所之廠區環境。

5.1.1.1 廠區環境地面應隨時清掃，保持清潔，不得有塵土飛揚(HY-4-01-T07)。

5.1.1.2 廠區環境排水系統常清理，保持暢通，不得有異味(HY-4-01-T07)。

5.1.1.3 本廠禁止飼養貓、狗、鳥及任何可能汙染食品之寵物。如有禽畜動物入侵廠區須立即驅離（HY-4-01-T07）。

5.1.2 作業場所之廠內環境

5.1.2.1 廠房之天花板、牆壁、支柱應保持清潔，不得有長黴、積塵、納垢、沾汙（HY-4-01-T07）。

5.1.2.2 <u>每日作業完成後</u>，清洗作業區之地面，保持乾淨，不得有積水、納垢之現象（HY-4-01-T07）。

5.1.2.3 烹調完成後，應清理排油煙罩，使保持清潔(HY-4-01-T07)。

5.1.2.4 廠內排水溝出口加裝固體廢棄物攔截網，清洗地面時一併清除攔截網上之殘渣物，並檢視攔截網有無破損。(HY-4-01-T07)

5.1.2.5 為有效防止蟲鼠進入，門、窗應完全密閉，並保持清潔。(HY-4-01-T07)

5.1.2.6 廠內水溝加蓋，來防止蟲鼠侵入，並<u>每日</u>清除溝內殘渣物。(HY-4-01-T07)

AAA　食品股份有限公司

制定日期	109.10.01	衛生管理	文件編號		HY-2	
制定單位	品保課	標準作業程序書	版次	1.0	頁次	2/5

5.1.2.7　配膳作業場所保持良好通風，作業進行中保持空調（室溫 28℃）運作暢通，若有異常，通知廠商維修。(HY-4-01-T07)

5.1.2.8　作業區內之照明設備應維持其適當照度並有燈罩；工作臺面（含爐臺、作業臺面及輸送帶區域）需有 200 米燭光以上之照度，其他作業區域需有 100 米燭光以上之照度，使用之光源應不至於改變食物之顏色，照明設備應保持清潔，以免汙染食物。

5.1.2.9　作業區依照清潔度要求不同，區分為：

清潔作業區：配膳區。

準清潔作業區：烹調區、煮飯區、煮湯區

緩衝區：冷藏庫、冷凍庫、乾物料室、出貨區、包材室。

一般作業區：前處理區（驗收區）。

除以上區域以外之區域：非作業區

5.1.2.10　人員作業行進方向應由清潔度高處往清潔度低處行進：

清潔作業區→準清潔作業區→（緩衝區）一般作業區→非作業區(HY-4-01-F01)。

5.1.2.11　廠房內之氣流不得由清潔程度較低之區域流向清潔程度較高之區域。

5.1.2.12　食品作業廠所應通風良好，無不良氣味，通風口應保持清潔。

5.1.2.13　食品作業廠所天花板配管應採密閉式，防止其掉落物汙染食物(HY-4-01-T04)。

5.1.2.14　辦公室、會議室、會客室、儲存室及檢驗室應有專人負責管理，並經常保持清潔(HY-4-01-T04)。

5.1.3　廁所、用水、洗手設施和更衣室管理。

5.1.3.1　廁所門於作業時間應隨時保持關閉。

5.1.3.2　廁所保持清潔，維持功能正常，每日排定人員打掃維持清潔，並記錄(HY-4-01-T03)。

5.1.3.3　廁所內明顯處標示「如廁後應洗手」。

5.1.3.4　全廠一律使用自來水。(HY-4-01-R01)

5.1.3.5　蓄水塔設置於頂樓、距汙穢場所、化糞池等汙染源 3 公尺以上。

5.1.3.6　蓄水池應保持清潔，每半年清洗一次並做成紀錄(HY-4-01-T02)。

5.1.3.7　每週由品管人員自行檢驗自來水水質，包含 pH 值、生菌數、大腸桿菌群、有效餘氯等，記錄於水質檢驗記錄表(HY-4-01-T01)。

5.1.3.8　水質若有異常，由專人檢視水源、水塔及配管，或進行水塔之清洗及消毒，需快速處理及追蹤。

5.1.3.9　各洗手檯前懸掛正確洗手方法之圖示；工作前手部洗手完，應噴灑濃度 75%的酒精消毒(HY-4-01-T07)。

5.1.3.10　泡鞋池每日清洗，生產時間內泡鞋池中的水，應保持餘氯 200ppm 以上，並每天更換(HY-4-01-T06)。

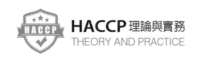

AAA 食品股份有限公司

制定日期	109.10.01	衛生管理	文件編號		HY-2	
制定單位	品保課	標準作業程序書	版次	1.0	頁次	3/5

5.1.3.11 洗手設施中設有洗手乳、擦手紙巾及垃圾桶，每日檢查確定供應量充足，並每日清除垃圾(HY-4-01-T07)。

5.1.3.12 男、女更衣室內已備有員工個人衣櫃及鏡子、潔塵刷，員工個人物品定位放置於個人衣櫃中。

5.1.3.13 員工個人衣櫃中禁止儲存個人之飲食，保持清潔。

5.2 設備與器具清洗衛生

5.2.1 食品接處表面應保持平滑、無凹陷或裂縫，並保持清潔，與熟食（含半成品）接觸之容器一律採用不鏽鋼材質。

5.2.2 製造、加工、調配、包裝等設備與器具，使用前應確認其清潔度，使用後應清洗乾淨；以清洗與消毒過之設備和器具，應避免再受汙染(HY-4-01-T07)。

5.2.3 輸送帶、操作檯等設備，確實保持接觸面平滑無裂縫，使用完確實清洗，損壞請廠商維修(HY-4-01-T07)。

5.2.4 設備與器具之清洗與消毒作業，應防止清潔劑或消毒劑汙染食品、食品接觸面及包裝材料(HY-4-01-T07)。

5.2.5 設備、器具及廠區之清洗消毒依衛生消毒表準程序(HY-3-02-01)，設備與器具清洗程序簡示如下(HY-4-01-T07)：
爐具類：每天清潔刷洗→清水沖洗→自然風乾
盛裝熟食之容器具：每天人工清潔刷洗→清水沖洗→以高溫殺菌洗滌機清洗→風乾→至於餐具儲存室開 UV 燈殺菌。

5.2.6 輸送帶或工作臺面作業前，需清潔後 75%酒精消毒後才開始作業(HY-4-01-T07)。

5.2.7 衛管人員每月檢測用具及烹調用具之微生物(HY-4-02-T01)，如有異常應立即填寫異常處理記錄表(HY-4-01-T05)。

5.2.8 準清潔區之烹調、油炸場所之器具及設備每日均需清洗及消毒，並放置於固定架上自然風乾。

5.2.9 盛裝容器於作業完畢，洗淨後於餐具儲存架上晾乾，避免再與其他化學藥劑、包裝材料接觸(HY-4-01-T07)。

5.2.10 空調設備每月清洗一次並記錄之(HY-4-02-T02)。

5.2.11 設置紫外燈之區域及設備，應每年及與必要時更換紫外燈管，做成紀錄(HY-4-02-T03)。

5.2.12 在設備與器具清洗之衛生維護上如發現重大缺點或異常時應填寫異常處理記錄表(HY-4-01-T05)，並立即加以改善。各個作業區之設備或機具若有破損或需更換零件時，應尋求合法立案之廠商修護，並將其修護資料和佐證資料如機械設備維護維修收據(HY-4-01-R01)，空調濾網清洗更換收據(HY-4-01-R02)等收齊於檔案中備查。

5.2.13 所有食品盛裝容器置於地上至少 5 公分以上，如需要時使用墊底籃（矮綠色網狀塑膠籃），使食品盛裝物不與地面接觸(HY-4-01-T07)。

AAA　食品股份有限公司

制定日期	109.10.01	衛生管理	文件編號	HY-2		
制定單位	品保課	標準作業程序書	版次	1.0	頁次	4/5

5.3　從業人員衛生管理

5.3.1　新進人員應先經公立醫院健康檢查合格後始錄用，並保留健康檢查紀錄。僱用後每年應檢查，紀錄保留(HY-4-03-R01)。

5.3.2　檢查項目需含一般健康檢查項目、A 型肝炎、肺結核（胸部 X 光）、皮膚感染、出疹、膿瘡、外傷、結核病、傷寒或其他可能造成食品汙染之疾病之檢查等。

5.3.3　若經健康檢查發現有不合格之項目，經再次檢查才能確定者應立即停止工作，待醫院確定康復並且無傳染可能後才可繼續工作(HY-4-03-R01)。

5.3.4　從業人員有手部皮膚病、出疹、膿瘡、外傷、傷寒等疾病之傳染帶菌期間，不得從事與食品接觸之工作，每日工作前，作業人員健康狀況如有異常，得調派進行無直接接觸食品之工作或將傷口包紮，不得影響食品衛生安全，始得工作(HY-4-01-T07)。

5.3.5　作業人員穿戴乾淨工作服、口罩、帽子、圍裙，頭髮不可露出帽子外，並不得蓄留指甲、擦指甲油及配戴飾物、手錶等(HY-4-01-T07)。

5.3.6　作業人員手部應經常保持清潔，工作人員接觸熱食前需加戴清潔的拋棄式手套，手套遇到換菜、有破損或遭受汙染時需更換新品。

5.3.7　作業人員手部應經常保持清潔，並於進入作業區前、如廁後或手部汙染時，應依標示正確的洗手、消毒。

5.3.8　工作中打噴嚏、吐痰、用手抓臉、頭髮等可能汙染手部之行為應立即洗手及消毒。

5.3.9　作業人員於作業中不可吸菸、嚼檳榔或口香糖、飲食及其他可能汙染食品之行為(HY-4-01-T07)。

5.3.10　作業人員個人衣物（包括手機、外出衣服、鞋子及飲食用具等）皆不得帶入食品作業場所(HY-4-01-T07)。

5.3.11　非作業人員進入準清潔與清潔作業區前，應先獲得衛管人員或廠長許可，並換工作衣、工作鞋（或套鞋套）、工作帽，並洗手消毒，始可進入廠房內，並填寫訪客管制記錄表(HY-4-03-T01)。

5.3.12　作業人員手部如有受傷時，應確實包紮，並加戴清潔的拋棄式手套。並將結果記錄於員工手部塗抹檢查記錄表(HY-4-01-T11)。

5.3.14　為防治 H1N1 等各種傳染性病毒，本公司要求所有人員，每日（早、午）二次體溫之檢測，以掌握員工之健康狀況，若有疑似病例，及時通知當地衛生局。

5.3.15　從業人員衛生管理之工作執行上如發現重大缺失或異常應填寫異常處理記錄表(HY-4-01-T05)。

5.4　清潔及消毒等化學物質及用具之管理

5.4.1　用於食品接觸表面之清洗及消毒化學藥劑，應確認符合相關主管機關之規定，並由廠商提供相關檢驗合格證明文件如清洗消毒劑之合格使用證明(HY-4-01-R07)，其相關資料與文件均應記錄於化學藥劑管理記錄表(HY-4-01-T09)。

5.4.2　清潔劑、殺蟲劑等各類化學藥品分類放置清潔用具間，由廠長上鎖、管理。

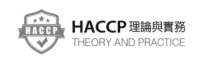

AAA 食品股份有限公司

制定日期	109.10.01	衛生管理	文件編號	HY-2		
制定單位	品保課	標準作業程序書	版次	1.0	頁次	5/5

5.4.3 實驗用藥劑及消毒劑放置於檢驗室，由衛生管理人員管理。

5.4.4 化學藥品領用需登記，並使用後歸置定位。

5.4.5 清潔劑之使用由廠長負責管理，除清洗時段，不可留置於作業現場。

5.4.6 不同清潔程度之清洗、清掃用具分區使用；清掃用具放置場所應保持整齊清潔。
　　並每月一次不定時抽檢各個作業區之空中落菌，並將結果記錄於空中落菌檢測記錄表(HY-4-01-T03)。

5.5 廢棄物處理

5.5.1 廢棄物不得堆放於製造、加工、貯存食品之場所內，應當日清除。

5.5.2 廚餘集存容器需加蓋，每日由廠商回收清除，並清洗廚餘桶。

5.5.3 每月自行在廠區進行蟲害防治，以殺蟲劑噴灑於蟲害出沒之處，並將其結果記錄於病媒防治記錄表(HY-4-01-T10)。

5.5.4 廠房每半年由合格清潔與消毒公司進行全廠區之防鼠害藥物施放，並將其結果記錄於病媒防治記錄表(HY-4-01-T10)，委外蟲鼠防治紀錄及其收據(HY-4-01-R08)收入檔案資料作為佐證。

5.6 衛生管理專責人員

5.6.1 衛生管理人員每日針對衛生管理情形填報衛生管理紀錄。

5.6.2 衛生管理人員應督導作業人員執行食品良好衛生規範準則。

5.6.3 衛生管理人員之職務代理人為廠長。

6. 參考文件：

6.1 食品良好衛生規範準則（第一章之第四條）─中華民國 103 年 11 月 7 日部授食字第 1031301901 號令發布。

6.2 飲用水水質標準─中華民國 9 4 年 8 月 30 日行政院臺八十六環字第三三六八六號函核定，(86)環署毒字 0004428 號令發布。

7. 附件：

7.1 每日衛生檢查表(HY-4-01-T01)。

7.2 設備清潔保養記錄表(HY-4-01-T02)。

7.3 空中落菌檢測記錄表(HY-4-01-T03)等。

記錄表單之設計

1. 每日衛生檢查表(HY-4-01-T01)。

2. 設備清潔保養記錄表(HY-4-01-T02)。

3. 空中落菌檢測記錄表(HYG-4-01-T03)。

4. 水塔清洗記錄表(HY-4-01-T04)。

5. 廁所清潔記錄表(HY-4-01-T05)。

6. 自來水殘氯測定表(HY-4-01-T06)。

7. 水質檢驗記錄表 HY-4-01-T07)。

8. 異常處理記錄表(HY-4-01-T08)。

9. 化學藥劑管理記錄表(HY-4-01-T09)。

10. 病媒防治記錄表(HY-4-01-T10)。

11. 員工手部塗抹檢查記錄表(HY-4-01-T11)。

12. 機械設備維護維修收據(HY-4-01-R01)。

13. 空調濾網清洗更換收據(HY-4-01-R02)。

14. 水塔委外清洗收據(HY-4-01-R03)。

15. 自來水繳費收據(HYG-4-01-R04)。

16. 委外水質檢驗單(HY-4-01-R05)。

17. 員工健康檢查記錄表(HY-4-01-R06)。

18. 清洗消毒劑之合格使用證明(HY-4-01-R07)。

19. 委外蟲鼠防治紀錄及其收據(HY-4-01-R08)。

20. 正確洗手方法掛圖(HY-4-01-F01)。

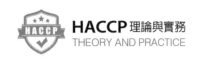

二、製程及品質管制標準作業程序書（範例）

制訂日期	109.10.01	製程及品質管制 標準作業程序	文件編號	PQ-2		
制訂單位	品保課		版次	1.0	頁次	1/6

1. 目的：為確保公司於製程中，所有相關之操作順序均能符合衛生安全之原則，以避免食品遭受汙染，制定本標準作業書。

2. 範圍：適用於本廠之所有加工製造作業流程。

3. 權責：全體員工。

4. 定義：無。

5. 內容：

5.1　採購及驗收

5.1.1　採購之原物料須需採用公司登錄合格廠商，且產品來源明確或為政府認證核准之廠商，建立於廠商資料表(PQ-4-02-T01)。

5.1.2　採購人員須依廚師所開的數量，填寫採購驗收表(PQ-4-02-T02)後向合格廠商訂購，並確認進廠時間。

5.1.3　供應商進貨時間要安排為非作業時間，<u>每日</u>早上 7:00 之前或 11 點過後為原則，避免交叉汙染發生。

5.1.4　原物料<u>進貨時</u>，要經特定驗收人員依照「原物料入庫驗收規範(PQ-3-01)」驗收。

5.1.5　原物料入庫驗收規範(PQ-3-01)：

(1) 所有原物料：數量及規格需正確，外包裝需清潔不可破損，且須注意有效日期。

(2) 肉品：冷凍肉品需為冷凍狀態不得解凍或解凍再結凍（有大塊冰晶狀態），須以保溫車運送。

(3) 冷凍及冷凍調理食品：產品需為冷凍狀態，不得解凍或解凍再結凍，須以保溫車運送。

(4) 蔬菜：需保持新鮮，不可以脫水、結冰或夾雜其他異物。

(5) 乾料：外觀清潔，無異味、不受潮、不結塊。

(6) 包材：產品外包裝外觀清潔完整、不受潮。

5.1.6　原物料驗收時：驗收結果需記錄於採購驗收表上(PQ-4-02-T02)。

(1) 數量：驗收人員要以採購驗收表為準，核對廠商之進貨單或簽收單(PQ-4-02-T02)是否與進貨數量相符，<u>若有差異應通知廠商並填寫異常處理記錄表(PQ-4-01-T08)</u>。

(2) 品質：驗收人員要目視檢查，若品質無誤，再依各原料所儲存位置進行定位管理；若不合格時，應明確標示，乾料放置於驗收區之退貨區；冷藏品放置於冷藏庫的退貨區；並填寫異常處理記錄表(HY-4-01-T08)。

5.1.7　原物料入庫時，依「倉儲標準作業程序」進行倉儲管理。

5.1.8　採購部在<u>每學期</u>結束前，由品管部需進行各供應商之評鑑，以作為下學期供應商標準，並記錄在廠商資料表(PQ-4-02-T01)上。

5.1.9　供應商之評鑑標準依照原物料品質及規格、交貨時間配合度及異常處理來評核。以缺點記點方式來評定，<u>每月</u>超過 2 個缺點或<u>每學期</u>超過 5 個缺點者，需進行供應商之重新評估。

制訂日期	109.10.01	製程及品質管制	文件編號		PQ-2
制訂單位	品保課	標準作業程序	版次	1.0	頁次	2/6

5.2　廠商合約審查：建立一套廠商合約訂定規範(PQ-3-02)進行廠商之管理事宜。

5.2.1　凡提供廠內生鮮物料、乾貨、調味品等商家必須由採購人員建立廠商資料表(PQ-4-02-T01)，每年更新一次。

5.2.2　原物料供應商需工廠登記證、營利事業登記證…等證明，且提供其產品最新之產品品質認證證明或檢驗證明，以簽訂廠商合約書(PQ-4-02-R01)。

5.2.3　凡需廠內提供成品之下游廠商，由業務人員接洽供餐性質細節後回廠與各部開會詳細評估供餐總量是否在供餐力範圍內，若可即依下敘流程訂定合約（PQ-4-02-T01、PQ-4-02-T02）。

5.2.4　流程：合約擬訂→審查→修改→發行→分發→回收

流程說明：

擬訂：修訂合約條款

審查：負責人審查合約條款

修改：修改不適用之條款

發行：經修訂後之版本正式發行

分發：正式使用條款（一式兩份）

回收：帶回一份建檔

5.2.5　原物料供應商需工廠登記證、營利事業登記證…等證明，且提供其產品最新之產品品質認證證明或檢驗證明，或簽訂廠商合約書(PQ-4-02-T03)。

5.2.6　下游廠商之合約書因各廠商要求不同故與另擬定不同型式之合約。

5.3　食品添加物

5.3.1　食品添加物儲放於藥品管制／樣品保存室，由衛管人員負責管理，並登錄在食品添加物管理表使用種類、許可字號、進貨量、使用量及存貨(PQ-403T04)。

5.3.2　食品添加物之使用需符合「食品添加物使用範圍及用量標準」之規定，並由衛生管理人員進行用量的管控(PQ-3-03)。

5.3.3　現場使用之食品添加物，需由衛生管理人員秤量(PQ-4-02-T04)。

5.4　食品製造流程規劃

5.4.1　廠區平面規劃圖，如 PQ-4-02-F01。

5.4.2　製造作業流程及原物料動向如下：

(1) 進貨：由待運區（驗收區）進入，並依原物料儲存地點放置。

(2) 清洗：

　　A. 截切蔬菜類：截切蔬菜驗貨後暫存在前處理區待清洗，清洗完的蔬菜需放入附乾淨透明塑膠袋的網狀塑膠藍，並放置於推車上以避免接觸地面。

　　B. 肉類：清洗人員於每日作業完後，在烹調區將隔天所要用的肉類進行清洗，並依所需數量作處理，清洗完的肉類需放入塑膠藍內。

(3) 前處理：烹調人員須於每日作業完後，在烹調區將隔天所要用的肉類（已清洗完）放入按摩機內進行醃製，放入冷藏庫備用。

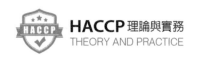

(4) 烹調：烹調人員在烹調區進行各種食物製備時，由衛生管理人員進行測量食物中心溫度之紀錄，並記錄於食品中心溫度表中(PQ-4-02-T05)。

(5) 成品：放置於不鏽鋼鋼盆中，用推車推至烹調室與配膳室之入口，通知配膳室人員以互相接駁方式進行成品推動，避免人員進入造成汙染，成品進入配膳室待配膳時需妥善包覆。

(6) 配膳：配膳人員依數量單進行配膳；衛管人員於每日上午 9 點進行成品及待配膳菜餚之溫度量測，記錄於食品中心溫度表(PQ-4-02-T05)，成品及待配膳菜餚之溫度需達 60℃ 以上，否則需進行異常處理(HY-4-01-T08)。

(7) 運送：配膳完的合餐推至保溫室，待上午 11：10 工作人員分別送至各班級。

5.4.3 配膳作業中，須注意配膳室溫度的變化（25℃ 下），並將溫度記錄於每日衛生檢查表中(HY-4-01-T01)。

5.4.4 所有作業流程需控制於每日上午 11 點之前完成配膳作業。

5.4.5 人員動向規劃如下：依據員工洗手消毒操作標準(PQ-3-03)進行下列步驟。

(1) 所有員工進入作業區前先到更衣室更換規定之工作服、帽子、口罩及工作鞋後，經由辦公室旁的氣浴室進入浴塵，再進入消毒區依正確洗手方法洗手、消毒、泡鞋池。

(2) 所有人員應由高清潔管制區域進入低清潔管制管制區域；如由配膳區進入烹調區，或由烹調區進入前處理區。

(3) 若須由低清潔管制區域進入高清潔管制區域時，須重新經氣浴室進入消毒區，才能進入高清潔管制區。

5.5 防止交叉汙染

5.5.1 在廠區內所依照清潔度要求不同加以適當區隔如下：

清潔作業區：成品配膳區。

準清潔作業區：烹調區。

一般作業區：前處理區、驗收區、待運區、冷藏庫、冷凍庫、包材室、乾物料室等。

作業區：辦公室、更衣室、雜物間、檢驗室、藥品管制室等。

5.5.2 供應商進貨時間要安排為非作業時間，每日早上 7:00 之前或 11 點過後為原則，且必須由進貨區進入，避免交叉汙染發生。

5.5.3 原物料須依儲存條件不同分別放置，且生、熟食需妥善包覆，放置不同儲存架或上架放熟食、下架放生食。

5.5.4 蔬菜類與肉類進行前處理時，以處理時間不同來進行區分（蔬菜類：當天上午於前處理區處理；肉類：當天下午於廚房處理隔日肉類）以避免交叉汙染。

5.5.5 生熟食所使用的砧板及刀具需分開，無使用時須置放在器具消毒室中。

(1) 砧板：以顏色區分（生食為白色、熟食為粉紅色）。

(2) 刀具：刀柄膠帶顏色區分（生食為藍色、熟食為紅色）。

制訂日期	109.10.01	製程及品質管制 標準作業程序	文件編號		PQ-2	
制訂單位	品保課		版次	1.0	頁次	4/6

5.5.6 廠內以不同之盛裝容器來區分必依規定使用。

　　(1) 生食：附透明塑膠袋之網狀塑膠籃。

　　(2) 熟食：不鏽鋼盆。

　　(3) 桶餐：保溫桶、不鏽鋼四角盆。

　　(4) 墊底（廚房）：綠色淺塑膠籃（生食）。

　　(5) 墊底（廚房）：不鏽鋼雙層推車（熟食）。

　　(6) 墊底（冷凍、藏庫）：綠色淺塑膠籃。

5.5.7 所有人員在作業時間內需全面執行單向門戶管制，由主廚或衛生管理人員負責。

5.5.8 作業時間中，生食不得放置於配膳區中以避免交叉汙染；配膳區內熟食須用不鏽鋼盆或保鮮膜完全覆蓋且不得重疊置放。

5.5.9 配膳人員所使用的拋棄式手套，若接觸過非食品或不同食品時需更換手套。若接觸熟食品，由衛生管理人員提醒每隔 30 分鐘更換一次，並用 75%酒精消毒。

5.5.10 每隔二小時須停機清潔輸送帶設備表面一次，並用 75%酒精消毒，包裝配膳人員須更換乾淨之拋棄式手套，配膳過程中手套如有破損或汙染應立即更換。

5.5.11 現場測量中心溫度的熟食溫度計一支，每次測量前後須用 75%酒精擦拭備用。

5.5.12 作業中，廢棄物不得與食品放置同處，亦不得經過作業區。

　　　作業區所有出入口皆要隨時關門，以避免交叉汙染。

5.6　預防危害侵入

5.6.1 現場作業人員穿戴工作帽時，頭髮不可露出帽子外，並不得配戴飾物、手錶等，避免掉入食物中。

5.6.2 現場作業人員，不得擦指甲油及化妝，以免化學性物質汙染食物。

5.6.3 作業區不得使用破損的器具、鐵刷及含有毒性金屬之容器，如熟食不得使用鋁製容器。作業現場的照明設備需加燈罩，避免燈管破損時掉落到食品中。

5.6.4 作業區所有出入口皆要隨時關門。

5.6.5 準清潔區與清潔區的出入口需設置塑膠簾、紗窗、紗門、空氣簾，做好病媒之防治措施（準清潔區與清潔區間裝設田字型門，出餐由下方的門傳遞）。

5.6.7 電梯清潔：

　　　每日先將地板掃乾淨用 200 PPM 氯水清洗，在用清水沖洗最後將地板擦乾並將此結果記錄於電梯清潔記錄表-設備清潔保養記錄表(HY-4-01-T02)。

5.7　成品檢驗

　　　依據檢驗室自主檢驗作業規範(MC-3-02)進行。

5.7.1 每日由品管人員隨機抽樣一份，以保鮮膜包妥，置 5℃以下保存二天以上備驗。

5.7.2 衛生管理人員每週成品抽驗一次，項目包括：總生菌數、大腸桿菌、大腸桿菌群。可自行檢驗或委外檢驗，並把檢驗結果記錄在成品品質檢驗記錄表中（PQ-4-07-T01）。

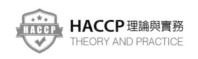
制訂日期	109.10.01	製程及品質管制	文件編號		PQ-2	
制訂單位	品保課	標準作業程序	版次	1.0	頁次	5/6

5.8 留樣保存試驗：依據檢驗室自主檢驗操作標準(MC-3-01)進行。

5.8.1 衛生管理人員每週成品抽驗一次，項目包括：生菌數、大腸桿菌、大腸桿菌群，並把檢驗結果記錄在成品品質檢驗記錄表中(PQ-4-02-T06)。留樣保存試驗。

5.8.2 衛生管理人員每日依菜色分別進行留樣保存，需標示製造日期，並冷藏保存 48 小時。

5.8.3 留樣檢體之保存期限過後，則需由衛生管理人員進行丟棄處理。

6. 參考文件：

6.1 食品良好衛生規範準則（第第二章第九條規定）－中華民國 103 年 11 月 7 日部授食字第 1031301901 號令發布。

6.2 倉儲管制標準作業程序書(SC-2)。

7. 附件：

7.1 原物料入庫驗收規範(PQ-3-01)。

7.2 廠商合約訂定規範(PQ-3-02)。

7.3 員工洗手消毒操作標準(PQ-3-03)。

7.4 食品添加物使用範圍及用量標 PQ-3-03)。

7.5 檢驗室自主檢驗作業規範(MC-3-02)。

8. 表單：

8.1 廠商資料表(PQ-4-02-T01)。

8.2 採購驗收表(8.3 廠商合約書 PQG-4-02-T03)。

8.4 食品添加物管理表(PQ-402-T04)。

8.5 食品中心溫度表(PQ-8.6 成品品質檢驗記錄表中(PQ-4-02-T06)。

8.7 每日衛生檢查表(HY-4-01-T01)。

8.8 異常處理記錄表(HY4-01-T08)。

8.9 設備清潔保養記錄表(HY-4-01-T02)

8.10 廠區平面規劃圖(HY-4-2-F01)。

三、倉儲管制標準作業程序書（範例）

AAA 食品股份有限公司

制訂日期	109.10.01	倉儲管制	文件編號		SC-2	
制訂單位	品保課	標準作業程序	版次	1.0	頁次	1/1

1. 目的：為確保廚房內原物料的儲存均能符合衛生安全之原則，以確保成品品質，制定本作業標準書。
2. 範圍：適用於本廠之所有倉儲管理。
3. 權責：無。
4. 定義：無。
5. 內容：
5.1　廠區內依儲存條件不同而分
5.1.1　乾物料室之管制：依據倉儲管制操作規範(SC-3)處理。
5.1.2　濕度宜控制於 75%以下，溫度 30ºC 以下，每日檢查並記錄。濕度過高時，打開除濕機除濕(SC-4-01-T01)。
5.1.3　乾料應置於貨架或棧板上，不可直接置於地板上，且離地、離牆 5 公分以上，並保持清潔 (HY-4-01-T01)。
5.1.4　乾料室物品依品名標示，遵循先進先出原則，並於驗收後標明入庫日期(SC-4-01-T02)。
5.2　冷藏庫及冷凍庫管制：依據倉儲管制操作規範(SC-3)處理。
5.2.1　冷藏庫溫度保持在 0-7℃，冷凍庫溫度保持於-18℃以下，每日檢查並記錄(SC-4-02-T01)。
5.2.2　魚、肉、蔬菜分開儲放，生、熟食分開，且標示入庫時間，並完整覆蓋。
5.2.3　每週清洗冷藏及冷凍庫並保持清潔，並記錄之(SC-4-02-T02)。
5.3　餐盒及用具儲放區管制：依據倉儲管制操作規範(SC-3)處理。
5.3.1　塑膠及紙餐盒等物料之儲放，應置於貨架或棧板上，不可直接置於地板，離地離牆 5 公分以上，完整包裝存放，且保留內袋及密封。
5.4　若發現缺點或異常時需填寫異常處理記錄表 (HY-4-01-T08)。
6. 參考文件：
6.1　食品良好衛生規範準則（第一章第六條）－中華民國 103 年 11 月 7 日部授食字第 1031301901 號令發布。
6.2　倉儲管制操作規範(SC-3)。

7. 附件：
7.1　每日衛生檢查表(HY-4-01-T01)。
7.2　異常處理記錄表(HY-4-01-T08)。
7.3　乾料室溫度及濕度管制記錄表(SC-4-01-T01)。
7.4　庫房（包材）儲存管制記錄表(SC -4-01-T02)。
7.5　庫房清潔保養記錄表(SC-4-01-T03)。
7.6　冷藏庫及冷凍庫溫度記錄表(SC-4-02-T01)。
7.7　冷藏庫及冷凍庫潔保養記錄表(SC-4-02-T02)。

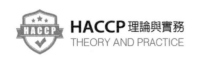

四、運輸管制標準作業程序書（範例）

AAA 食品股份有限公司

制訂日期	109.12.01	運輸管制	文件編號		TC-2	
制訂單位	品保課	標準作業程序	版次	1.0	頁次	1/1

1. 目的：為確保公司於進行運輸作業時，相關作業能符合衛生安全之原則，故制定本作業標準書。

2. 範圍：適用於本廠之所有運輸作業。

3. 權責：無。

4. 定義：無。

5. 內容：

5.1 生食、熟食不得同時運送，避免造成交叉汙染。

5.2 本公司所使用的運輸車為密閉式保溫車，能確保成品於運輸中能有效保持溫度，且避免產品受汙染。

5.3 運送車輛需定期保養，使用後由司機負責清洗以保持清潔，並做記錄在餐車管理記錄表(TC-4-01-T01)。

5.4 運送司機在產品疊放時，需堆疊整齊，並保持空氣流通。

5.5 運輸餐車於每月最後一個工作日進行車輛消毒工作，並記錄於餐車管理記錄表(TC-4-01-T01)。

6. 參考文件：

6.1 食品良好衛生規範準則（第一章第六條）－中華民國 103 年 11 月 7 日部授食字第 1031301901 號令發布。

7. 附件：無。

8. 表單：

8.1 餐車管理記錄表(TC-4-01-T01)。

五、檢驗與量測管制標準作業程序書（範例）

AAA 食品股份有限公司

制訂日期	109.10.01	檢驗與量測		文件編號		MC-2	
制訂單位	品保課	標準作業程序		版次	1.0	頁次	1/1

1. 目的：為確保公司的量測儀器之使用及其準確性，所以制定本作業標準書。
2. 範圍：適用於本廠之所有量測儀器管理。
3. 權責：無。
4. 定義：無。
5. 內容：
5.1 檢驗室設至於總公司，總公司營養師定期抽驗檢查。
5.2 檢驗室之使用，依照「自主檢驗操作規範」進行(MC-3)。
5.3 每半年進行一次檢驗室量規儀器盤點，並記錄在「檢驗室量規儀器總表」(MC-4-01-T01)。
5.4 檢驗方法：依照自主檢驗操作業規範進行之。檢驗室獨立空間，檢驗設備定位放置。
5.5 外校儀器應每年進行一次，可委託具公信力之機構進行校正，並把校正結果資料歸檔。
5.6 內校儀器應每半年進行一次，並把校正結果記錄在儀器校正記錄表(MC-4-01-T01)。
5.6.1 溫度校正項目包括：所有溫度計、殺菌釜溫度、細菌培養箱溫度，小冰箱溫度、蒸氣清洗槽溫度。
5.6.2 重量校正項目包括：驗收區之量秤、檢驗室之量秤。
5.7 經校正後溫度誤差超過 2°C、重量誤差超過 10%時，外送廠商維修(MC-4-01-R01)，若無法維修者，量度設備校正記錄註名報廢。
5.8 微生物檢驗後之培養皿等耗材需置於殺菌釜中充分殺菌（121°C，30 分鐘）後，始能丟棄。
6. 參考文件：
6.1 食品良好衛生規範準則（第一章之第七條）－中華民國 103 年 11 月 7 日部授食字第 1031301901 號令發布。
7. 附件：
7.1 自主檢驗操作規範(MC-3)。
8. 表單：
8.1 儀器校正記錄表(MC-4-01-T01)。
8.2 檢驗室量規儀器總表(MC-4-01-T02)。
8.3 委外檢驗報告(MC-401-R01)。

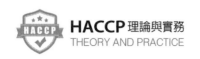

六、客訴管制標準作業程序書（範例）

AAA 食品股份有限公司

制訂日期	109.10.01	客訴管制	文件編號		CC-2	
制訂單位	品保課	標準作業程序	版次	1.0	頁次	1/1

1. 目的：為確保本公司之消費者申訴案件，於處理過程中有所遵循，並能完善且妥當的處理，以維護消費者之權益及穩固消費者對本公司的信譽，所以制定本作業標準書。

2. 範圍：適用於本廠之所有客訴案件管理。

3. 權責：

3.1 業務部：負責客訴案件的處理。

3.2 品管部：負責客訴案件的原因分析及討論。

4. 定義：

4.1 非異常案件：由業務部向客戶解釋，說明原因及結案歸檔。

4.2 異常案件：

4.2.1 由品管部與主廚進行原因分析及檢討後，進行矯正措施。

4.2.2 由品管部及主管確認矯正結果的成效；若未達其效果時，則再重新原因分析及矯正，直到矯正完成為止。

4.2.3 矯正確認後，由相關人員進行再發預防措施，且由主管進行再確認；若其再發防止措施無法達成效果時，則再重新進行再防止措施，直到確認完成為止。

4.2.4 責任追究：針對客訴異常原因，進行過失責任追溯。

4.2.4.1 廠商過失：賠償；廠商評鑑紀錄。

4.2.4.2 員工過失：由部門主管商議懲處；員工教育訓練。

5. 內容：

5.1 本公司建立消費者申訴專線：(00)0000-0000 及電子信箱：0000@msn.hinet.net。並依照 GHP 規定本公司制定客訴處裡操作規範(CC-3)進行管理。

5.2 消費者申訴專線由品管部負責接聽，接受口頭申訴案件。

5.3 品管部接聽口頭申訴案件時，須先把客訴的內容記錄在客訴處理記錄表(CC-4-01-T01)。

5.4 將客訴問題進行分析及判定：由業務部向客戶說明，並將客訴處理過程及結果詳細記錄於客訴處理記錄表(CC-4-01-T01)；若有重大缺失則將過程及結果詳細記錄於異常處理記錄表(HY-4-01-T08)。

5.5 將每次客訴之處理過程及結果列入員工教育訓練，以防止問題再發生。

6. 參考文件：

6.1 食品良好衛生規範準則第一章之第八條─中華民國 103 年 11 月 7 日部授食字第 1031301901 號令發布。

7. 附件：客訴處理操作規範(CC-3)。

8. 表單：

8.1 客訴處理記錄表(CC-4-01-T01)。

8.2 異常處理記錄表(HY-4-01-T08)。

七、成品回收管制標準作業程序書（範例）

AAA 食品股份有限公司

制訂日期	109.10.01	成品回收處理	文件編號	PR-2		
制訂單位	品保課	標準作業程序	版次	1.0	頁次	1/1

1. 目的：為確保本公司之成品於異常發生時，需進行成品之回收作業時，有遵循的依據，以維護消費者之權益及穩固消費者對本公司的信譽，所以制定本作業標準書。

2. 範圍：適用於本廠所有的生產成品進行回收作業。

3. 權責：

3.1 營養師：判定回收範圍。

3.2 所有員工需配合回收作業的調度。

4. 定義：

4.1 回收：指本公司對於發生異常之產品，自消費者處採取明確且有計畫之移除措施。

4.2 回收之發起：

4.2.1 食品如有下列情形之一者，本公司應依據成品回收操作規範(PR-3)實施食品之回收：
　　(1) 食品因違反衛生或其他相關法令規定依法應予回收者。
　　(2) 食品有瑕疵而認為有回收之必要者。

4.2.2 食品回收行動之發起可為下列二種情形：
　　(1) 本公司依法或自認有回收必要時所主動發起者。
　　(2) 衛生主管機關依法命令本公司實施者。

4.3 回收之等級：依據食品對民眾健康可能造成之危害程度，將回收分為三個等級：

4.3.1 第一級：係指本公司之產品預期可能對民眾健康造成死亡或重大危害者。

4.3.2 第二級：係指本公司之產品預期或有可能對民眾健康造成危害。

4.3.3 第三級：係指本公司之產品預期不致造成民眾健康危害但其品質不符規定者。

5. 內容：

5.1 回收程序：

5.1.1 當異常發生時，由營養師判定及確認成品進行回收工作。

5.1.2 由營養師通知學校，並提出替代方案。

5.1.3 由主廚調派人員，並分配其回收作業之安排，要儘速完成回收作業。

5.1.4 回收之成品由廚餘回收業者，進行回收作業。

5.1.5 營養師須確認所有需回收之成品全部回收之後，依異常處理，進行原因分析及檢討後，將回收過程及處理過程詳細記錄(HY-4-01-T08)。

5.2 將每次回收之處理過程及結果列入員工教育訓練，以防止問題再發生。

6. 參考文件：

6.1 食品良好衛生規範準則(GHP)第八條與第十一條。中華民國 103 年 11 月 7 日部授食字第 1031301901 號令發布。

6.2 食品回收指引－衛生署食字第 89002358 號公告。

7. 附件：成品回收操作規範(PR-3)。

8. 表單：

8.1 異常處理記錄表(HY-4-01-T08)。

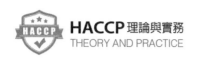
🍳 八、文件管制標準作業程序書（範例）

AAA 食品股份有限公司

制訂日期	109.10.01	文件管制	文件編號		DC-2
制訂單位	品保課	標準作業程序	版次	1.0	頁次	1/3

1. 目的：使食品衛生安全管制系統有效且正確運作，並作為日後改善及追溯之依據。
2. 範圍：所有食品衛生安全管制系統之紀錄與報告均含括在內。
3. 權責
3.1 HACCP 系統文件制訂、修訂、廢止之權責如下：

類別	制訂／修訂／廢止	審查	核准
手冊	業務承辦人	經理	總經理
程序書	業務承辦人	經理	總經理
標準書	業務承辦人	經理	總經理
表單	業務承辦人	經理	總經理

3.2 文件管理：文管中心。
3.3 文件保存：使用人員。
4. 定義
4.1 手冊：規範原則性的食品安全活動，係實施食品安全制度與落實食品安全政策之基本文件。
4.2 標準作業程序書：規範管理性的食品安全活動，明確規定食品安全管理系統相關流程，並延伸食品安全手冊，使所有活動更具體表現。
4.3 作業標準或作業規範：規範作業性的食品安全活動，具體指出食品安全管理系統相關活動的作業指導與要求。
4.4 表單：執行食品安全管理系統相關活動所填寫之標準化格式。
4.5 管制文件：內部使用之食品安全管理系統文件。
4.6 非管制文件：外送或加蓋「僅供參考」章戳之食品安全管理系統文件。
5. 內容
本公司之文件管制是依照 GHP 規定自訂文件管制操作規範(DC-3)進行管理，說明如下。

AAA 食品股份有限公司

制訂日期	109.10.01	文件管制		文件編號		DC-2	
制訂單位	品保課	標準作業程序		版次	1.0	頁次	2/3

5-1 作業流程。

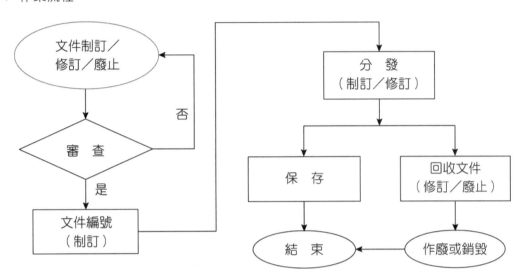

5.2 作業說明：凡文件之制訂、修訂或廢止，皆須填寫「HACCP 文件制訂／修訂／廢止申請單」，經審查與核准後，方可實施。

5.2.1 文件制訂及修訂之處理。

5.2.1.1 制訂之原案為第 1 版。

5.2.1.2 修訂時之版次由第 2 至第 7 依序遞增。

5.2.1.3 版次修訂至 7 版後，再修訂時，則須更改版本由第 2 至第 7 依序遞增。

5.2.1.4 經修訂作廢之文件應回收加蓋「作廢」章戳或銷毀，並記錄於「文件分發表」。

5.2.2 文件廢止之處理：廢止之文件應回收加蓋「作廢」章戳或銷毀，並記錄於「文件分發表」。

5.3 本廠 HACCP 及 GHP 文件一律不得帶離本廠，若因重大理由需帶離時，需徵得總經理同意，且只得攜帶影本。

5.4 建立表單清單以有效管理表單，依公司內部記錄表單及外來文件分別記錄於記錄表單一覽表(DC-4-01-T01)及外來文件一覽表中(DC-4-01-T02)。

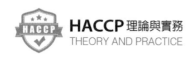

AAA 食品股份有限公司

制訂日期	109.10.01	文件管制 標準作業程序	文件編號		DC-2	
制訂單位	品保課		版次	1.0	頁次	3/3

5.5 GHP 之文件編碼系統：以國際編碼慣例原則，說明如下：

【文件位階分類編號】 　　　　　　　　　　　【附件編號】

(1)HACCP 手冊(第一階)

(2)GHP 作業九大程序書與
　 管理方法、頻率(第二階)

(3)SOP 作業標準或規範(第三
　 階)

(4)記錄表單類(第四階)

前一碼分別以 T.R.F 分別表示：
(1)T: 記錄表單類
(2)R: 外部核發表單
(3)F: 平面圖類
後 2 碼為數字由 01 至 99

XX-X-XX-XXX

【標準作業程序書分類編號】 　　　　　　　　【程序書細項分類編號】

(1)HACCP 之計畫書以 HA 為代表

(2) GHP 中九大標準作業程序書

　 HY 衛生管理標準作業程序書

　 PQ 製程及品質管理標準作業程序書

　 SC 倉儲管制標準作業程序書

　 TC 運輸管制標準作業程序書

　 MC 檢驗與量測管制標準作業程序書

　 CC 客訴管制標準作業程序書

　 PR 成品回收標準作業程序書

　 DC 文件管制標準作業程序書

　 ET 教育訓練標準作業程序書

GHP 作業九大作業程序書之細項分類
如 HY 有 7 個細項，分別由 01 至 07；
　 ＰＱ有 9 個細項，分別由 01 至 09；

6.參考文件：

　 食品良好衛生規範準則(GHP)第十二條:中華民國 103 年 11 月 7 日部授食字第
　 1031301901 號令發布。。

7. 附件：文件管制操作規範 (DC-3)。

8. 表單：

　 8.1 記錄表單一覽表(DC-4-01-T01)。

　 8.2 外來文件一覽表(DC-4-01-T02)。

九、教育訓練標準作業程序書（範例）

AAA 食品股份有限公司

制訂日期	109.10.01	教育訓練	文件編號		ET-2	
制訂單位	品保課	標準作業程序	版次	1.0	頁次	1/1

1. 目的：為加強從業員工之基本衛生習慣及專業知識，定期舉行衛生安全及品質管理教育訓練，使能生產衛生安全及品質良好之產品。

2. 範圍：廠內之所有幹部及員工。

3. 權責：品保組依據教育訓練操作規範(ET-4-01-T01)實施。

4. 定義：內訓：由衛管人員、營養師或由公司外聘講師，進行廠內教育訓練。
   外訓：廠內員工參加衛生福利部認可之訓練單位所舉辦之食品衛生或 HACCP 相關訓練。

5. 作業內容：

5.1 內訓

5.1.1 由營養師在<u>每學期結束前</u>依照員工教育訓練的需求進行評估，擬定下學期的內部員工教育訓練計畫，並記錄於年度員工教育訓表中且確實執行。

5.1.2 內訓部分依員工教育訓練表所制定的時間及內容進行，並確實記錄於員工教育訓練記錄表(ET-4-01-T02)。

5.2 外訓

5.2.1 外訓部分依舉辦的單位所制定時間進行，並將員工受訓後所得之證書影印留存。

5.2.2 HACCP 執行小組成員每年至少接受衛生署核定之受訓單位或機關學校開設的相關訓練課程 8 小時 HACCP 持續教育訓練。

5.2.3 領有領有廚師證書之廚師每年應受衛生署核定之受訓單位或機關學校開設的 8 小時持證廚師衛生講習。

5.2.4 領有營養師證書之營養師<u>六年內</u>應參加營養師相關之國際性或國內研討會或講習 180 小時。

5.2.5 專業證照：由管理部在每年年初依照專業證照訓練需求：包含勞工安全衛生主管、小型鍋爐操作技術士、衛生管理專責人員擬定年度的證照教育訓練計畫。

5.3 本廠員工廠外講習或訓練時數定為<u>每年</u>至少 8 小時，訓練後應填寫員工教育訓練記錄表(ET-4-01-T01)。

5.4 本廠員工若自覺有其必要時性，可向廠長提出申請經核准後以公費或自費接受外部之與本身工作相關之教育訓練，訓練後應填寫員工廠外教育訓練記錄表。

6. 參考文件：

6.1 食品安全管制系統準則第四條與第十一條－中華民國 103 年 3 月 11 日部授食字第 1031300488 號令訂定。

6.2 食品良好衛生規範準則(GHP)第二十四條－中華民國 103 年 11 月 7 日部授食字第 1031301901 號令發布。

6.2 教育訓練操作規範(ET- 3)。

7. 附件：

7.1 員工教育訓練記錄表(ET-4-01-T01)。

7.2 年度教育訓練計畫表(ET-4-01-T02)。

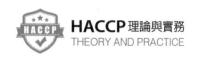
第三節
 九大標準作業程序書所需記錄表單（範例）

AAA 食品股份有限公司
員工手部塗抹檢驗記錄表

HY-4-01-T11

*頻率：每月隨機抽驗

年　　月

項　　目	內　　容	備　　註
日期		
姓名		
抽樣時間		
抽樣地點		
手部衛生檢查		
金黃色葡萄球菌檢測		
日期		
姓名		
抽樣時間		
抽樣地點		
手部衛生檢查		
金黃色葡萄球菌檢測		
日期		
姓名		
抽樣時間		
抽樣地點		
手部衛生檢查		
金黃色葡萄球菌檢測		
經理：	廠長：	檢驗員：

*標準值：金黃色葡萄球菌呈陰性反應

AAA 食品股份有限公司

員工教育訓練記錄表　　　ET-4-01-T01

日期: 年　　月　　日

一、講師姓名：
二、訓練對象：
三、訓練課程內容：

四、參加人員簽到

總經理：　　　　　　　　　　　　　　　　主廚：

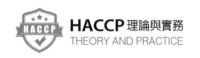

AAA 食品股份有限公司
食品添加物管理表
PQ-4-02-T04

頻率：半年　　　　　　　　　　　　　　　　　　年度　上　下　學期

品名：	學名：
供應商：	進貨日期：
規定使用量：	

領用紀錄：

領用日期	領用數量	結餘數量	領用人	保管人員
／　／				
／　／				
／　／				
／　／				
／　／				
／　／				
／　／				
／　／				
／　／				
／　／				

總經理：　　　　　　　　　　　主廚：

食品安全衛生管理法與 GHP 中之特殊要求

壹、依據食品安全衛生管理法（中華民國 108 年 6 月 12 日修正）規定：

經中央主管機關公告類別及規模之食品業者，應置一定比率，並領有專門職業或技術證照之食品、營養、餐飲等專業人員，辦理食品衛生安全管理事項。（第十二條）

貳、依據食品良好衛生規範準則（中華民國 103 年 11 月 7 日部授食字第 1031301901 號令發布）規定：

一、經營中式餐飲之餐飲業，於本準則發布之日起一年內，其烹調從業人員之中餐烹調技術士證持證比率規定如下：

（一）觀光旅館之餐廳：80%。

（二）承攬學校餐飲之餐飲業：70%。

（三）供應學校餐盒之餐盒業：70%。

（四）承攬筵席之餐廳：70%。

（五）外燴飲食業：70%。

（六）中央廚房式之餐飲業：60%。

（七）伙食包作業：60%。

（八）自助餐飲業：50%。（第二十五條）

二、餐飲業之衛生管理，應符合下列規定：

（一）製備過程中所使用設備及器具，其操作及維護，應避免汙染食品；必要時，應以顏色區分不同用途之設備及器具。

（二）使用之竹製、木製筷子或其他免洗餐具，應用畢即行丟棄；共桌分食之場所，應提供分食專用之匙、筷、叉及刀等餐具。

（三）提供之餐具，應維持乾淨清潔，不應有脂肪、澱粉、蛋白質、洗潔劑之殘留；必要時，應進行病原性微生物之檢測。

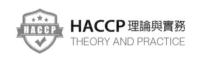

（四）　製備流程應避免交叉汙染。

（五）　製備之菜餚，其貯存及供應應維持適當之溫度；貯放食品及餐具時，應有防塵、防蟲等衛生設施。

（六）　外購即食菜餚應確保衛生安全。

（七）　食品製備使用之機具及器具等，應保持清潔。

（八）　供應生冷食品者，應於專屬作業區調理、加工及操作。

（九）　生鮮水產品養殖處所，應與調理處所有效區隔。

（十）　製備時段內，廚房之進貨作業及人員進出，應有適當之管制。（第二十六條）

三、外燴業者應符合下列規定：

（一）　烹調場所及供應之食物，應避免直接日曬、雨淋或接觸汙染源，並應有遮蔽、冷凍（藏）設備或設施。

（二）　烹調器具及餐具應保持乾淨。

（三）　烹調食物時，應符合新鮮、清潔、迅速、加熱及冷藏之原則，並應避免交叉汙染。

（四）　辦理二百人以上餐飲時，應於辦理三日前自行或經餐飲業所屬公會或工會，向直轄市、縣（市）衛生局（所）報請備查；其備查內容應包括委辦者、承辦者、辦理地點、參加人數及菜單。（第二十七條）

四、伙食包作業者應符合第二十四條及第二十六條規定；其於包作伙食前，應自行或經餐飲業所屬公會或工會向衛生局（所）報請備查，其備查內容應包括委包者、承包者、包作場所及供應人數。（第二十八條）

參、GHP 或 HACCP 系統中之特殊要求

一、內部稽核制度之建立

　　為了落實 GHP 要求與 HACCP 系統之正常運作，實施公司內部稽核制度，以確保產品之衛生安全管理。其標準作業程序書（範例）如下：

AAA 食品股份有限公司

制訂日期	109.10.01	內部品質稽核程序書	文件編號		QP-2	
制訂單位	品保課		版次	1.0	頁次	1/2

一、範圍：
　　凡與食品安全管理系統相關業務的稽核均適用之。

二、參考文件
　　食品安全管理系統手冊。

三、權責
　　決定內稽小組成員及組長：總經理。
　　稽核計畫之擬訂：食品安全小組組長（管理代表）。
　　稽核之執行：內稽小組。
　　稽核之矯正：受稽核單位。
　　矯正之追蹤稽催：內稽小組。
　　稽核結果之審核：總經理。

四、定義：無

五、作業流程：無

六、作業說明

（一）稽核時機：食品安全細管理系統稽核原則上每半年執行一次。

（二）稽核人員資格：受內部稽核課程訓練，並取得合格證書者。
　　　由食品安全小組組長提報，經總經理批准者。
　　　稽核人員應與受稽核單位或業務相獨立。

（三）稽核計畫：食品安全小組組長擬訂「年度內部食品安全稽核計畫表」(QP-4-T01)，
　　　並簽陳總經理核定後，據以實施。「年度內部品質稽核計畫表」應於事前訂定，並
　　　得視需要隨機修正。

（四）稽核準備：
　　　食品安全小組組長於稽核前 7 日，以通報方式對內稽小組提示本次稽核範圍與注
　　　意事項，以示負責。
　　　內稽小組組長於實施內部食品安全稽核前，應擬訂「內部食品安全稽核通知單」
　　　(QP-4-T02)，並陳食品安全小組組長核准。經核准之稽核通知單，應於稽核一週前
　　　發予稽核員及受稽核單位。

（五）稽核執行：
　　　稽核人員依據稽核通知單之日程及要項進行稽核，並於「內部食品安全稽核查核
　　　表」(QP-4-T03)記錄稽核情形及是否符合之結果。
　　　前次的稽核缺失矯正資料，如有必要應列入本次稽核，若仍有未結案的矯正措
　　　施，亦應追蹤查核。
　　　除依既定程序稽核外，亦可作人員訪談，以為稽核之佐證。

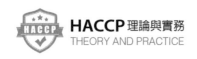

AAA 食品股份有限公司

制訂日期	109.10.01	內部品質稽核程序書	文件編號	QP-2	
制訂單位	品保課		版次	1.0	頁次	2/2

（六）稽核矯正及檢討：

內稽小組應將發現之缺失，記錄於「內部食品安全稽核矯正報告表」(QP-4-T04)。

受稽核單位主管於稽核矯正報告表上，對於內稽小組所列之不符合事項逐一確認，並提列矯正措施及矯正期限。

內稽小組組長將稽核矯正報告表上之缺失彙總成「內部食品安全稽核成效追蹤表」(QP-4-T05)，以供稽催之用，並於管理審查會議中提出內部食品安全稽核成效檢討報告。

內稽小組組長彙整矯正報告表及相關稽核資料，陳報食品安全小組組長核示，並將副本送交受稽核單位備查。

如稽核結果意見不一時，內稽小組組長應將稽核及矯正報告陳報董事長裁示或於管理審查會議中提出研討。

（七）矯正追蹤：

受稽核單位對於稽核中所發現之不符合事項，應於預定矯正期限內完成矯正行動，內稽小組應進行追蹤查核，並記錄備查。

（八）受稽核單位未於矯正期限內完成矯正措施時，內稽小組組長得檢附相關資料逐層簽報，並重新填具矯正報告表，以進行矯正，若確認已矯正合格者，則予以結案，並將矯正結果登錄於「內部食品安全稽核成效追蹤表」。

（九）紀錄保存：

當矯正措施經內稽小組確認完成後，應由內稽小組長彙整稽核紀錄及相關資料，送食品安全小組組長及董事長核閱後由食品安全小組組長存查。

七、附件

年度內部食品安全稽核計畫表(QP-4-T01)。

內部食品安全稽核通知單(QP-4-T02)。

內部食品安全稽核查核表(QP-4-T03)。

內部食品安全稽核矯正報告表(QP-4-T04)。

內部食品安全稽核成效追蹤表(QP-4-T05)。

1. 年度內部食品安全稽核計畫表(QP-4-T01)（範例）

內部食品安全稽核計畫表（範例）

年度

制定日期：＿＿＿年＿＿＿月＿＿＿日

受稽核部門	稽核事項	1月	2月	3月	4月	5月	6月	7月	8月	9月	10月	11月	12月
△計　畫				▲完　成				核准		訂定		

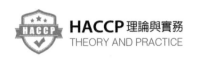

2. 內部食品安全稽核通知單 (QP-4-T02) (範例)

內部食品安全稽核通知單（範例）

日期：＿＿＿年＿＿＿月＿＿＿日

受稽核 部門			預定日期	自　　年　　月　　日　　時 至　　年　　月　　日　　時
稽核前 會議	時間：　年　月　日　時　分 地點：		稽核後 會議	時間：　年　月　日　時　分 地點：
主任稽 核員			稽核員	
項次	稽核範圍或主旨			
備註	受核部門要求變更日程時，應於工作日前三天通知稽核員			
核准			擬訂	

3. 內部食品安全稽核矯正報告表(QP-4-T04)（範例）

內部食品安全稽核查核表（範例）

頁次：

受稽核單位		稽核日期	/ /
稽核項目		文件編號	

編號	稽核內容	稽核結果	
		符　合	不符合

稽核小組長 簽　　章		稽核人員 簽　　章	

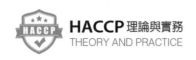

4. 內部食品安全稽核成效追蹤表(QP-4-T05) （範例）

內部食品安全稽核矯正報告表

受稽核單位		稽核日期	/ /	編號	
稽核項目			文件編號		

不符合事項：

受稽核單位主管簽認：	矯正期限： / /	稽核員：

矯正措施：	稽催結果：
	稽催日期： / /

受稽核單位主管：	稽核員：

董事長		食品安全 小組組長		稽核小組 組　　長	

🍲 二、原物料之源頭管理與產品追朔管理

　　為了加強原物料來源之衛生安全，特別加強原物料源頭之追蹤管理。建立原物料來源之一切可以得到的資訊，並將其建立一個檔案集中管理。如下表所示：

食品業者登錄字號	名稱	地址	聯絡人/負責人	電話	供應產品	平均日進貨量（斤）	有無品保系統驗證	可提供檢測證明
臺中市	○○農場	雲林縣西螺鎮中正路1號	蔡○○	05-5432109	截切蔬菜	100斤	ISO22000	農藥檢測

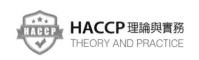

三、餐飲公司供應之菜單一覽表

餐飲業每日均有不同之菜單設計，故要求餐飲業者必須提供當日共應菜單之菜餚名稱、供餐方式做成的當日供應菜單一覽表，以供衛生單位或稽核單位做參考。其供應之菜單一覽表（範例）如下。

AAA 餐飲有限股份公司
當日供應菜單一覽表（範例）

日期：中華民國　　　年　　　月　　　日

序號	菜餚名稱	供餐型式	序號	菜餚名稱	供餐型式
1	碧綠時蔬（食材：蔬菜 300g，干貝 50g，百果 50g，調味料 20g，味精 6g）	烹調／供膳 1			
2	中華米、麵食加工產品如小籠包、蝦捲、銀絲卷、蒸餃、馬拉糕、蘿蔔糕、紅豆凸等	烹調／熱存供膳 2			
3	冷盤（毛豆、海蜇皮、泡菜等）	烹調／冷卻／冷藏供膳 3			
4	冰沙、生菜沙拉、生魚片、生蠔、生龍蝦肉等	冷藏／冷存／供膳 4			
5	各種中藥燉湯補品	烹調／冷卻／冷藏／復熱／供膳 5			
6	東坡肉、滷肉、豆干	復熱／熱存供膳			
7	冰淇淋、霜淇淋等	凍藏供膳			

四、含過敏原之原物料管理與其在成品上之標示

依據食品藥物管理署(TFDA)規定之 18 種食品含有過敏原，其類別有：

1. 芒果。

2. 螺貝類。

3. 奇異果。

4. 花生。

5. 大豆（黃豆、毛豆）。

6. 奶類（牛、羊奶）。

7. 含穀蛋白之穀物（小麥、黑麥、大麥、燕麥、絲佩耳特小麥或其他的雜交菌株）。

8. 魚。

9. 軟體動物。

10. 堅果。

11. 羽扇豆。

12. 芝麻種子。

13. 蕎麥。

14. 甲殼類。

15. 蛋。

16. 芹菜。

17. 芥菜。

18. SO_2 二氧化硫濃度大於 10mg/kg 或 10mg/L 時之原物料。

含有上述過敏原之原物料於驗收入庫時，應於各貯藏空間與一般原物料區隔分開，並明顯標示為「過敏原物料區域」。

成品的成分標示上亦應明顯註明含「含過敏原 XX 之產品」，同時建議「對此 XX 過敏原會產生過敏者要謹慎食用」。

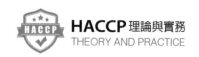
五、玻璃及易碎之塑膠品之管理

　　若食品所用之包裝材質為容易破碎之材質如玻璃或易碎之塑膠品者，應在其外包裝上明顯註明含「玻璃及易碎之塑膠品產品」，同時建議物流中小心破碎。

六、食品安全防護管理

　　對於廠區工作範圍內應嚴控不法分子有機會對原物料驗收、庫存、生產過程、半成品乃至成品造成傷害或產生不良的影響。亦即應做好全方位的防護措施，慎防工作人員疏失或有心人士不法之危害措施。

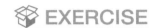

1. 食品良好衛生規範準則，共有哪九項標準作業程序書？

2. 試說明 ISO 格式的「四階文件」之架構與各階文件之關聯性。

3. 食品安全管理系統手冊的目錄，至少包括哪八大項目？

4. 廠商合約審查，應經過哪些流程？試加說明。

5. 各種原物料之驗收標準，應在文件上註明哪些重點？

6. GHP 與食品法規上，應注意哪些特殊要求？

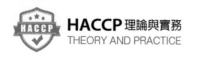

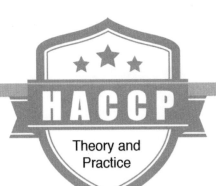

HACCP
Theory and Practice

04
CHAPTER

食品良好衛生規範準則(GHP)
對衛生管理之要求

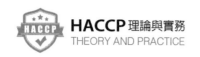

重要摘要 | SUMMARY

- 衛生管制標準作業程序書的範圍,適用於所有食品廠之衛生檢查:1.廠區環境衛生;2.廠房內衛生;3.機械設備衛生;4.人員衛生;5.健康檢查;6.訪客出入;7.清潔與消毒用品之管理。

- 不同用水要嚴加區分與衛生管理:1.自來水應使用自來水廠供應者;2.自來水經去除鈣、鎂離子後稱為軟水,供鍋爐,水幫浦使用;3.調理與原物料洗滌之用水,更要符合飲用水的水質標準;4.地下水:限用於清洗廠區地板、澆花、洗車等。

- 作業人員應先經公立醫院健康檢查合格後始錄用,其檢查項目:除了一般健康檢查項目,應包含 A 型肝炎、肺結核(胸部 X 光)、皮膚感染、出疹、膿瘡、外傷、結核病、傷寒或其他可能造成食品汙染之疾病之檢查,僱用後每年仍應作健康檢查一次,且將健檢報告留存備查。

- 作業人員行進的方向,應由「清潔管制要求高處」往「清潔管制要求低處」行進(清潔作業區→準清潔作業區→一般作業區→非作業區)。

- 非作業人員進入準清潔作業區與清潔作業區前,應先獲得衛管人員許可,並更換工作衣、鞋(套鞋套),戴工作帽,經清洗、消毒、氣浴間後始可進入。

- 有效地嚴防病媒蚊入侵之措施,並做好廚餘與廢棄物之衛生管理工作。

- 整廠用於清潔、消毒等化學物質,應確認符合相關主管機關之規定及食品添加物,應符合「食品添加物使用範圍及限量標準」,購入後應專人、專冊、專櫃管控。

- 油炸用食的總極性化合物(total polar compounds)含量達 25%以上時,不得再予使用,應全部更換新油。

- 食品業者應指派管理衛生人員,就建築與設施及衛生管理情形,按日填報衛生管理紀錄,其內容包括本準則所定之衛生工作項目。

- 原物料含有法定「過敏性物質的成分」,從入庫貯存就需定區貯放並標示。

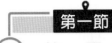

第一節

✔ 前　言

　　為確保公司產品從原物料之採購、驗收、儲存、加工、包裝及運送過程中，均符合衛生安全的管理，所以必須制定衛生管理標準作業程序書。用以執行廠區內外環境衛生、廠區人員（含從業人員健康檢查、洗手消毒、走向動線、訪客出入）、機械設備與廢棄物之清潔衛生管理、以及蟲鼠害等異物入侵管制、食品添加物、過敏性物質、清潔與消毒用品盛裝器具之管理。因此，本章依據 GHP 第五條之規定針對整廠衛生管理作為管制標的。

　　GHP 第五條規定：食品業者之食品從業人員、設備器具、清潔消毒、廢棄物處理、油炸用食用油及管理衛生人員，應符合「附表二良好衛生管理基準」之規定。

1. 建築與設施（應符合 GHP 第四條及食品工廠建築及設備之設置標準）。

2. 從業人員衛生管理。

3. 設備與器具之清洗衛生

4. 清潔及消毒等化學物質與用具之管理。

5. 廢棄物處理（含蟲鼠害管制）。

6. 油炸用食用油脂管理。

7. 衛生管理專責人員。

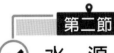

第二節

✔ 水　源

　　水源管制之目標為調理與洗滌用水要符合飲用水水質標準（行政院環境保護署2017 年 1 月 10 日環署毒字第 1060000881 號）。以下針對控制／監測／矯正措施／頻率範例，說明如下：

1. 調理與洗滌用水，使用自來水廠供應之自來水。地下水用於清洗廠區地板、澆花、洗車（地下水管路以紅色標示）。

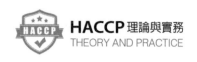

2. 每月抽驗自來水、地下水一次。項目：(1)總菌落數 100 CFU/ml 以下；(2)大腸桿菌群 6 MPN/100ml 以下；(3)pH 值：6.5～8.5；(4)餘氯量：0.2～1.5 ppm。

3. 每半年定期清洗、消毒水塔乙次。國內共應學校營養午餐之團膳業可於每一學期於開學前 2 月底和 8 月底，需進行半年一次之水塔的清洗與消毒。清洗後需留下記錄，水質抽驗記錄表與水塔清洗消毒記錄表，其表單之範例如下：

AAA 食品股份有限公司
水質檢驗記錄表

HY-4-01-T01

日期	餘氯量 0.2～1.5ppm	pH 值 6.5～8.5	總菌落數 <100CFU/ml	大腸桿菌群 <6 MPN/100ml	品管員	主　管	備註

*頻率：每週一次

廠長：

AAA 食品股份有限公司
水塔清潔記錄表

HY-4-01-T02

日期	清潔記事 （簡述處理過程）	處理結果 （合格／不合格）	清洗者	品管員	主管

*頻率：每半年一次（2月與8月各清洗一次）

廠長：

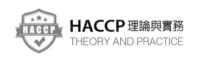
 廠房環境（建築與設施）

以圖 4-1 作業場所之廠區平面圖（兩層廠區之範例）說明。

一、作業場所之廠區環境

1. 廠區地面為卸貨區（待運區）之地面。

【一樓平面參考圖】

人流 ⟶　物流 ⟶　☐ 準清潔作業區　■ 清潔作業區　▨ 一般作業區　☐ 非食品作業區

物流 ⟶

洗滌區　出貨區　高溫殺菌室　保溫室　煮飯區　洗米區　煮湯區　蒸氣迴轉鍋　清洗區　冷凍庫　冷藏庫

辦公室　緩衝區　烹煮室　油炸區

包裝室　浴塵室　乾料室

UP

人流 ⟶　透明參觀路線 ⟶

烘鞋櫃　女更衣室　男更衣室

圖 4-1　作業場所之廠區平面圖（兩層廠區之範例）

【二樓平面參考圖】

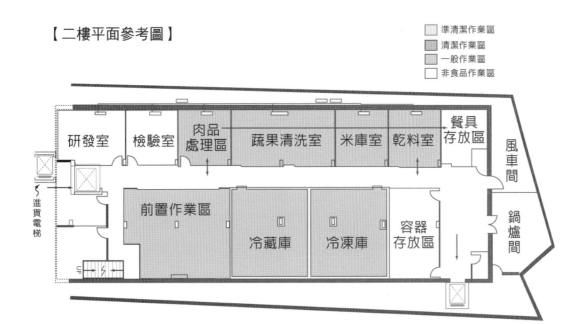

圖 4-1　作業場所之廠區平面圖（兩層廠區之範例）（續）

2. 卸貨區及待運區之區別，以作業時間不同，區隔同一場地之不同使用目的。待運區：為中午餐盒及合餐完成包裝，裝載上車前之暫時儲放區；卸貨區：為下午廠房清洗完畢，原物料驗收卸貨區。

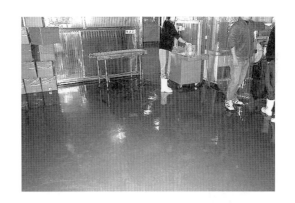

3. 卸貨區（待運區）地面，不得揚塵，不得有垃圾、廢棄物蓄積堆放、嚴重積水等現象，並隨時保持清潔，每日由衛管人員檢查，若發現立即處理。

4. 廠內排水溝出口，加裝固體廢棄物攔截網，每日作業後清洗卸貨區（待運區）地面時一併清除攔截網上之殘渣物，並檢視攔截網有無破損。

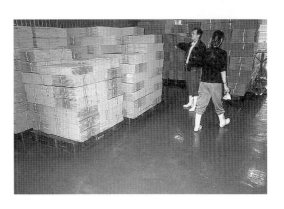

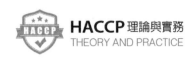
5. 工廠或中央廚房禁止飼養貓、狗、鳥及任何可能汙染食品之寵物。如有禽畜動物入侵廠區須立即驅離。

二、廠內作業場所之環境要求

1. 廠房之天花板、牆壁、支柱保持清潔，<u>每 2 個月</u>清理<u>一次</u>，不得有長黴、積塵、納垢。

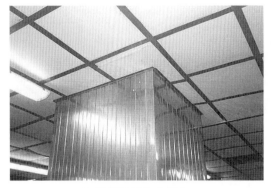
天花板髒汙（前）

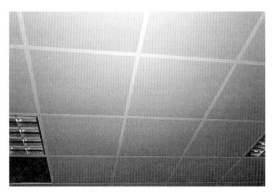
天花板清潔（後）

2. 廠內生食及容器裝載電梯，<u>每日</u>於作業完成後清洗，電梯底部<u>每週</u>清洗一次。

3. 刀具砧板消毒櫃<u>每月</u>定期清理。

4. <u>每日作業完成</u>清洗作業場所之地面，保持乾淨，不得有積水、納垢之現象。

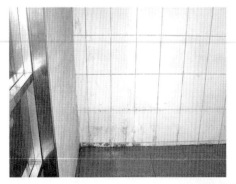

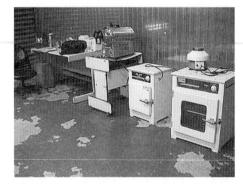

藏汙納垢（前）

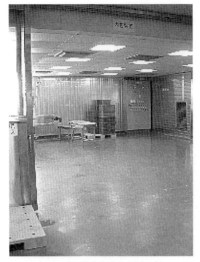

經清潔整理後（後）

5. 廠房對外門戶設塑膠簾<u>每日</u>保持清潔，並且<u>每週</u>至少清理<u>一次</u>。

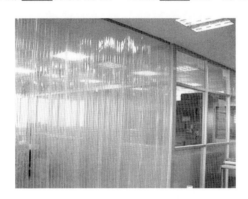

6. 為有效防止蟲鼠進入，門戶完全密閉，並<u>每月至少一次</u>於作業結束後完成清洗
　　工作。

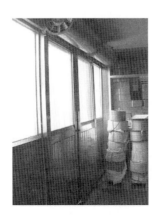

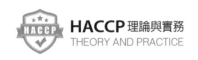

7. 廠內水溝加蓋，來防止蟲鼠侵入，並<u>每日隨時</u>清除溝內殘渣物，以避免溝道阻塞。

8. 配膳作業場所保持良好通風，作業進行中保持空調（室溫 25°C）運作暢通，若有異常，通知廠商維修，收據（影本）留存。

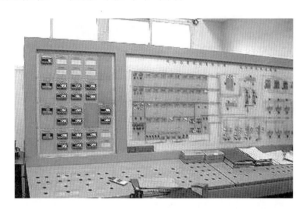

9. 空調濾網<u>每週</u>清洗<u>一次</u>，<u>每半年</u>請廠商清洗或更換空氣濾網。

10. 清潔作業區及準清潔作業區內 5 分鐘之落菌數（9cm 直徑之培養皿）宜保持 30CFU 及 50CFU 以下，<u>每兩週</u>測<u>一次</u>。

11. 廠房內之氣流不得由清潔程度較低之區域流向清潔程度較高之區域。

12. 清潔與準清潔作業區內之照明設備應維持其適當照度並有燈罩，工作臺面（含爐臺、作業臺面及輸送帶區域）需有 200 米燭光(LUX)以上之照度，一般作業區域需有 100 米燭光以上之照度，並<u>每兩個月</u>清理燈罩。

13. 作業場所依照清潔度管制要求不同，區分為：
    (1) 清潔作業區：成品配膳區、包裝區。
    (2) 準清潔作業區：烹調區、待運區。

(3) 一般作業區：前處理區、驗收區、冷藏庫、冷凍庫、包材室、乾物料室等，請參閱圖 4-2 所示。

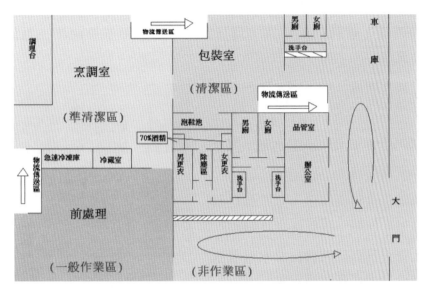

圖 4-2　作業場所依照清潔度管制要求不同區分圖（範例）

14. 在廠區內之區隔，<u>每日</u>由配膳組長注意門戶管制，以防止動線的交叉汙染。

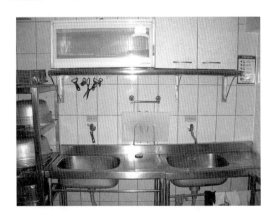

15. 以圍裙材質或顏色，區隔清潔度不同的工作人員。
    (1) 烹調區：白色塑膠材質。
    (2) 配膳區：白色布材質。

16. 人員作業行進方向應由清潔度要求較高處往清潔度要求低處行進（如由清潔作業區→準清潔作業區→一般作業區→非作業區）。

17. <u>每半年</u>委外或自行清洗及消毒水塔，並確認水塔加蓋，以避免水源汙染。

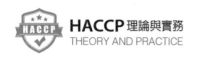

三、廁所、用水、洗手設施和更衣室管理

1. 廁所設置於與作業場所區隔。

2. 廁所保持清潔，維持功能正常，<u>每日</u>排定人員打掃維持清潔，不得有不良氣味，並補充洗手乳、擦手紙。

3. 廁所洗手臺在明顯處，宜標示「如廁後請洗手」。

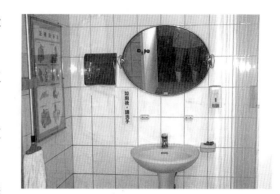

4. 全廠一律使用自來水，自來水廠所開立之收據應留存備查。

5. 自來水水塔<u>每半年</u>清洗後，須抽樣送政府公告認可之機關，檢驗或自行檢驗。

6. <u>每週</u>由品管人員自行檢驗自來水殘氯濃度，記錄於自來水殘氯測定表。

7. <u>每月</u>由品管人員自行檢驗自來水水質，包含 pH 值、生菌數、自由有效餘氯等，記錄於水質檢驗記錄表(HY-4-01-T1)。

8. 當自來水水質檢測餘氯量為 0 時，需加測大腸桿菌群，並列入異常處理。

9. 水質<u>若有異常</u>，由專人檢視水源、水塔及配管，或進行水塔之清洗及消毒，需立即處理，做成紀錄（異常處理記錄表，HY-4-01-T06）並不定期追蹤。

10. 各洗手檯前懸掛正確洗手方法圖示(HY-4-01-F1)；工作前手部應噴灑濃度 75% 的酒精消毒。

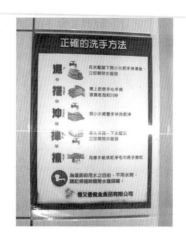

11. 泡鞋池<u>每日</u>清洗，生產時間內泡鞋池中的水，應保持餘氯 200ppm 以上，並每天更換。

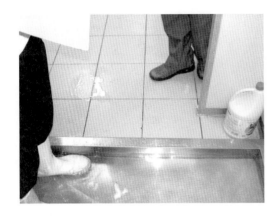 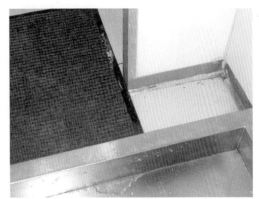

12. 洗手設施中設有潔手液、擦手紙巾及垃圾桶，<u>每日</u>檢查確定供應量充足，並每<u>日</u>清除垃圾。

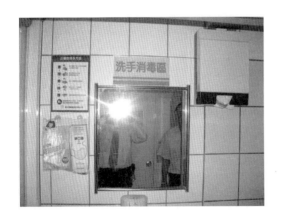 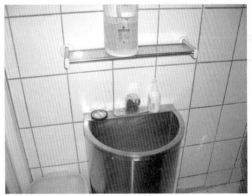

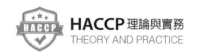
13. 男、女更衣室內應備有員工個人衣櫃及落地鏡、潔塵刷；員工的個人物品必須
定位放置於個人衣櫃中，保持清潔。

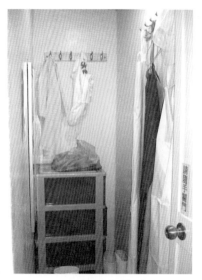
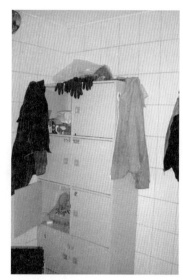

男更衣室（整理前，未符合 GHP 規定）

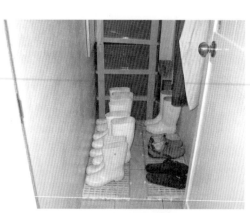
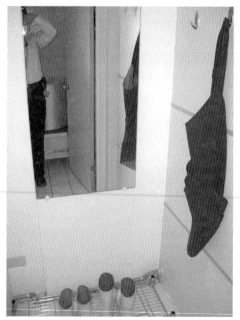

男更衣室（整理後，符合 GHP 規定）

14. 員工個人工作場所中，禁止儲存或放置個人之飲食或飲料等。

四、設備與器具清洗衛生

1. 熟食（含半成品）一律以不鏽鋼容器裝盛。

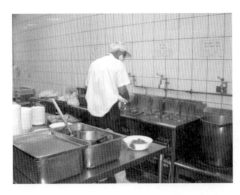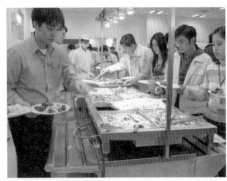

2. 所有使用於加工生產用之機器設備及器具，選用易於清洗、消毒為主。

3. 容器、餐具、烹調用具等器具、容器清洗程序：去除殘渣→泡入含清潔劑的熱水→刷洗→以 80°C 以上熱水，沖洗 2 分鐘以上→將水滴乾→風乾。

4. 輸送帶、操作臺等設備，確實保持接觸面平滑無裂縫，使用完確實清洗，若有損壞立即請廠商維修。

5. 抹布需於前一日先進行熱水消毒：抹布先以沙拉脫清洗→80°C 以上熱水，浸泡 2 分鐘以上→將水擰乾→風乾。依顏色區分使用之作業場所：配膳區：白色布材質，每次限用 2～3 條，並每小時更換一次；其他區：紅色布材質。

6. 輸送帶作業前，需噴上 75%酒精後，才能開始作業。作業中，每 2 小時需停機清理輸送帶，噴上 75%酒精後再作業。

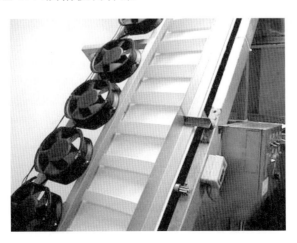

7. 作業中輸送帶清洗程序：以菜瓜布及熱水將輸送帶上之食物殘渣刷洗去除→使用經消毒之抹布將水擦乾→噴上 75%酒精消毒後→繼續作業。

8. 由品管人員<u>每月</u>檢查清洗用具及烹調用具，如有損壞應立即更換並填寫異常處理記錄表。

9. 各區使用之清洗、消毒用具及設備需放置指定專區，由專人管理，避免汙染食物、用具及設備。

10. 設備用具之清洗消毒作業，於非作業時間進行。盛裝容器於作業完畢，洗淨後於餐具儲存區晾乾，避免再與其他化學藥劑、包裝材料接觸。

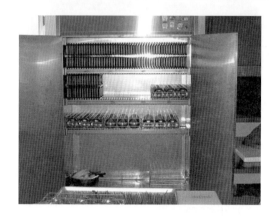 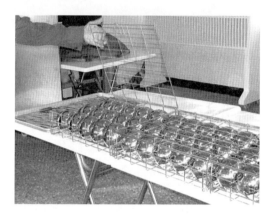

11. 所有食品盛裝容器置於地上時，須使用墊底棧板或手推車，使不與地面接觸。

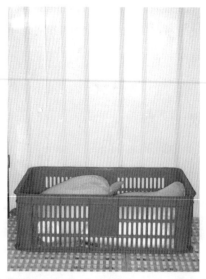

未離地 5 公分（未符合 GHP 規定）

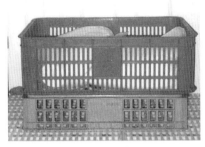

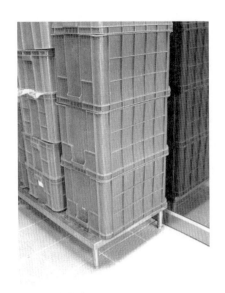

離地 5 公分（符合 GHP 規定）

第四節

✔ 員工（食品從業人員衛生管理）

　　依據 GHP 第五條附表二「食品業者良好衛生管理基準」規定，食品從業人員應符合下列規定：

1. 新進食品從業人員應先經衛生福利部合法立案之醫療機構健康檢查合格後，始得聘僱；雇主每年應主動辦理健康檢查至少一次。

2. 新進食品從業人員應接受適當之教育訓練，使其執行能力符合生產、衛生及品質管理之要求；在職從業人員，應定期接受食品安全、衛生及品質管理之教育訓練，並做成紀錄。

3. 食品從業人員經醫師診斷罹患或感染 A 型肝炎、手部皮膚病、出疹、膿瘡、外傷、結核病、傷寒或其他可能造成食品汙染之疾病，其罹患或感染期間，應主動告知現場負責人，不得從事與食品接觸之工作。

4. 食品從業人員於食品作業場所內工作時，應穿戴整潔之工作衣帽（鞋），以防頭髮、頭屑及夾雜物落入食品中，必要時應戴口罩。工作中與食品直接接觸之從業人員，不得蓄留指甲、塗抹指甲油及佩戴飾物等，並不得使塗抹於肌膚上之化妝品及藥品等汙染食品或食品接觸面。

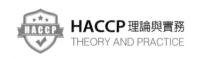
5. 食品從業人員手部應經常保持清潔，並應於進入食品作業場所前、如廁後或手部受汙染時，依正確步驟洗手或（及）消毒。工作中吐痰、擤鼻涕或有其他可能汙染手部之行為後，應立即洗淨後再工作。

6. 食品從業人員工作時，不得有吸菸、嚼檳榔、嚼口香糖、飲食或其他可能汙染食品之行為。

7. 食品從業人員以雙手直接調理不經加熱即可食用之食品時，應穿戴消毒清潔之不透水手套，或將手部澈底洗淨及消毒。

8. 食品從業人員個人衣物應放置於更衣場所，不得帶入食品作業場所。

9. 非食品從業人員之出入，應適當管制；進入食品作業場所時，應符合前八款之衛生要求。

10. 食品從業人員於從業期間，應接受衛生主管機關或其認可或委託之相關機關（構）、學校、法人所辦理之衛生講習或訓練。

　　各公司可依照上述 GHP 規定針對從業人員衛生管理制定「從業人員衛生管理操作規範(HY-3-03)」進行管理：

（一）人員健康檢查對象

1. 公司現職人員：每年辦理全體員工至公立醫院做全身健康檢查，並列入員工健康檢查紀錄(HY-4-03-R03)。

2. 新進人員：新任職人員應先經由公立醫院健康檢查合格後始錄用，並將健檢表歸檔於員工健康檢查紀錄(HY-4-03-R03)。

3. 檢查項目：需含一般健康檢查項目、A 型肝炎、肺結核（胸部 X 光）、手部皮膚病、出疹、膿瘡、外傷、結核病、傷寒或其他可能造成食品汙染之疾病，若經健康檢查發現有不合格之項目，經再次檢查才能確定者應立即停止工作，待醫院確定康復並且無傳染可能後才可繼續工作。並由衛生管理專責人員將情況登錄於異常處理記錄表（HY-4-01-T06）。

（二）從業人員服裝

　　凡與食品直接接觸的從業人員不得蓄留指甲、塗指甲油及配戴飾物，並不得使塗抹於肌膚上之化妝品及藥品等汙染食品或食品接觸面。每次進入作業區穿著規定

工作服、口罩、髮網、工作圍裙，私人物品不可攜入作業場所，應放置於二樓員工置物櫃。

（三）從業人員傷病

　　每日於進入工作場所前由衛生管理人員檢查從業人員有手部皮膚病、出疹、膿瘡、外傷等疾病。作業人員狀況如有異常，得調派進行無直接接觸食品之工作或將傷口包紮，不得影響食品衛生安全，始得工作。每日由衛生管理人員檢查：有可能造成汙染之外傷、傳染帶菌疾病期間，不得從事與食品接觸之工作。作業過程受傷立即包紮，並避免後續造成汙染。

1. 作業人員若肢體有受傷時：立即向該作業區域管理幹部報告，並停止作業離開生產區域，由管理幹部進行人力調配。受傷之人員應避免傷口汙染生產設備與區域，離開生產作業區域後，立即至二樓醫務櫃由管理部或貨品管部人員分類檢傷：先進行緊急處理後確認處置措施。

2. 緊急處理流程：立即清理傷口，確認傷口範圍與傷害種類，並進行簡易包紮。若有嚴重傷口或大範圍傷口與患部，應立即由管理部派人派車送至鄰近醫療院所進行處理。

3. 簡易包紮：清理傷口，加以消毒上藥後包紮（加有顏色之 OK 繃），並套上橡皮指套或乳膠手套，再加戴清潔的拋棄式手套，避免汙染。經過包紮之人員視狀況調整工作分配。衛生管理人員應填寫異常處理記錄表（HY-4-01-T06）。

（四）進入食品作業場所

　　作業人員個人衣物（包括手機、外出衣服、鞋子及飲食用具等）皆不得帶入食品作業場所，應放置於二樓非食品作業區之員工個人置物櫃。

　　作業人員穿戴乾淨之全套制服、口罩、帽子、依不同清潔度作業區區隔之圍裙，頭髮不可露出帽子外，並不得蓄留指甲、擦指甲油及配戴飾物、手錶等。換穿完全套工作衣褲、工作鞋，並於穿戴拋棄式髮網，於穿衣鏡前自我檢查是否穿戴完整，髮網徹底包覆至耳朵與髮根。制服檢查標準：每日於進入工作場所前由衛生管理人員檢查制服，不得髒汙、異味及破損。

　　接觸熟食工作人員：需加戴清潔的拋棄式手套。遇換菜、手套有破損或遭受汙染時需更換新品。

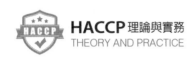
（五）進入食品作業場所之作業人員依照「從業人員衛生操作規範(HY-3-03)」並經衛管人員許可，方可依據人員行走動線進入廠區。

1. 非作業人員進入準清潔與清潔作業區前，應先換工作衣、工作鞋（或套鞋套）、工作帽，並洗手消毒，始可進入廠房內。

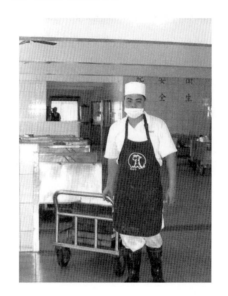

2. <u>工作前</u>手部手部清洗完成，應立即噴灑濃度 75%的酒精均勻消毒雙手。

3. <u>每日</u>作業人員於進入食品作業場所前、如廁後或手部受汙染時，應依標示所示步驟進行正確洗手及消毒動作。洗手步驟：洗、搓、沖、擦、消毒。
   (1) 洗：先將手部潤濕。
   (2) 搓：使用洗手乳，搓。
   (3) 沖：以清潔自來水將泡沫完全沖除。
   (4) 擦：以乾手設備或擦手紙將手部水分擦乾。
   (5) 消毒：以 75%之酒精噴灑手部進行消毒。
   應懸掛正確洗手方法之圖示。

（六）作業時間禁止行為

1. 依菸害防治法從業人員不可吸菸。

2. 作業人員於作業中不可吸菸、嚼檳榔或口香糖、飲食等。

3. 依 GHP 禁止作業區內嚼檳榔、口香糖、飲食及其他可能汙染食品之行為。

4. 手部汙染：工作中吐痰、擤鼻涕、打噴嚏、用手抓臉、頭髮等或有其他可能汙染手部之行為。

第五節
設備及器具清洗

依據 GHP 第五條附表二「食品業者良好衛生管理基準」規定，設備及器具之清洗衛生，應符合下列規定：

1. 食品接觸面應保持平滑、無凹陷或裂縫，並保持清潔。

2. 製造、加工、調配或包（盛）裝食品之設備、器具，使用前應確認其清潔，使用後應清洗乾淨；已清洗及消毒之設備、器具，應避免再受汙染。

3. 設備、器具之清洗消毒作業，應防止清潔劑或消毒劑汙染食品、食品接觸面及包（盛）裝材料。

各公司可依照上述 GHP 規定針對本廠設備與器具之使用、清洗衛生，制定操作規範進行管理：

（一）不鏽鋼器皿

盛裝、加蓋暫存所有熟食（含食物半成品）。每日使用後清洗以食品級清潔劑、熱水殺菌，且定位離牆、離地存放。每次使用前檢查完整性與清潔狀態。定期進行餐具塗抹試驗並將結果登記於記錄表。

（二）配膳室及桶餐線生產線

每日於生產線作業開始前，包含生產區域內所有工作檯面，如桶餐與盒餐輸送帶及活動或固定式工作臺面需確認清潔無任何髒汙後，由廠務部配膳組人員以專用消毒酒精消毒罐於所有表面噴灑上 75％酒精消毒後才可以開始所有生產相關作業。

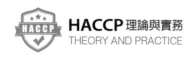
（三） 餐具清潔衛生檢測

檢測一、餐具殘留油脂之檢驗

1. 目的：檢查餐具或食物容器上有無殘留油脂，判定是否清洗乾淨。

2. 試藥：蘇丹四號(sudan IV)或蘇丹三號(sudan III)。
   取蘇丹四號或蘇丹三號 0.1g 溶於酒精 100ml 即成。

3. 檢測方法（標準）：

    3.1. 餐具表面滴上適量蘇丹試液，稍加搖動，使試液均勻塗抹整個表面上。

    3.2. 用水輕輕沖洗掉多餘試液，觀察顏色變化。

    3.3. 有脂肪殘留，出現紅色。

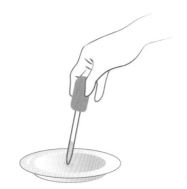
1.將試液滴在供檢驗之餐具或容器上。

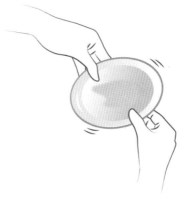
2.慢慢迴轉使其擴及全面。

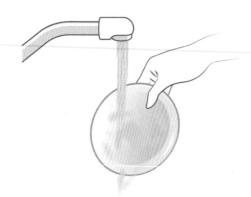
3.用水輕輕沖洗。

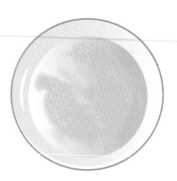
4.如有殘留油脂會呈現紅色的斑點。

檢測二、餐具殘留油脂之檢驗

1. 目的：檢查餐具是否殘留洗潔劑（陰離子界面活性劑：sodium alkylbenzene sulfonate、ABS）。

2. 適用範圍：裝菜器皿、湯匙、筷子、刀子、砧板、裝飯器具等餐具。

3. 試藥及器材：甲醇、丙酮、1% Azure A 試液、10% 鹽酸溶液、氯仿、滴管、試管。

4. 檢驗方法：

   4.1. 試管、滴管使用前，先以甲醇及丙酮洗淨。

   4.2. 以 5 ml 水洗滌餐具樣品。

   4.3. 將洗滌液收集至試管中。

   4.4. 加入 1.0% Azure A 試液一滴。

   4.5. 加入 10%鹽酸溶液調至酸性 pH 3，混和均勻。

   4.6. 加入 5 ml 氯仿振搖混和均勻後靜置。

   4.7. 若氯仿呈藍色，則表示樣品表面有殘留洗潔劑。

註：本標準之餐具係指經洗滌及有效殺菌後供消費者使用之器具、容器、或經加工製成後，不再經洗滌，即可供使用之餐具。

檢測三、餐具殘留澱粉之檢驗

1. 目的：檢查餐具或食物容器是否清洗乾淨，是否有澱粉質殘留。

2. 試藥：碘化鉀 20g 溶於 100ml 水中，再加入碘 12.7g；待溶解後，取 1ml 加水稀釋至 1000ml 即為碘試液。

3. 檢測方法：

   3.1. 餐具表面滴上適量碘試液，使均勻可塗布整個表面。

   3.2. 倒掉多餘試液，觀察顏色變化。

   3.3. 有殘留：出現藍黑色。

   　　　無殘留：維持黃褐色。

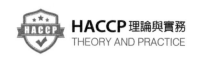
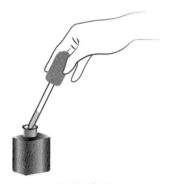

1.取碘試液。

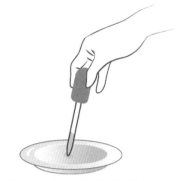

2.滴在供檢驗的餐具或容器上。

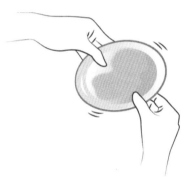

3.慢慢迴轉，使碘試液及全面。

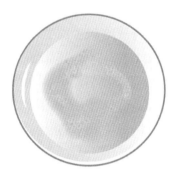

4.有殘留澱粉會變成藍紫色。

檢測四、餐具細菌培養之檢驗

1. 目的：在 18~24 小時內定性判斷被採樣的飲食物餐具、器具、容器、手指等有無大腸桿菌群，可判定其清潔或消毒之效果。

2. 試藥、器材：大腸桿菌群檢查試紙、無菌水、恆溫器。

3. 檢測方法：

　　3.1. 餐具、容器、器具之檢查

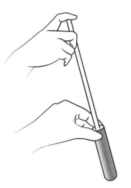 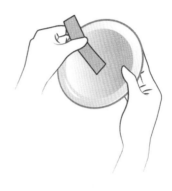

a. 先將無菌水 1 ml 注入無菌袋內並使大　　b. 取出檢驗試紙，有規律擦拭受檢容器
　 腸桿菌群檢查試紙潤濕。　　　　　　　　　 後，折斷指握部分，裝入另一無菌袋
　　　　　　　　　　　　　　　　　　　　　　封妥。

　　3.2. 手指之檢查

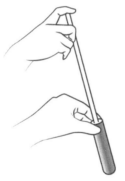 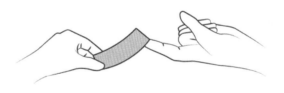

a. 先將無菌水 1 ml 注入無菌袋內並使大　　b. 取出於已擦拭被檢人之手指、掌心之
　 腸桿菌群檢查試紙潤濕。　　　　　　　　　 試紙，折斷指握部分，裝入另一無菌
　　　　　　　　　　　　　　　　　　　　　　袋封妥。

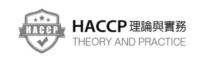

✓ 清潔及消毒等化學物質及用具之管理

依據 GHP 第五條附表二「食品業者良好衛生管理基準」規定，清潔及消毒等化學物質及用具之管理，應符合下列規定：

1. 病媒防治使用之環境用藥，應符合環境用藥管理法及其相關法規之規定，並明確標示，存放於固定場所，不得汙染食品或食品接觸面，且應指定專人負責保管及記錄其用量。

2. 清潔劑、消毒劑及有毒化學物質，應符合相關主管機關之規定，並明確標示，存放於固定場所，且應指定專人負責保管及記錄其用量。

3. 食品作業場所內，除維護衛生所必須使用之藥劑外，不得存放使用。

4. 有毒化學物質，應標明其毒性、使用及緊急處理，專人、專櫃、專冊管理。

5. 清潔、清洗及消毒用機具，應有專用場所妥善保存，專人、專冊管理。

各公司可依據上述 GHP 規定自訂清潔及消毒等化學物質及用具之管理規則如下：

1. 購入之用於食品接觸表面之清洗及消毒化學藥劑，應確認符合相關主管機關之規定，並由廠商提供相關證明文件，資料留存。

2. 清潔劑、消毒劑（漂白水）、殺蟲劑等各類化學藥品分類放置在品保室，由專人（衛生管理人員）上鎖管理。

3. 實驗用藥劑及清洗、消毒劑放置於檢驗室，由衛管理人員造冊並專櫃上鎖管理。

4. 有毒化學藥品領用需登記，並於使用後，歸置定位。

5. 清潔劑之使用由專人負責管理，除清洗時段，不可留置於作業現場。

6. 清潔消毒等化學藥品，需明確標示使用方法、緊急處理辦法於瓶子上。

7. 不同清潔程度之清洗、清掃用具分區使用，清掃用具放置場所應保持整齊清潔。

有關藥劑如殺蟲劑及清潔劑，其管制如清潔消毒用品管制記錄表（四階文件編號 HY-4-04-T06）所示。

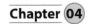

AAA 食品股份有限公司
化學藥劑管理（清潔消毒用品管制）記錄表

HY-4-04-T06

日期	品　名	用　途	數量	管制人	主　管	備　註

*頻率：每天一次

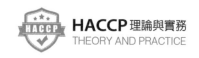

✔ 廢棄物處理

依據 GHP 第五條附表二「食品業者良好衛生管理基準」規定，廢棄物處理應符合下列規定：

1. 食品作業場所內及其四周，不得任意堆置廢棄物，以防孳生病媒。

2. 廢棄物應依廢棄物清理法及其相關法規之規定清除及處理；廢棄物放置場所不得有異味或有害（毒）氣體溢出，防止病媒孳生，或造成人體危害。

3. 反覆使用盛裝廢棄物之容器，於丟棄廢棄物後，應立即清洗乾淨；處理廢棄物之機器設備，於停止運轉時，應立即清洗乾淨，防止病媒孳生。

4. 有危害人體及食品安全衛生之虞之化學藥品、放射性物質、有害微生物、腐敗物或過期回收產品等廢棄物，應設置專用貯存設施。

各公司可依照上述 GHP 規定制定「廢棄物管理操作規範(HY-3-05)」進行管理：

針對廢棄物處理、儲存與清運提供廠區內衛生良好之作業環境，確保供餐生產上全體消費者餐點之健康、安全及衛生目標。

（一）範圍

本廠經清理、生產、檢驗等必要措施所產生之所有類型廢棄物。

（二）定義

經清理、生產、檢驗等必要措施所產生廢棄物生產廢棄物：如食材經配膳組前處理之不可食部分、剩餘不可食用菜餚等。

1. 清理廢棄物：包含運輸組所回收之廚餘；廠區中設備及環境、器具清潔後之菜渣。

2. 檢驗廢棄物：使用之藥品、試劑、拋棄式器具與用品。
   (1) 廢棄物不得堆放於製造、加工、貯存食品之場所內，應當日清除，包括會直接危害人體及食品衛生安全之化學藥品，腐敗物及易滋生有害微生物之物質。

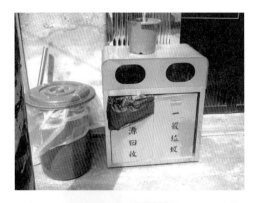
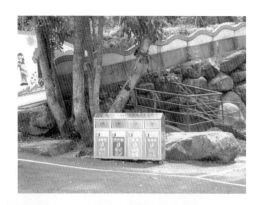

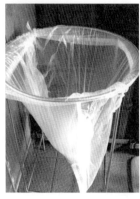
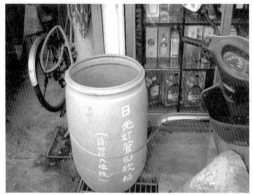

(2) 廚餘集存容器需立即加蓋，<u>每日</u>作業完成時間由合格畜牧場廠商回收清除廚餘，不得於廠區內留置過夜。並<u>每日</u>清洗廚餘集存容器。

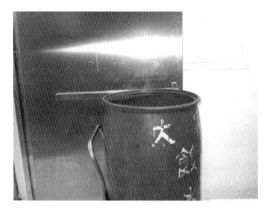
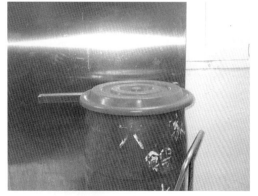

| 垃圾桶未加蓋（未符合 GHP 規定） | 垃圾桶加蓋（符合 GHP 規定） |

(3) 廠房內適當地點裝設捕蠅燈，24 小時開啟並且<u>每週</u>清理。
(4) <u>每週</u>由廠務部編組配膳組於運輸組人員自行於廠區進行蟲害防治，以病媒防治藥劑施放於病媒可能孳生、死角藏匿之處。

(5) 每月由合格消毒公司進行全廠區藥物防治，依其特性以適當容器分類集存並由合格清潔與消毒公司予清除，放置與臨時集中場所不得有不良氣味或有害（毒）氣體溢出及造成人體之危害。並將施作紀錄登載於委外消毒記錄表（四階文件編號 HY-4-05-R04）。

(6) 處理廢棄物之機器設備於停止運轉時應立即清洗，以防止病媒孳生。

(7) 凡有直接危害人體及食品安全衛生之虞之化學藥品、放射性物質、有害微生物、腐敗物等廢棄物，應由品管部人員立即設置專用貯存設施。

(8) 廢棄物貯存設施：廢棄物應設專用貯存設施，並每日清運後清掃。

第八節
✔ 防止病媒入侵

為防止病媒汙染食物，環境應要求如下。

1. 每月進行一次廠房全區蟲鼠害防治，杜絕病媒侵入，並紀錄之。

2. 水溝進出口處應設柵欄並加紗網，以防止蟲鼠進入廠內。

3. 廠區不可飼養寵物。

4. 維持廠區外圍環境清潔，防止病媒蚊孳生。

5. 廚餘餿水桶應加蓋，每日處理，並保持外表清潔。

6. 作業區各出入口應設有空氣簾、紗窗或紗門，隨時關閉並保持乾淨，通氣孔等出入口加裝網罩，防止病媒入侵。

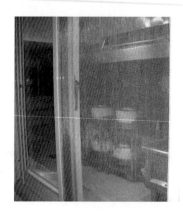

第九節

✓ 油炸用食用油之管理

依據 GHP 第五條附表二「食品業者良好衛生管理基準」規定：

油炸用食用油之總極性化合物(total polar compounds)含量達 25%以上時，不得再予使用，應全部更換新油。

1. 廚師在油炸過程中應隨時注意觀察油炸用食用油的顏色、氣味和發煙現象，若發現油炸用食用油，經使用多次後顏色深褐且有油燒的異味產生時，應以快速檢測試紙測定該油之總極性化合物(total polar compounds)含量是否超過 25%，若是總極性化合物含量超過 25%以上時，就不得再繼續使用，應全部更換新油。

2. 衛生管理專責人員不定時巡查廚房食用炸用油之使用情形，必要時以快速檢測試紙測定期總極性化合物，若其含量達 25%以上時，應要求廚師全部更換新油。

3. 廚房油炸用油之使用、更換新油與其使用期間之自主檢驗應紀錄留存(HY-4-06-T03)。請參閱下列範例。

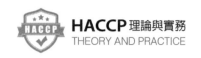

AAA 大飯店中式廚房
油脂品質衛生管理記錄表（範例）

年　　月

HY-4-06-T03

油炸鍋號或名稱						
日期/時間	目測 （是否清澈）	酸價檢測	更換新油	更換油量	簽　章	
					填表人	衛生管理人員
日	是□ 否□	是□ AV=	是□否□	公升		
日	是□ 否□	是□ AV=	是□否□	公升		
日	是□ 否□	是□ AV=	是□否□	公升		
日	是□ 否□	是□ AV=	是□否□	公升		
日	是□ 否□	是□ AV=	是□否□	公升		
日	是□ 否□	是□ AV=	是□否□	公升		
日	是□ 否□	是□ AV=	是□否□	公升		
日	是□ 否□	是□ AV=	是□否□	公升		
日	是□ 否□	是□ AV=	是□否□	公升		

中餐部經理：

第十節

✅ 專任衛生管理人員之資格要求

🍲 一、專任衛生管理人員（簡稱衛管人員）之資格要求

依據「食品製造工廠衛生管理人員設置辦法」第三條規定：食品製造工廠應設置衛生管理人員，應於工廠實際執行食品良好衛生規範準則或食品安全管制系統之工作。

（一）食品製造工廠衛生管理人員之設置依據辦法第四條規定，具下列資格之一者，得任衛生管理人員：

1. 公立或經政府立案之私立專科以上學校，或經教育部承認之國外專科以上學校食品、營養、家政、生活應用科學、畜牧、獸醫、化學、化工、農業化學、生物化學、生物、藥學、公共衛生等相關科系所畢業者。

2. 應前款科系所相關類科之高等考試或相當於高等考試之特種考試及格者。

3. 應第一款科系所相關類科之普通考試或相當於普通考試之丙等特種考試及格，並從事食品或食品添加物製造相關工作 3 年以上，持有證明者。

（二）中央廚房食品工廠或餐盒食品工廠設置之衛生管理人員，得由領有中餐烹調乙級技術士證接受衛生講習 120 小時以上，持有經中央主管機關認可之食品衛生相關機構核發之證明文件者擔任（第五條規定）。

（三）中央主管機關依本法第八條第二項公告指定之食品業者，其設置之衛生管理人員除應符合第四條規定外，應具備以下條件之一，並持有經中主管機關認可之食品衛生相關機構核發之證明文件：1.經食品安全管制系統訓練 60 小時以上；2.領有食品技師證書，經食品安全管制系統訓練 30 小時以上（第七條規定）。

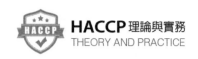
二、專任衛生管理人員之申請與確認

食品製造工廠設置衛生管理人員時，應檢具下列文件送請直轄市、縣（市）衛生主管機關核備，異動時亦同：

1. 申報書 1 份及資料卡 1 式 3 份。

2. 衛生管理人員之資格證件文件、身分證、契約書影本 1 份。

3. 工廠登記證影本 1 份。（第八條規定）

直轄市、縣（市）衛生主管機關回函給提出申請衛生管理人員資格認定之食品製造工廠的官方文件，則為確認衛生管理人員資格。

三、專任衛生管理人員之工作內容

衛生管理人員執行工作如下：

1. 食品良好衛生規範準則之執行與監督。

2. 食品安全管制系統之擬訂、執行與監督。

3. 其他有關食品衛生管理及員工教育訓練工作。（第九條規定）

四、專任衛生管理人員之再教育要求

衛生管理人員於從業期間，每年至少應接受主管機關或經中央主管機關認可之食品衛生相關機構舉辦之衛生講習 8 小時（第十條規定）。

👨‍🍳 五、專任衛生管理人員履歷表

填表日期：中華民國 00 年 00 月 00 日

食品製造業名稱：AAA 食品有限股份公司　　地址：BB 市 CC 路 D 段 E 巷 1001 號

姓名與住址	姓名	路人甲		出生年月日	74 年 10 月 23 日
	住址	桃園市中央區大度路二段 111 巷 1 號			
學歷	畢業學校（最高學歷）	DD 科技大學			
	科系	食品科學科			
	畢業時間	100 年 6 月 20 日	畢業證書字號		93129034
專門訓練	類別	1. 食品工廠衛生管理人員訓練班		期別	1.
		2. 餐飲業 GHP 或 HACCP 系統實務訓練班			2.
	訓練主辦單位	衛生福利部認可單位			
	受訓結業證書字號	1. 食研訓自第 511111 號		年月日	1. 2015 年 12 月 3 日
		2. 食研訓自第 1000000 號			2. 2016 年 5 月 3 日
廠內職務	品管課長				
經歷	2005 年 7 月曾擔任 BBB 食品股份有限公司營養師			最近半身脫帽相片	

註 ： 1.衛生管理人員及檢驗人員可由同一人兼任。

　　 2.並檢附受訓結業證書影本。

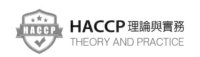

第十一節

 相關文件

一、文 件

1. 食品良好衛生規範準則（第五條）－中華民國 103 年 11 月 7 日部授食字第 1031301901 號令發布。

2. 飲用水水質標準－行政院環境保護署 2017 年 1 月 10 日環署毒字第 1060000881 號令發布。

二、附 件

1. 食品添加物使用範圍及用量標準。

2. 合格供應商資料(PQ-4-02-R01)。

3. 廠商合約書(PQ-4-02-R02)。

4. 廠區平面圖(PQ-4-04-F01)。

5. 採購驗收記錄表(PQ-4-01-T02)。

6. 年度供應商評鑑記錄表(PQ-4-02-T01)。

7. 成品檢驗結果表(PQ-4-07-T03)。

8. 油脂品質衛生管理記錄表(HY-4-06-T03)。

9. 異常處理記錄表(HY-4-03-T06)。

10. 正確洗手方法圖示(HY-4-01-F1)。

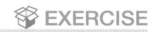

課·後·複·習

1. GHP 對廠房環境（含建築與設施）之衛生要求，應注意的重點為何？

2. HACCP 工廠之廠區地面，應注意哪些重點？

3. HACCP 工廠之廁所、用水、洗手設施和更衣室管理，應注意哪些重點？

4. HACCP 工廠之設備與器具清洗衛生，應注意哪些重點？

5. HACCP 工廠之員工或從業人員的衛生管理，應注意哪些重點？

6. 食品工廠之病媒入侵管道有哪些？如何才能有效防止病媒入侵？

7. 如何才能作好化學物質如清潔及消毒用藥品等之管理？

8. 依據 GHP 第五條附表二「食品業者良好衛生管理基準」規定：當油炸用食用油之總極性化合物(total polar compounds)含量達多少時，即不得再繼續使用，應全部更換新油，再用於餐飲之烹調製備？

9. HACCP 食品製造業或餐飲公司如何取得衛生管理單位認可之專任衛生管理人員的資格？

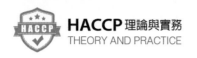

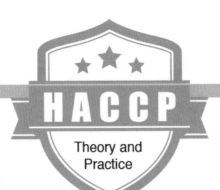

05
CHAPTER

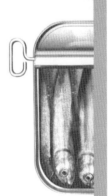

食品良好衛生規範準則對
製程與品質管制之要求

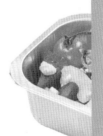

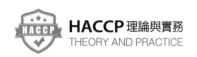
重要摘要　SUMMARY

- 食品工廠或食品製造業含「即食餐食工廠」及「餐盒食品製造業」對製程及品質管制之要求依下列八個項目：
  1. 採購驗收（含供應廠商評鑑）。
  2. 廠商合約審查。
  3. 食品添加物管理。
  4. 食品製造流程規劃。
  5. 防止交叉汙染。
  6. 化學性及物理性危害侵入之預防。
  7. 半成品成品之檢驗。
  8. 留樣保存試驗（餐飲業多一項：9. 現場採樣）。

- 驗收人員若發現進貨不合格時，應明確標示退貨或銷毀，並分別標示乾料不合格品之退貨區、不合格冷藏品與冷凍品庫的退貨區；同時填入記錄表。

- 食品添加物之使用需符合「食品添加物使用範圍及用量標準」之規定，並由衛生管理人員進行用量的管控，並造冊、專櫃上鎖管理。

- 為了有效防止交叉汙染，在廠區內應依照清潔度要求不同，分為四種作業區（清潔作業區、準清潔作業區、一般作業區及非食品作業區）加以適當區隔，並依照第二章有關人流、物流、水流與氣流之管控方式，嚴格執行。

- 依據「食品良好衛生規範準則」第二章第九條規定，食品製造業製程管理及品質管制，應符合附表三製程管理及品質管制基準之規定，其內容如下：
  1. 使用之原材料，應符合本法及其相關法令之規定，並有可追溯來源之相關資料或紀錄。
  2. 原物料進貨時，應經驗收程序，驗收不合格者，應明確標示，並適當處理，免遭誤用。
  3. 原物料之暫存，應避免製程中之半成品或成品產生汙染；需溫濕度管制者，應建立管制方法及基準，並做成紀錄。冷凍原料解凍時，應防止品質劣化。
  4. 原物料之庫存與使用，應依先進先出之原則，並在保存期限內使用。
  5. 原物料有農藥、重金屬或其他毒素等汙染之虞時，應確認其安全性，方能使用。

6. 食品添加物應設(1)專櫃貯放，由專人負責管理，並以專冊登錄使用之種類、食品添加物許可字號、進貨量、使用量及存量。(2)其使用，應符合食品添加物使用範圍及限量暨規格標準之規定；秤量及投料應建立重複檢核程序，並做成記錄。

7. 食品製造過程中所用之設備、器具及容器，其操作、使用與維護，應符合衛生安全原則。

8. 食品在製程中，(1)不得與地面直接接觸；(2)應採取有效措施，防止金屬或其他雜物混入食品中；(3)用於生菜之水質者，應指定專人每日作有效餘氯量及酸鹼值之測定，並記錄存檔；(4)需嚴控溫度、濕度、酸鹼值、水活性、壓力、流速或時間等相關管制方法及基準，並做成紀錄備查。

9. 依據食品良好衛生規範準則第三章第十五條規定，食品工廠對食品製程及品質管制，應符合下列規定：

(1) 製程之原材料、半成品及成品之檢驗狀況，應適當標示及處理。

(2) 成品有效日期之訂定，應有合理依據；必要時，應為保存性試驗。

(3) 成品應留樣保存至有效日期。

(4) 製程管理及品質管制，應做成紀錄。

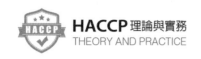

 第一節

✔ 採購及驗收

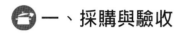 一、採購與驗收

（一）驗收及採購管制操作規範(PQ-3-01)

本廠採購與驗收依照 GHP 規定可自己制定**採購及驗收管制操作規範**進行管理。

1. 廠商審查：初次採用之供應商時由採購人員對供應商品質與供貨能力進行審核與確認，並由採購人員或主管確認廠商供貨合約、財務結算與協調事宜。

2. 供應商評鑑：每年度結束前，由採購人員進行各供應商之評鑑，以作為隔年供應商之採購依據登錄於年度供應商評鑑記錄表(PQ-4-01-T01)。採購之原物料需採用公司登錄合格廠商，且產品來源明確或為政府認證核准之廠商，建立合格供應商資料(PQ-4-01-R01)。

3. 訂購：建立採購廠商資料後，並與廠商簽訂廠商合約書(PQ-4-02-R02)後，每週由採購人員依照供餐需求與供應商聯絡進貨事宜。

   採購人員經烹調人員指示後向合格廠商訂購，並安排進廠時間。

   供應商進貨時間安排於非作業時間，上午 5：30 至 6：30 之前或下午 14：00 過後為原則，避免交叉汙染發生。

   (1) 生鮮食材：一律於上午 5：30 至 6：30 之前或下午 14：00 之後，由進貨緩衝區域驗收點交後，進入冷藏、冷凍庫存放。

   (2) 乾料、調味料、南北貨及包裝材料：一律於上午 5：30 至 6：30 之前或下午 14：00 之後，由中央廚房驗收緩衝區驗收點交後，進入乾料庫房或包裝材料庫房存放。

   (3) 一般性耗材：一律於下午 14：00 之後，由送貨人員送至中央廚房驗收點交後，由工作人員放置適當區域存放。

   (4) 有毒性物質：一律於下午 14：00 之後，由營養師辦公室外走道驗收點交後，不拆卸外包裝完整密封，進入化學物質存放庫房妥善管理。

4. 驗收：

每次進貨由營養師、衛管人員或工作人員於進貨緩衝區進行驗收，每項供應商送達之貨品，應由工作人員或營養師、衛管人員依驗收標準進行數量、品質及規格確認合格。依保存條件入庫存放。

異常狀況：

驗收作業經工作人員點收確認品項、數量、品質及保存期限，確認無誤後，完成驗收作業。原物料驗收時：驗收結果需記錄於採購驗收記錄表(PQ-4-01-T02)上。

每批供應商送達驗收緩衝區之貨品，應由營養師、衛管人員或工作人員協同進入緩衝或緩衝區域。

(1) 品項：烹調人員以申購產品項目為準，核對廠商之進貨單或簽收單是否與進貨商品項目相符，若有差異應通知廠商退貨，並將其記錄於異常處理記錄表(HY-4-06-T06)。

(2) 數量：烹調人員以申購數量為準，核對廠商之進貨單或簽收單是否與進貨數量相符，若有差異應通知廠商退貨，並將其記錄於異常處理記錄表。

(3) 品質：工作人員依原料驗收標準驗收，若無誤再依各原料所儲存位置進行定位管理；若不合格時，馬上退回請廠商補齊另一批貨品，並填寫異常處理記錄表(HY-4-06-T06)。

(4) 保存期限：工作人員依照申購產品項目為準，核對廠商送貨產品之有效期限，是否符合本公司使用期間之有效性。若無有效期限者可依照生產日期及保存時限推算有效期限。

原物料進貨時，要經營養師、衛管人員或工作人員依照「採購與驗收操作規範」(PQ-3-01)執行驗收，並逐項記錄於採購驗收記錄表(PQ-4-01-T02)，並經各級主管簽核後存查。

項目	採購規格標準
一、乾料	1. 包裝完整清潔無汙染。 2. 品質良好無發霉及夾雜異物。 3. 重量與標示符合。 4. 顏色正常無異味。 5. 標示日期清晰，內容物及標示符合規定。
二、米類	1. 外包裝標示完整、清潔無汙染 2. 品質良好不得發霉及夾雜物或米蟲之情形。 3. 重量與標示符合。 4. 外觀顏色正常無異味。

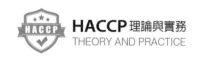

項目	採購規格標準
三、蛋類	1. 外殼無破損外表清潔。 2. 顏色、氣味正常無異味。 3. 新鮮度良好，表面粗糙。 4. 蛋籃清潔。
四、肉類	1. 內外包裝盛裝容器完整、清潔無破損。 2. 標示符合規定。 3. 肉色鮮明，呈現正常之原色、無異味。 4. 距有效期限不得少於二個月。
五、奶類	1. 鮮乳色澤應潔白且有光澤，無分離及沉澱現象，乳質均勻，冷藏貯存於 5℃ 以下之處。 2. 鮮乳濃度適當、不凝固，搖晃時不會產生很多泡沫。 3. 鮮乳味道鮮美，若有酸味或腐臭味表示已腐敗。
六、水果類	1. 外觀完整新鮮無枯萎、腐爛之現象。 2. 色澤鮮明水果之原色。 3. 不得夾雜異物。 4. 無農藥殘留符合衛生安全標準。 5. 無異味。
七、蔬菜類	1. 莖菜葉菜類應選擇鮮嫩肥厚、葉面光潤、型態完整、無斑痕、破裂、無枯萎。 2. 瓜類要選擇色澤鮮美、果實飽滿、表皮無斑點。 3. 根菜類要選擇有光澤、無傷痕、皮不乾縮、肥嫩圓實、新鮮甜美者。
八、冷凍調理食品類	1. 內外包裝應完整不得破損。 2. 產品進貨中心溫度應達-10℃以下。 3. 產品無凍燒現象。 4. 標示應符合規定，距有效期限不得少於一個月。 5. 外觀顏色正常無異味無夾雜異物。
九、水產品	1. 魚類：肉質堅硬有彈性。鰓色鮮紅、皮膚光潤、肉色透明，無腥臭味。眼睛明亮、透明、突起，不可凹陷、混濁。魚鱗不脫落、魚皮有光澤。腹部結實，無傷痕與惡臭。稍具海藻味。 2. 貝殼類：牡蠣應以形狀完整、不黏手，肉質具彈性為佳。蚌、蜆等殼應緊閉，相互敲打聲音響亮清脆。 3. 蟹類：最好買活的；蟹的肢節完整，勿買脫落或斷掉的；用手壓外殼要有結實且硬的質感；無腥臭味。 4. 海參以體形飽滿，肉壁厚、長度、粗細、軟硬度一致、色黑、爽滑有彈性者為佳。 5. 軟體頭足類宜選擇眼睛亮，肉體有彈性，肉質呈白色、透明，皮膜完整、明亮者為新鮮。

項目	採購規格標準
十、 油品類	1. 外包裝應完整，外觀應符合品質要求。 2. 色澤正常，無異味、無黏液。 3. 產品標示應符合規定，且距有效期限不得少於二個月以上。
十一、清潔品類	1. 外包裝應完整、外觀應符合品質要求。 2. 有效期限應標示清楚。 3. 產品標示應清楚明確且符合相關規定。

　　若有異常現象如退貨等由營養師、衛管人員或工作人員依驗收標準確認不合格之貨品，應立即退貨並採取應變措施且記錄於異常處理記錄表，並經各級主管簽核後存查。

（二）廠商合約審查管制規範(PQ-3-02)

　　依照 GHP 規本公司制定**廠商合約審查管制規範**(PQ-3-02)進行對廠商合約審查管理辦法。

1. 凡提供廠內生鮮物料、乾貨、調味品等商家必須由採購人員建立合格供應商資料(PQ-4-01-R01)，每年更新一次。凡提供本公司之合作廠商，於簽約期內發生重大缺失，得以替代廠商取代之。原物料供應商需工廠登記證、營利事業登記證…等證明，且提供其產品最新之產品品質認證證明或檢驗證明，以簽訂廠商合約書(PQ-4-02-R02)。

2. 凡需廠內提供成品之下游廠商，由管理部人員接洽供餐性質細節後回廠與各部開會詳細評估供餐總量是否在供餐力範圍內，若可即依下敘流程訂定合約。
   (1) 流程：合約擬定→審查→修改→發行→分發→回收
   (2) 流程說明：
   　　擬定：修訂合約條款
   　　審查：負責人審查合約條款
   　　修改：修改不適用之條款
   　　發行：經修訂後之版本正式發行
   　　分發：正式使用條款（一式兩份）
   　　回收：帶回一份建檔
   下游廠商之合約書因各廠商要求不同故與另擬定不同型式之合約。

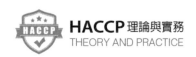

 第二節

✔ 食品添加物之管理

　　各公司可依 GHP 規定制定**食品添加物管制操作規範**(PQ-3-03)進行食品添加物管理。若無使用任何食品添加物，此項食品添加物管制亦可暫列管理辦法。

1. 食品添加物儲放於檢驗室，由衛管人員負責管理，並登錄在食品添加物管理表使用種類、許可字號、進貨量、使用量及存貨。

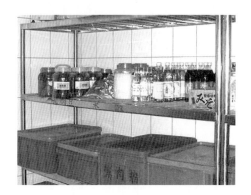 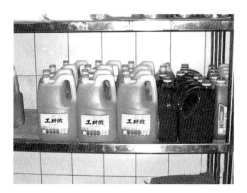

2. 食品添加物之使用需符合「食品添加物使用範圍及用量標準」之規定，並由衛生管理人員進行用量的管控。

3. 現場使用之食品添加物需由衛生管理人員秤量，再由會計進行重複檢核確認。

 第三節

✔ 食品製造流程規劃

1. 本節以下列廠區樓層規劃圖（圖 5-1 所示）為範例做解說食品製造流程規劃之管理。

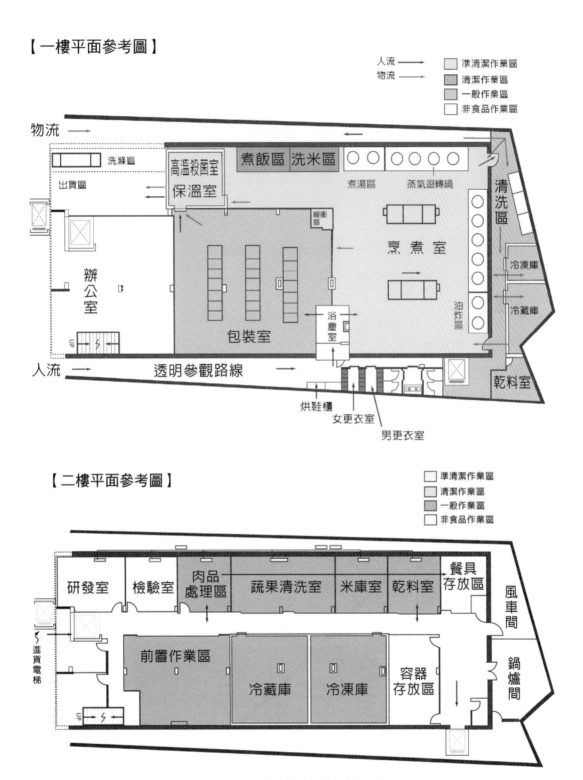

圖 5-1　廠區樓層規劃（範例）

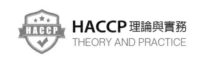

2. 各公司可依 GHP 規定，制定<u>食品製造流程規劃操作規範(PQ-3-04)</u>進行食品製造流程規劃之管理。

食品製造流程：不同作業流程應依生產作業時段及清潔度進行人流與物流動線依廠區平面圖區隔管制。

(1) 進貨：原物料進貨時<u>每次</u>於<u>進貨緩衝區</u>由營養師、衛管人員或工作人員驗收合格後進行驗收並依保存條件入庫存放。

(2) 前處理：<u>每日上午</u>於一般作業區依時段區隔由工作人員進行物料清洗及截切，一般作業區應依生產作業時段區隔，不得於同一作業區內進行食品處理與洗滌。

   前處理區：上午 5：30 至 6：30 為驗收緩衝區

   前處理區：上午 6：40 至 9：20 為前處理區

   前處理區：上午 9：40 至 12：00 為烹調區

(3) 調理：<u>每餐</u>由工作人員於<u>烹調區</u>進行食物製備，烹調完成之食品應<u>每批測量中心溫度</u>。烹調溫度確認記錄表（H-02-07-S1 參閱 CCP 監控表），拉入配膳室。

(4) 配膳：<u>每餐</u>由工作人員於<u>配膳室</u>進行配膳作業，接觸食品人員應著完整拋棄式服裝，烹調完成之產品拉入配膳室。

(5) 運送：<u>每餐配膳完成覆蓋經數量</u>、供應對象清點及核對後由工作人員以手推餐車進行餐點配送。

(6) 進貨：原材料依照其類型至指定區域卸貨後進入儲存地點放置。

   A. 生鮮食材：一律於上午 5：30 至 6：30 之前或下午 14：00 之後，由進貨緩衝區域驗收點交後，進入冷藏、冷凍庫存放。

   B. 乾料、調味料、南北貨及包裝材料：一律於上午 5：30 至 6：30 之前或下午 14：00 之後，由本公司中央廚房驗收緩衝區驗收點交後，進入乾料庫房或包裝材料庫房存放。

   C. 前處理：烹調人員須於每日作業完後，在前處理區將隔天所要用的肉類（已清洗完）進行醃製，放入冷藏庫備用。

   D. 清洗及截切：

   a. 蔬菜類：清洗人員在前處理區進行清洗，並依所需規格及數量作處理，清洗切割完的蔬菜需放入**橘色**塑膠籃。

   b. 肉類：清洗人員在前處理區進行清洗，並依所需數量作處理，清洗完的肉類需放入**黃色**塑膠籃。

   清洗完的原料需放置於推車或棧板上避免接觸地面，再運送到烹調區。

   此時前處理區人員不能隨車，需通知烹調人員接駁，以避免交叉汙染。

(7) 調理：烹調各種食物，完成起鍋時食品中心溫度應高於 75°C～85°C；放置於不鏽鋼盆中，烹調區人員將食物推至配膳室門口由配膳室人員拉進配膳室中使用。

(8) 配膳：配膳人員依桶餐分別進行配膳。配膳作業中，須注意配膳室溫度的變化，應維持 25°C 以下；

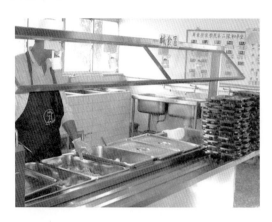

(9) 運送：配膳完的餐桶放置在保溫室，以地點、數量為準，依照運送路線先後順序分區。最後抵達地之餐桶放置在餐車最內側，第一時間下車之餐桶放置於近餐車外側。

人員動線規劃如下： 所有人員進入作業區前先置本公司中央廚房更衣室更換規定之工作服、工作褲、工作鞋，並配戴拋棄式帽子（髮網）、口罩後，至產品作業區入口洗手消毒處依正確洗手方法洗手、消毒、泡鞋。

A. 洗手時機：工作前。

　　a. 使用廁所後、休息、吸菸、進食、或喝水後。

　　b. 咳嗽、打噴嚏、擤鼻涕、或觸摸鼻子後。

　　c. 觸摸頭髮、嘴、傷口、或潰爛處後。

　　d. 觸摸生鮮水、畜、禽產品後。

　　e. 觸摸汙盤、設備、及器具後。

　　f. 觸摸垃圾、地面、或髒的抹布後。

　　g. 使用清潔劑或化學藥品後

　　h. 工作中必要時。

B. 洗手步驟：洗、搓、沖、擦、消毒。

　　a. 洗：先將手部潤濕。

　　b. 搓：使用洗手乳，雙手互搓多次。

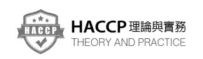
c. 沖：以清潔自來水將泡沫完全沖除。

d. 擦：以乾手設備或擦手紙將手部水分擦乾。

e. 消毒：以 75%之酒精噴灑手部進行消毒。

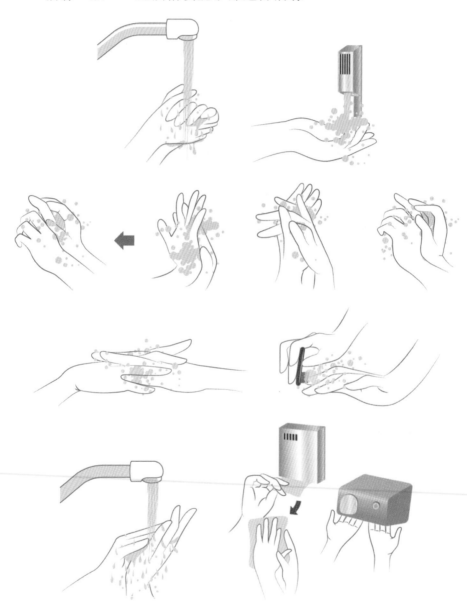

f. 擦手紙使用後，丟入腳踏式有蓋垃圾桶內。

C. 泡鞋步驟：著工作鞋（白色雨鞋）之作業人員，需先行踩入含 200 ppm
有效氯水含量之泡鞋池內，池水之高度須高於工作鞋腳踝處，浸泡數秒
之後進入浴塵室進行浴塵動作。

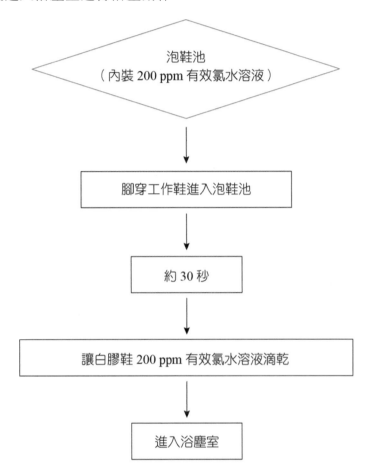

所有人員應由高清潔區域進入低清潔區域；如由烹調區進入前處理區。
若須由低清潔區域進入高清潔區域時，須經洗手、泡鞋、消毒程序，才
能進入。如：由烹調區欲進入配膳區前，必須重新經過清洗、消毒程
序，方能進入。

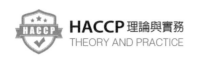

 第四節

✓ 防止交叉汙染

各公司可依 GHP 規定制定防止交叉汙染規範((PQ-3-05)進行管理。

（一）清潔度區隔

人流於<u>生產作業時間</u>內依照清潔度由高至低，物流依照清潔度由低至高。在廠區內，依照清潔度要求不同加以適當區隔如下：

1. 清潔作業區：成品配膳區、包裝區（內包裝）。

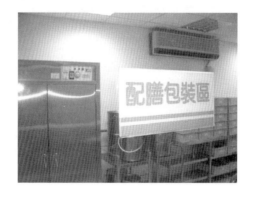

2. 準清潔作業區：烹調區、待運區。

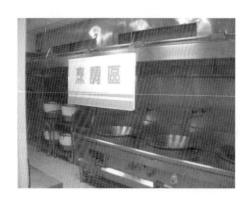

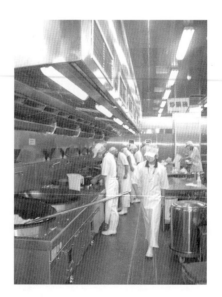

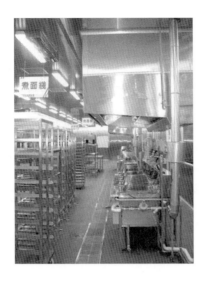 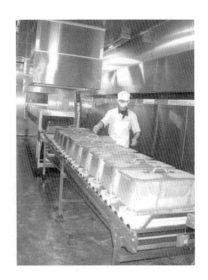

3. 一般作業區：前處理區、驗收區、冷藏庫、冷凍庫、包裝材料室、乾物料室、
煮飯區等。

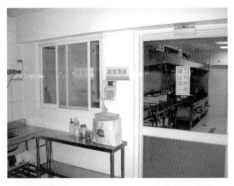

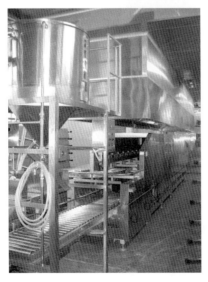 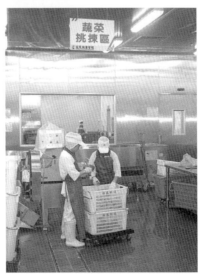

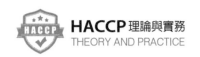

4. 非作業區：辦公室、會議室、廁所、檢驗室、化學藥品管制間等。

生產作業時間區隔	生產管制作業區		前處理作業區	非食品處理區
	清潔作業區	準清潔作業區		
場所類別	• 配膳室 • 內包裝區	• 烹調區 • 熱廚區	• 原物料倉庫、冷庫或凍庫 • 驗收緩衝區（時段區隔） • 前處理作業區	• 辦公室、會議室 • 更衣室 • 參觀走道 • 洗手間
人員	配膳人員	烹調人員	前處理作業人員	營養師及衛管人員
服裝區隔	綠色圍裙、口罩、拋棄式髮網及手套	白色防水圍裙、口罩、拋棄式髮網及手套	白色防水圍裙、口罩、拋棄式髮網及專用手套	非食品作業區
人員動向	→			獨立系統
食物流向	←			與生產作業不相關
	離開管制作業區再重新進入作業區時，應重新著裝再洗手消毒後，經浴塵室至原工作區			

(1) 供應商進貨：驗收合格之貨品進行驗收入庫存放，於生產作業時段不得穿越不同清潔度管制區域，若需進入食品儲放區域，應由工作人員代行或陪同管制。

供應商進貨時間要安排為非作業時間，一律於上午 5：30 至 6：30 之前或下午 14：00 之後，由進貨緩衝區域驗收點交後，進入冷藏、冷凍庫存放。且必須避免交叉汙染發生。

原物料須依貯存條件不同分別放置，且需妥善包覆，放置不同儲存架，不同貨品不可上下交疊存放。

(2) 人員管制：所有人員在作業時間內需全面依照單向管制門之動線走動，由營養師或衛生管理人員負責督導。

作業時間中，生食不得放置於配膳區中以避免交叉汙染，且配膳區內熟食不得重疊置放。

配膳人員所使用的拋棄式手套，若接觸過非食品或不同食品時需更換手套；若是同食品，<u>每隔換菜時</u>更換<u>一次</u>；配膳過程中手套如有破損或汙染應立即更換。

人員於作業時間，每隔半小時須用 75%酒精消毒檯面，消毒噴灑作業應暫停食品接觸動作，不得噴灑於食品接觸容器上。

(3) 生、熟食器具區分：使用器具依照品管部劃分之顏色區隔食材及經前處理之食材及操作器具。

生、熟食所使用的砧板及刀具需分開放置，生食砧板顏色區分：<u>紅色</u>；熟食砧板顏色區分：<u>白色</u>。刀具依其使用種類區分：切骨菜刀、切片菜刀、水果刀。且作業時間外須置放於在紫外線消毒箱中。

廠內所使用之塑膠籃以顏色來區分規定使用。

生食：黃色塑膠籃（肉類）、橘色塑膠籃（蔬菜類）。

熟食：不鏽鋼盆。

箱子堆疊墊底：綠色墊底箱。

第五節

✔ 化學性及物理性危害侵入之預防

各公司可依 GHP 規定制定<u>預防危害侵入管制操作規範(PQ-3-06)</u>進行預防危害侵入管理。

1. 人員進入作業區域，需更換整套工作服、工作褲及工作鞋，並穿戴髮網帽或拋棄式髮帽及口罩，頭髮不可露出帽子外，並不得配戴飾物、手錶等，避免掉入食物中。

2. 現場作業人員，不得擦指甲油及化妝，以免化學性物質汙染食物。

3. 生產線人員服裝：應穿戴完整工作衣、工作褲、工作鞋、髮網帽、口罩及該生產作業區指定顏色圍裙或防護設備。

　(1) 髮網帽或拋棄式髮帽：進入作業區前須完整包覆頭髮，髮根不得外露。

　(2) 口罩：進入作業區需完整包覆口鼻，鼻子不得外露。

　(3) 拋棄式手套：配膳區工作人員應依需求配戴拋棄式手套，並於<u>每次換菜之間隙時更新</u>。

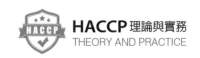

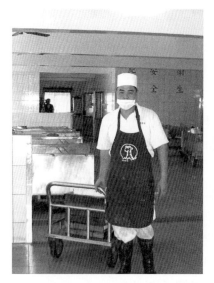
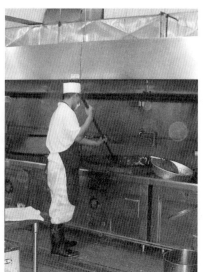

4. 作業區不得使用破損的器具、鐵刷及含有毒性金屬之容器，如熟食不得使用鋁製容器。

   生產線器具：輸送帶（工作檯）檯面應保持清潔，<u>每次生產作業開始前</u>以 75% 酒精進行消毒。

   配膳器材：遇<u>每次換菜</u>或接觸非食品接觸面、有交叉汙染可能時應立即更換清潔器具。

5. 作業現場的照明設備需加燈罩，避免燈管破損時掉落到食品中。

6. 作業區所有出入口皆要隨時關門。應<u>每日</u>於生產作業前由衛管人員檢查。

   對外門戶：對外門戶通道<u>每週</u>由營養師或衛生管理人員排程進行清洗消毒。應隨時保持關閉，防止病媒侵入。

   水溝柵網：排水對外設置柵網及截流網，防止鼠類等病媒侵入，排水系統<u>每日</u>進行清理。

   上述清潔與自我管理之稽核結果紀錄之，並經各級主管簽核後存查。設備清潔管理表(HY-4-01-T02)。

第六節

✔ 半成品成品之檢驗

　　各公司可依 GHP 規定自行訂定自主檢驗管制操作規範(MC-3)，請參閱本書第七章所述。

1. 衛生管理人員<u>每日</u>依餐盒及盒餐的菜色分別進行留樣保存，需標示製造日期，並冷藏 7°C 以下保存 48 小時。

2. 衛生管理人員<u>每 2 週</u>成品抽驗<u>一次</u>，項目包括：生菌數、大腸桿菌、大腸桿菌群，可自行檢驗或委外檢驗皆可

3. <u>每 2 週</u>由衛生管理人員使用快速檢測片進行成品檢驗。

4. 上述之檢驗結果紀錄之，並經各級主管簽核後存查。<u>成品檢驗結果表</u>(PQ-4-07-T03)。

5. 保存期限過後，則需由衛生管理人員進行丟棄處理。參照<u>廢棄物管理操作規範(HY-3-05)</u>。

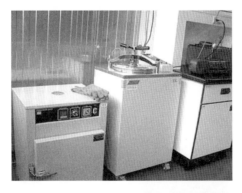

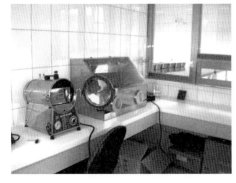

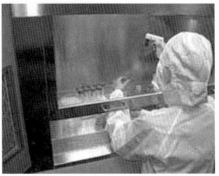

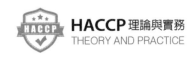
第七節

留樣保存試驗（餐飲業現場採樣）

　　各公司留樣保存試驗可依 GHP 規定自行制定留樣保存試驗操作規範(PQ-3-07)進行管理，依據自主檢驗與量測操作標準(MC-3-01)進行。

1. 每日由衛生管理人員隨機抽樣一份，以保鮮膜包妥，置 5°C 以下保存二天以上備驗。

2. 留樣保存：
   (1) 衛生管理人員每日依餐盒及合餐的菜色分別進行留樣保存，需標示製造日期，並冷藏保存 48 小時。
   (2) 保存期限過後，則需由衛生管理人員進行丟棄處理。

3. 上述留樣保存試驗的結果記錄之，並經各級主管簽核後存查。

4. 餐飲業於 HACCP 現場稽核或追蹤評核時，提供當天供應菜單一覽表（含食材範例），由稽核小組勾選後，現場採樣帶回當地衛生單位送檢。

第八節

相關文件

🍲 一、文 件

1. 食品良好衛生規範準則二章第九條－中華民國 103 年 11 月 7 日部授食字第 1031301901 號令發布。

2. 採購及驗收管制操作規範(PQ-3-01)。

3. 廠商合約審查管制操作規範(PQ-3-02)。

4. 食品添加物管理管制操作規範(PQ-3-03)。

5. 食品製造流程規劃管制操作規範(PQ-3-04)。

6. 防止交叉汙染管制操作規範(PQ-3-05)。

7. 預防危害侵入管制操作規範(PQ-3-06)。

8. 留樣保存試驗管制操作規範(PQ-3-07)。

9. 自主檢驗操作規範(MC-3)。

🍲 二、附　件

1. 食品添加物使用範圍及用量標準。

2. 合格供應商資料(PQ-4-02-R01)。

3. 廠商合約書(PQ-4-02-R02)。

4. 廠區平面圖(PQ-4-04-F01)。

5. 採購驗收記錄表(PQ-4-01-T02)。

6. 年度供應商評鑑記錄表(PQ-4-02-T01)。

7. 成品檢驗結果表(PQ-4-07-T03)。

8. 食品（烹調）中心溫度記錄表(HA-T01)。

9. 異常處理記錄表(HY-4-06-T06)。

10. 正確洗手方法圖示(HY-4-01-F1)。

第九節

✔ 記錄表單設計之範例

1. 廠商資料表。

2. 採購驗收記錄表。

3. 廠商合約書。

4. 食品添加物管理表。

5. 食品中心溫度記錄表。

6. 成品檢驗檢驗結果表。

7. 每日衛生檢查表。

8. 異常處理記錄表。

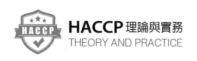

廠商資料表（範例）

AAA 食品股份有限公司

廠商資料表　　　　PQ-4-02-R01

頻率：供應商異動時　　　確認頻率：供應商異動時　　　年　　月　　日

供應商名稱	物料名稱	聯絡人	電話	地址	證件字號	貨品來源證明編號

廠長：　　　　　　　　　　　　　　　　衛管人員：

採購驗收記錄表（範例）

AAA 食品股份有限公司

採購驗收表

PQ-4-01-T02

頻率：每日　　　　　　　　　　　　　　　　　　年　　月　　日

廠　商	品　名	數量	成品溫度	合　格	不合格	不合格之處理	驗收者

總經理：　　　　　　　　　　　　採購員：

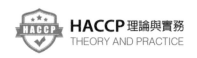

📑 **廠商合約書（範例）**

AAA 食品股份有限公司　　　　　　**廠商合約書**　　　　　　PQ-4-02-R02

年　　月　　日

甲方：

立合約書

乙方：

茲乙方向甲方供應各項原物料，雙方經協議訂定合約條款如下：

第 1 條　本合約自民國　　年　　月　　日起至　　年　　月　　日止，期滿經雙方同意得另訂新約。

第 2 條　乙方必須提供合格之優良廠商證明予甲方（包括工廠登記證、營利事業登記證和原物料檢驗合格證明之文件）。

第 3 條　乙方供應之原物料不得腐敗、發霉、臭味、顏色異常、外包裝破損、殘缺等缺陷。

第 4 條　乙方供應之原物料應有製造日期標示及保存日期標示，否則甲方得以拒收。

第 5 條　乙方供應時需依照甲方所要求之卸貨、置貨方式來進行作業。

第 6 條　乙方供貨時，需依甲方人員在旁進行點貨驗收及簽收，手續才算完成。

第 7 條　乙方供貨時，若原物料品質、數量不符，需依甲方所要求之處理方式退貨換貨及扣款。

第 8 條　乙方供應之冷凍食品時，需以密封之冷凍箱型車運送。

第 9 條　乙方供應之冷凍食品車，需保持在食物中心溫度攝氏–18°C 以下。

第 10 條　甲方得不定期對乙方之原物料進行簡易檢驗，若有品質不符合食品安全衛生管理法規定時，乙方應依甲方要求退貨（扣款）或換貨，直至產品品質合格為止，乙方不得異議。

第 11 條　乙方供貨需依合約送達甲方所規定之處所，須在下午四點以前送達如有延誤成甲方損失，乙方須負責。

第 12 條　甲方供應客戶之餐盒，若確因乙方供應之原物料緣故導致食物中毒發生應由乙方負責。

第 13 條　本合約經雙方簽署後生效並得依雙方同意後修改之。

第 14 條　本合約做成一式貳份，甲乙雙方各執一份。

立合約人：

甲方：　　　　　　　　　　　　　　　　乙方：

負責人：　　　　　　　　　　　　　　　負責人：

地址：　　　　　　　　　　　　　　　　地址：

營利事業登記證：　　　　　　　　　　　營利事業登記證：

電話：　　　　　　　　　　　　　　　　電話：

中華民國　　年　　月　　日

📋 食品添加物管理表（範例）

AAA 食品股份有限公司
食品添加物管理表

PQ-4–04-T04

頻率：每半年　　　　　　　　　　　　　　　年　　月　　日

品名：	學名：
供應商：	進貨日期：
規定使用量：	

領用記錄：

領用日期	領用數量	結餘數量	領用人	保管人員
／　／				
／　／				
／　／				
／　／				
／　／				
／　／				
／　／				
／　／				
／　／				

總經理：　　　　　　　　　　　主廚：

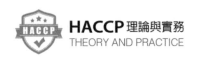

食品中心溫度管制記錄表（範例）

AAA 食品股份有限公司　　　　HA-4-T01
中心溫度記錄表

頻率：每一批次

日期	時間	項目／批次	中心溫度	檢測人	確認	備　註

備註：食品中心溫度＞75℃
　　　肉製品中心溫度＞85℃

成品檢驗結果表（範例）

AAA 食品股份有限公司
成品檢驗結果表

PQ-4-07-T3

頻率：每週一次　　　　　　　　　　　年　　月　　日

品　名	製造日期	風味品評	總生菌數	大腸桿菌	大腸桿菌群	簽　章	
						檢測人員	主　廚
	/						
	/						
	/						
	/						
	/						
	/						
	/						
	/						
	/						
	/						

衛生標準要求：
總生菌數：$\leq 10^5$ CFU/g(ml)
大腸桿菌群：≤ 6MPN
大腸桿菌：不得檢出

總經理：　　　　　　　　　　　　　主廚：

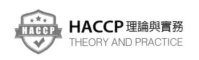

▤ 每日衛生檢查表（範例）

每日衛生檢查表

HY-01-T05

頻率：每日　　　　　　　　　　　　　　　　　　　　　年　　　月　　　日

類別	檢 查 項 目	作業			類別	檢 查 項 目	作業		
		前	中	後			前	中	後
人員衛生	人員穿戴整齊工作衣帽及口罩				清潔衛生	排水溝及護網清理，且無殘餘物及異味			
	人員手部保持清潔，無蓄留指甲、塗指甲油、佩戴飾物					清潔用品、用具專區整齊存放			
						其他：			
	人員私人物品沒有隨意放置在作業區中				冷凍庫	庫內保持清潔、排列整齊、地面無結冰濕滑			
	人員行進動線不會造成交叉汙染					庫內物品離牆離地定位、整齊存放			
	人員於工作無吸菸、嚼檳榔、隨地吐痰、抓頭髮、挖鼻孔或飲食的情形發生					庫內食品原料、半成品非直接裸露			
						色籃使用合格			
	其他：人員手部清洗及傷口包紮					其他：			
更衣／洗手消毒室	更衣室整潔、乾淨				冷藏庫	庫內保持清潔、排列整齊、地面無積水長黴			
	洗手臺清潔，洗手液、乾手紙充足					庫內物品離牆離地定位、整齊存放			
	垃圾有清除					庫內食品原料、半成品非直接裸露			
	泡鞋池有定時換水，保持清潔					生熟食區分放置			
	泡鞋池餘氯濃度 200ppm 以上					庫內的天花板不得結露、發霉			
	其他：					色籃使用合格			

類別	檢查項目	前	中	後	類別	檢查項目	前	中	後
成品配膳區	地面完整，保持清潔、不積水					其他：			
	無堆積多餘不用之原物料、包材及器具					倉內保持清潔、排列整齊、地面無積水長黴			
	無任何有毒物質如殺蟲劑、維修工具					倉內物品離牆離地定位、整齊存放			
非作業區	食品盛裝容器均與地面隔離放置					乾貨未使用完須密閉存放			
	廚房牆壁、地面、天花板清潔					濕度保持在 70%RH 以下			
	門窗、紗門、紗窗清潔					溫度保持在 30°C 以下			
	燈源正常，燈具清潔				乾料庫	倉內保持清潔、排列整齊、地面無積水長黴			
	室溫維持 25°C 以下					倉內物品離牆離地定位、整齊存放			
	作業中無進行清潔消毒工作					添加物未使用完需密閉存放			
	工作人員更換手套、手部消毒執行					濕度保持在 70%RH 以下			
	抹布每小時更換					溫度保持在 30°C 以下			
	清潔用品、用具專區整齊存放					其他：			
	其他：					其他：			
烹調區	地面完整，保持清潔、不積水								
	無堆積多餘不用之原物料、設備及器具								
	無任何有毒物質如殺蟲劑、維修工具				廠區環境	器材消毒室不積水、容器不落地			
	食品盛裝容器均與地面隔離放置					電梯維持清潔			
	牆壁、地面、天花板清潔					四周環境保持清潔			
	門窗、紗門、紗窗清潔					道路地面保持良好			

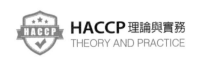

類別	檢 查 項 目	作業			類別	檢 查 項 目	作業		
		前	中	後			前	中	後
廠區環境	燈源正常，燈具清潔				病媒防治	無閒置器材、廢棄物隨地堆置			
	空調系統運轉正常					無禽畜動物（貓、狗…）入侵廠區			
	作業中無進行清潔消毒工作					無有害動物（蟲、鼠…）入侵廠區			
排汙處理	排水溝及防護網清理，且無殘餘物及異味				廢棄物處理	廠區排水溝保持暢通，出口防護網清理乾淨			
	清潔用品、用具專區整齊存放					出入口紗門、紗窗、塑膠簾功能正常			
	水管不接觸地面或散置					廢棄物定期清運或覆蓋			
	配料離牆離地放置，且有適當覆蓋								
	其他：_____					其他：			
前處理區	無堆積多餘不用之原物料、設備及器具				註記事項	合格：打○；不合格：打× 成品留樣記錄： 品名：_____×□件 品名：_____×□件			
	無任何有毒物質如殺蟲劑、維修工具								
	食品盛裝容器均與地面隔離放置								
	牆壁、地面、天花板清潔								
	門窗、紗門、紗窗清潔								
	燈源正常，燈具清潔								
	空調系統運轉正常								
	作業中無進行清潔消毒工作								
	水管不接觸地面或散置								
異常紀錄：					改善結果：				

總經理：　　　　　　營養師：　　　　　　　　　衛管人員：

📋 異常處理記錄表（範例）

AAA 食品股份有限公司
異常處理記錄表

HY-4-01-T06

年　　　月　　　日

異常性質	□衛生相關	□品質相關	□業務相關	
會辦單位	□品管部	□廠務部	□生產部	□業務部

發　生　地　點		發　生　時　間	□AM　□PM _____ : _____
異常狀況			
異常分析			
擬訂改善措施			
效果確認		確認人	
		主管單位	

總經理：_____

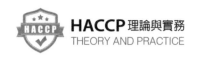
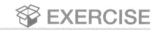

課·後·複·習

1. 試問 GHP 對於製程與品質管制，有哪八項（餐飲業是九項）要求？

2. GHP 對食品添加物之管理，有哪些要求？詳述之。

3. 試問食品製造過程中原物料流動方向，應注意哪些重點？

4. 試問如何才能有效地防止交叉汙染？

5. 生產製造流程中，如何才能有效地防止病蟲害入侵？

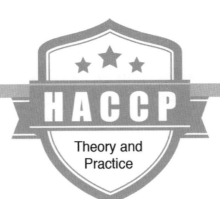

06
CHAPTER

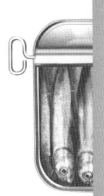

食品良好衛生規範準則對倉儲與運輸管制之要求

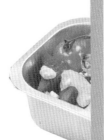

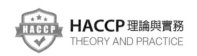

重要摘要 | SUMMARY

- 為確保 HACCP 廠內從原物料、半成品至成品的儲存過程均達衛生安全,完成品保的責任。因此,對倉儲管理應制定相關的規範標準。

- 倉儲管理嚴格要求,所有原物料須用打標機打上進廠日期,並將存貨放在較晚入廠物品之處;而領用時需領用較早入廠之物品,遵守「先進先出」的原則。

- 原物料須分類、定位、儲放於棧板、貨架或推車上,且至少離地離牆 5 公分(中國大陸法規定離地、離牆 10 公分),不得直接與地面接觸,並保持整潔及良好通風。

- 運輸管理的重要性,為確保公司於運輸作業時,確保成品能符合衛生安全之原則下,將成品送至消費者手中,因此要有運輸管理規範。

- 生食、熟食不得同車運送,避免造成交叉汙染。

- 運送熟食及即食食品之車輛,必須使用「密閉式保溫車」,以確保成品於運輸中有效維持溫控,且避免產品受外來的汙染。

- 運輸車輛平時保養、維護與衛生安全管理應有標準作業流程作依據並做成紀錄。有關司機與車輛之證照應隨車備檢。

- 倉儲管理與運輸管理重要的記錄表,包括有:「冷凍/冷藏庫溫度記錄表」、「每日衛生檢查表」、「設備清洗記錄表」、「盤存記錄表」、「餐車管理記錄表」等。

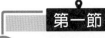

 倉儲管制

依據 GHP 第六條規定，食品業者倉儲管制，應符合下列規定：

1. 原材料、半成品及成品倉庫，應分別設置或適當分區隔開，並有足夠之操作空間，以供搬運。

2. 倉庫內物品應分類貯放於棧板、貨架上或採取其他有效措施，不得直接放置地面，並保持整潔及良好通風。

3. 倉儲作業應遵行先進先出之原則，並確實記錄。

4. 倉儲過程中需管控溫度或濕度者，應建立管制方法及基準，並確實記錄。

5. 倉儲過程中，應定期檢查，並確實記錄；有異狀時，應立即處理，確保原材料、半成品及成品之品質及衛生安全。

6. 有汙染原材料、半成品或成品之虞之物品或包裝材料，應有防止交叉汙染之措施；其未能防止交叉汙染者，不得與原材料、半成品或成品一起貯存。

為確保公司內原物料的儲存均能符合衛生安全之原則，以確保成品品質，因此各公司可依上述 GHP 規定針對倉儲管理制定倉儲管制操作規範(TC-3)，進行管理。

（一）團膳業（餐飲業）執行之倉儲管制操作規範

1. 廠區內依儲存條件不同而分六類：
   (1) A 庫（白米及沙拉油）：溫度 30°C 以下；相對濕度(relative humidity, RH)70%以下。
   (2) B 庫（可依不同消費團體之餐具各自編號存放於儲藏庫內）。
   (3) C 庫（乾料與物料）：溫度 30°C 以下；相對濕度 70%以下。

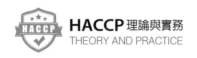

(4) 冷藏庫：溫度應控制在 0~7°C。

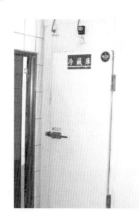

(5) 冷凍庫：溫控於–18°C 以下。

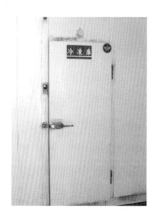
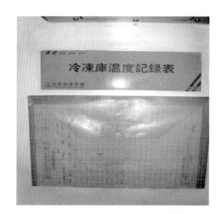

(6) 餐具包材室：室溫。

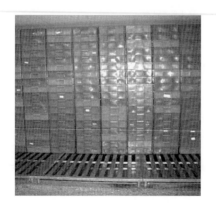
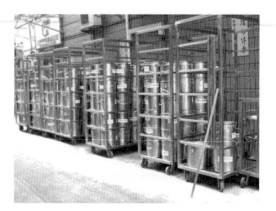

2. 倉儲空間內之管理：(1)妥善包覆；(2)整齊放置；(3)分類貨架；(4)離牆離地原則；(5)溫度、濕度與通風保持良好狀態；(6)貨品嚴守先進先出之原則，(7)生、熟食分開貯放並加蓋。

(1) 冷藏庫的原物料入庫前需用本公司的容器裝盛，妥善包覆，不得出現外來包裝。

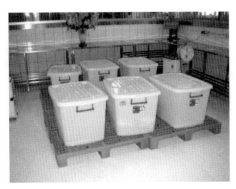
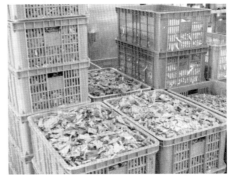

(2) 整齊放置

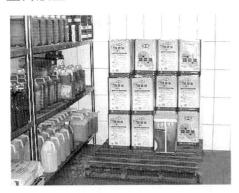
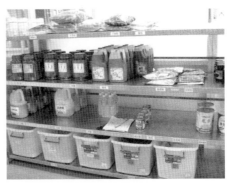

(3) 分類貨架

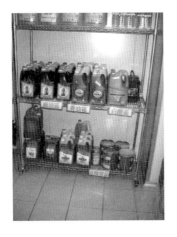
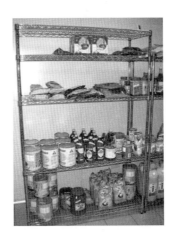

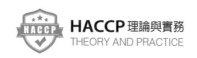

(4) 原物料須分類定位（必要時標明物品之品名）儲放於棧板、貨架或推車上，
且至少離地離牆 5 公分（中國大陸法規離地離牆 10 公分），不得直接與地面
接觸，並保持整潔及良好通風。

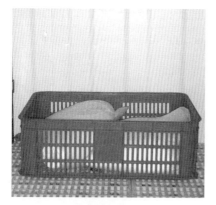
未離地 5cm

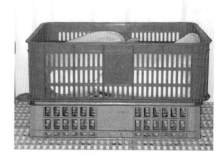
離地 5cm

(5) A 庫、C 庫皆設有溫度計、濕度計及除濕機，每天由衛生管理人員檢視並做
記錄在每日衛生檢查表(HY-4-01-T06)上，以保持庫房內原物料的良好貯存環
境。

(6) 所有原物料須用打標機打上進廠日期，並將存貨放在較晚入廠物品之前，而
領用時需領用較早入廠之物品，遵守先進先出的原則。

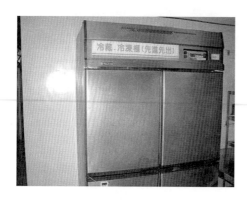

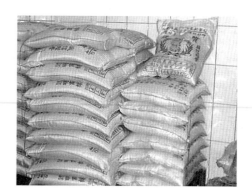

(7) 生、熟食分開貯放並完整覆蓋。

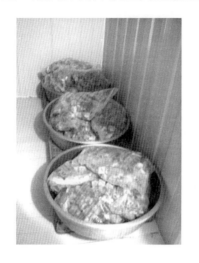 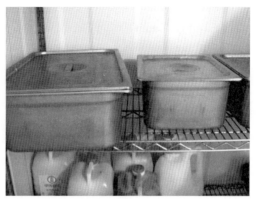

3. 冷藏庫及冷凍庫內外皆設有溫度計，<u>每天</u>由廚師(5:00)及衛生管理人員(14:00)各檢視一次並記錄在冷凍／冷藏庫溫度記錄表(SC-4-02-T01)上，且確認內外溫度計，如果溫度不符合或異常，應進行異常處理(HY-4-01-T06)。

4. 冷藏庫及冷凍庫應保持乾淨，<u>每週</u>進行清潔工作並記錄設備清洗記錄表。

（二）食品物流業

依據「食品良好衛生規範準則」第四章食品物流業第十六條規定，食品物流業應訂定物流管制標準作業程序，其內容應包括第七條及下列規定：

1. 不同原材料、半成品及成品作業場所，應分別設置或予以適當區隔，並有足夠之空間，以供搬運。

2. 物品應分類貯放於棧板、貨架上或採取其他有效措施，不得直接放置地面，並保持整潔。

3. 作業應遵行先進先出之原則，並確實記錄。

4. 作業過程中需管制溫度或濕度者，應建立管制方法及基準，並確實記錄。

5. 貯存過程中，應定期檢查，並確實記錄；有異狀時，應立即處理，確保原材料、半成品及成品之品質及衛生。

6. 低溫食品之品溫在裝載及卸貨前，應檢測及記錄。

7. 低溫食品之理貨及裝卸，應於攝氏 15 度以下場所迅速進行。

8. 應依食品製造業者設定之產品保存溫度條件進行物流作業。

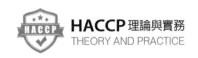

（三）食品販賣業

依據「食品良好衛生規範準則」第五章食品販賣業第十七條，食品販賣業應符合下列規定：

1. 販賣、貯存食品或食品添加物之設施及場所，應保持清潔，並設置有效防止病媒侵入之設施。

2. 食品或食品添加物應分別妥善保存、整齊堆放，避免汙染及腐敗。

3. 食品之熱藏，溫度應保持在攝氏 60 度以上。

4. 倉庫內物品應分類貯放於棧板、貨架或採取其他有效措施，不得直接放置地面，並保持良好通風。

5. 應有管理衛生人員，於現場負責食品衛生管理工作。

6. 販賣貯存作業，應遵行先進先出之原則。

7. 販賣貯存作業需管制溫度、濕度者，應建立相關管制方法及基準，並據以執行。

8. 販賣貯存作業中應定期檢查產品之標示或貯存狀態，有異狀時，應立即處理，確保食品或食品添加物之品質及衛生。

9. 有汙染原材料、半成品或成品之虞之物品或包裝材料，應有防止交叉汙染之措施；其未能防止交叉汙染者，不得與原材料、半成品或成品一起貯存。

10. 販賣場所之光線應達到二百米燭光以上，使用之光源，不得改變食品之顏色。

食品販賣業屬量販店業者，應依第四條至第八條規定，訂定相關標準作業程序及保存相關處理紀錄。

另外，食品販賣業有販賣、貯存冷凍或冷藏食品者，除依前條規定外，並應符合 GHP 第十八條規定：

1. 販賣業者不得改變製造業者原來設定之食品保存溫度。

2. 冷凍食品應有完整密封之基本包裝；冷凍（藏）食品不得使用金屬材料釘封或橡皮圈等物固定；包裝破裂時，不得販售。

3. 冷凍食品應與冷藏食品分開貯存及販賣。

4. 冷凍（藏）食品貯存或陳列於冷凍（藏）櫃內時，不得超越最大裝載線。

　　再者，食品販賣業有販賣、貯存烘焙食品者，除依第十七條規定外，並應符合：

1. 未包裝之烘焙食品販賣時，應使用清潔之器具裝貯，分類陳列，並應有防止汙染之措施及設備，且備有清潔之夾子及盛物籃（盤）供顧客選購使用。

2. 以奶油、布丁、果凍、水果或易變質、腐敗之餡料等裝飾或充餡之蛋糕、派等，應貯放於攝氏 7 度以下之冷藏櫃內。

　　食品販賣業有販賣禽畜水產食品者，除依第十七條規定外，並應符合下列規定：

1. 禽畜水產食品之陳列檯面，應採不易透水及耐腐蝕之材質，且應符合食品器具容器包裝衛生標準之規定。

2. 販售場所應有適當洗滌及排水設施。

3. 工作檯面、砧板或刀具，應保持平整清潔；供應生食鮮魚或不經加熱即可食用之魚、肉製品，應另備專用的刀具、砧板。

4. 使用絞肉機及切片機等機具，應保持清潔，並避免汙染。

5. 生鮮水產食品應使用水槽，以流動自來水處理，並避免汙染販售之成品。

6. 禽畜水產食品之貯存、陳列、販賣，應以適當之溫度及時間管制。

7. 販賣冷凍（藏）之禽畜水產食品，應具有冷凍（藏）之櫃（箱）或設施。

8. 禽畜水產食品以冰藏方式貯存、陳列、販賣者，使用之冰塊應符合飲用水水質標準。

第二節
✔ 倉儲管制相關文件之管理

1. 食品良好衛生規範準則（第一章第六條）－中華民國 103 年 11 月 7 日部授食字第 1031301901 號令發布。

2. 廠區樓層規劃圖－倉儲位置圖。

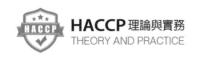

3. 對於生產規模較大之食品製造業或生產原物料較多樣化之餐飲業、包伙業者可以依據 GHP 規定自行制定第二階文件倉儲管制規範(SC-2) 進行全方位之倉儲管理。

 第三節

✔ 倉儲管制記錄表單之設計

1. 冷凍／冷藏庫溫度記錄表（表 6-1）。

▼ 表 6-1　冷凍／冷藏庫溫度記錄表（範例）

AAA 食品股份有限公司
冷凍／冷藏庫溫度記錄表

頻率：2 次／每日　　　　　　　　　　　　　　　　　　SC-4-02-T01

日期	星期	05：00		檢測員	14：00		檢測員
		冷藏庫	冷凍庫		冷藏庫	冷凍庫	

注意事項：
1.冷凍溫度−18ºC 以下。2.冷藏溫度 0～7ºC。3.不能結霜。4.地上不能積水。5.隨手關燈。
6.第一次溫度記錄者：第一位進入的廚師，第二次溫度記錄者：衛管人員。

總經理：	廠長：

2. 每日衛生檢查表（表 6-2）。

▼ 表 6-2　每日衛生檢查表（範例）

AAA 食品股份有限公司

每日衛生檢查表

頻率：每日三次　　　　　　　　　　　　　　　　　　　　HY-4-01-T07

類別	檢查項目	作業			類別	檢查項目	作業		
		前	中	後			前	中	後
人員衛生	人員穿戴整齊工作衣帽及口罩				清潔衛生	排水溝及護網是否清理，且無殘餘物及異味			
	人員手部保持清潔，無蓄留指甲、塗指甲油、佩戴飾物					清潔用品、用具專區整齊存放			
						其他：			
	人員私人物品沒有隨意放置在作業區中				冷凍庫	庫內保持清潔、排列整齊、地面無結冰濕滑			
	人員行進動線不會造成交叉汙染					庫內物品離牆離地定位、整齊存放			
	人員於工作無吸菸、嚼檳榔、隨地吐痰、抓頭髮、挖鼻孔或飲食的情形發生					庫內食品原料、半成品非直接裸露			
						色籃使用合格			
	其他：人員手部清洗及傷口包紮					其他：			
更衣／洗手消毒室	更衣室是否整潔、乾淨				冷藏庫	庫內保持清潔、排列整齊、地面無積水長黴			
	洗手臺清潔，洗手液、乾手紙充足					庫內物品離牆離地定位、整齊存放			
	垃圾有清除					庫內食品原料、半成品非直接裸露			
	泡鞋池有定時換水，保持清潔					生熟食區分放置			
	泡鞋池餘氯濃度 200ppm 以上					庫內的天花板不得結露、發黴			
	其他：					色籃使用合格			

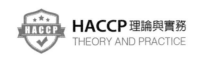

類別	檢查項目	作業 前	中	後	類別	檢查項目	作業 前	中	後
成品配膳區	地面完整，保持清潔、不積水				乾料、物料倉 C	其他：			
	無堆積多餘不用之原物料、包材及器具					倉內保持清潔、排列整齊、地面無積水長黴			
	無任何有毒物質如殺蟲劑、維修工具					倉內物品離牆離地定位、整齊存放			
	食品盛裝容器均與地面隔離放置					乾貨未使用完需密閉存放			
	廚房牆壁、地面、天花板是否清潔					濕度保持在 70%RH 以下			
	門窗、紗門、紗窗是否清潔					溫度保持在 30°C 以下			
	燈源是否正常，燈具是否清潔					其他：			
	室溫維持 25°C 以下					其他：			
	作業中無進行清潔消毒工作				米、油倉 A	倉內保持清潔、排列整齊、地面無積水長黴			
	工作人員更換手套、手部消毒執行					倉內物品離牆離地定位、整齊存放			
	抹布每小時更換					添加物未使用完需密閉存放			
	清潔用品、用具專區整齊存放					濕度保持在 70%RH 以下			
	其他：					溫度保持在 30°C 以下			
烹調區	地面完整，保持清潔、不積水					其他：			
	無堆積多餘不用之原物料、設備及器具					其他：			
	無任何有毒物質如殺蟲劑、維修工具				廠區環境	3F 餐具晾乾區不積水、容器不落地			
	食品盛裝容器均與地面隔離放置					3F 晾乾區無清潔消毒劑等化學藥劑存放			
	牆壁、地面、天花板是否清潔					電梯維持清潔			
	門窗、紗門、紗窗是否清潔					四周環境保持清潔			
	燈源是否正常，燈具是否清潔					道路地面保持良好			
	空調系統是否運轉正常					無閒置器材、廢棄物隨地堆置			
	作業中無進行清潔消毒工作					無禽畜動物（貓、狗…）入侵廠區			

類別	檢查項目	作業			類別	檢查項目	作業		
		前	中	後			前	中	後
排汙處理	排水溝及防護網是否清理，且無殘餘物及異味				病媒防治／廢棄物處理	無有害動物（蟲、鼠…）入侵廠區			
	清潔用品、用具專區整齊存放					廠區排水溝保持暢通，出口防護網清理乾淨			
	水管不接觸地面或散置					出入口紗門、紗窗、塑膠簾功能正常			
	配料離牆離地放置，且有適當覆蓋					廢棄物定位依期清運或覆蓋			
	其他：＿＿＿＿＿＿＿＿					捕蠅燈開啟、維持清潔			
前處理區	無堆積多餘不用之原物料、設備及器具					其他：			
	無任何有毒物質如殺蟲劑、維修工具				註記事項	合格：打〇；不合格：打× 成品留樣記錄： 品名：＿＿＿＿＿＿＿×□件 品名：＿＿＿＿＿＿＿×□件			
	食品盛裝容器均與地面隔離放置								
	牆壁、地面、天花板是否清潔								
	門窗、紗門、紗窗是否清潔								
	燈源是否正常，燈具是否清潔								
	空調系統是否運轉正常								
	作業中無進行清潔消毒工作								
	水管不接觸地面或散置								
異常紀錄：					改善結果：				

總經理：　　　　　　　廠長：　　　　　　　衛管人員：

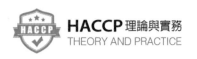

3. 設備清洗記錄表（表 6-3）。

▼ 表 6-3　設備清洗記錄表（範例）

AAA 食品股份有限公司
設備清洗記錄表

頻率：每日兩次　　　　　　　　　　　　　　　　　　　　　HY-4-01-T02

日期	清洗項目	清潔人	檢測員	日期	濾網清洗	外觀清理	清潔人	檢測員
/	膠簾			/	膠簾			
/	空調濾網			/	空調濾網			
/	空調機外觀			/	空調機外觀			
/	輸送帶			/	輸送帶			
/	抽油煙罩			/	抽油煙罩			
/	電梯內部及底部			/	電梯內部及底部			
/	膠簾			/	膠簾			
/	空調濾網			/	空調濾網			
/	空調機外觀			/	空調機外觀			
/	輸送帶			/	輸送帶			
/	抽油煙罩			/	抽油煙罩			
/	冷凍、冷藏庫			/	冷凍、冷藏庫			
/	電梯內部及底部			/	電梯內部及底部			
/	膠簾				電梯內部及底部			
/	空調濾網				刀具、砧板殺菌箱			
/	空調機外觀				牆壁、天花板			
/	輸送帶				冷凍、冷藏庫			
/	抽油煙罩							
總經理：				廠長：				

4. 異常處理記錄表（表 6-4）。

▼ 表 6-4　異常處理記錄表（範例）

AAA 食品股份有限公司

異常處理記錄表

HY-4-01-T06

異常性質	□衛生相關		□品質相關		□業務相關	
會辦單位	□品管部	□廠務部		□生產部		□業務部
發生地點			發生時間		□AM□PM_____ : _____	
異常狀況						
異常分析						
擬訂改善措施						
效果確認					確認人	
					主管單位	

總經理：

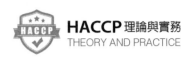

5. 食材庫存記錄表（表 6-5）。

▼ 表 6-5　盤存記錄表（範例）

AAA 食品股份有限公司

食材庫存記錄表

頻率：半年一次　　　　　　　　　　　　　　　　　　　　SC-4-01-T02

品項	保存期限	進貨		總結
		日期	數量	

*物料管理以先進先出為原則

總經理：　　　　　　　　　　　　　　　　衛管人員：

第四節

運輸管制

依據「食品良好衛生規範準則」第七條規定，食品業者倉儲管制，應符合下列規定：

1. 運輸車輛應於裝載食品前，檢查裝備，並保持清潔衛生。

2. 產品堆疊時，應保持穩固，並維持空氣流通。

3. 裝載低溫食品前，運輸車輛之廂體應確保食品維持有效保溫狀態。

4. 運輸過程中，食品應避免日光直射、雨淋、劇烈之溫度或濕度之變動、撞擊及車內積水等。

5. 有汙染原料、半成品或成品之虞之物品或包裝材料，應有防止交叉汙染之措施；其未能防止交叉汙染者，不得與原材料、半成品或成品一起運輸。

依據上述之規定為了確保公司每批生產之產品於運輸途中之品質、衛生與安全，避免儲存及運送不當造成汙染，並能於約定時間內準時將產品送達指定地點。可依需求制定「車輛運輸配置操作規範」進行管理，其內容如下：

1. 車輛配置
   (1) 每日由公司之中央廚房排定指定車輛運送。指定運送人員及產品。
   (2) 產品裝載：每次放置產品須保持清潔，由運送人員進行檢查，將結果登記於車輛運輸紀錄檢查表(TC-4-01-T01)。
   (3) 依運送搬運順序進行疊放，並穩固重心防止撞擊與傾倒之可能。
   (4) 手推車應防止生鏽、損壞或其他汙染物等交叉汙染―參照第四章第五節防止交叉汙染管制，與原料、半成品或成品不得同時裝載生鮮物料。
   (5) 保存期限：運送應於製造之有效時限內配送完成。從廠區出發至目的地中間路程時間不可超過 30 分鐘，以確保成品於有效期限內食用。

2. 車輛清潔及管理：
   (1) 清潔：每餐次推車使用卸貨後，應於餐期結束後立即進行清洗，並經衛管人員檢查記錄，停放廠區內定位，結果登錄於車輛運輸紀錄檢查表，上述每日清理結果紀錄之，並經各級主管簽核後存查。若有異常現象由衛生管理人員紀錄異常處理記錄表(HY-4-01-T06)，並經各級主管簽核後存查。

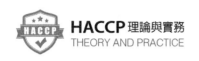

(2) 消毒：於<u>每週最後一個工作日</u>需進行車輛整體消毒工作結果登錄於車輛運輸紀錄檢查表。

(3) 機件維護：車輛應保持機件狀態良好、行駛正常，並定期保養記錄於車輛運輸紀錄檢查表(TC-4-01-T01)。

(4) 成品之運送

　　A. 生食、熟食不得同時運送，避免造成交叉汙染。

　　B. 公司所使用的運輸車為密閉式保溫車（只運送熟食及即食食品），以確保成品於運輸中能有效保持溫度，避免產品受汙染。

　　C. 運送車輛需定期保養，而司機<u>每天</u>運送熟食後，負責清洗以保持清潔，並做記錄在餐車管理記錄表。

　　D. 運送司機<u>每天</u>產品在疊放時，需堆疊整齊，並保持空氣流通。

3. 人員管理：

(1) 運送人員：穿整齊公司工作制服、圍裙及帽子。衛生管理參照第三章第四節從業人員衛生管理操作規範。

(2) <u>每次</u>運輸工作執行上如發現缺點或異常時，應填寫異常處理記錄表，立即加以改善。

(3) 產品傾倒：每次若發生傾倒由運輸人員立即回報營養師或衛管人員，並由衛生管理人員登記於異常處理記錄表。

(4) 餐具回收：<u>每餐次</u>應由供餐場所，由人員進行清點及回收本公司中央廚房提供之所有器皿用具。回至廠區由工作人員將餐具器皿與廚餘進行集中，參照第三章衛生管理第七節廢棄物處理。

第五節
✔ 運輸管制相關文件之管理

1. 食品良好衛生規範準則（第一章之第七條）－中華民國 103 年 11 月 7 日部授食字第 1031301901 號令發布。

2. 對於生產規模較大，生產產品較多樣化之食品製造業或製造成品多樣化且以外送方式之餐飲業、包伙業者，可以依據 GHP 規定自行制定第二階文件－運輸管制規範(TC-2)進行全方位之運輸管理。

第六節

✔ 運輸管制記錄表單之設計（範例）

車輛運輸紀錄檢查表見表 6-6 所示。

▼ 表 6-6　餐車管理記錄表（範例）

AAA 食品股份有限公司
車輛運輸紀錄檢查表

頻率：每日兩次

日期：　　　　　　　　　　　　　　　　　　　　　　　　TC-4-01-T01

車號	檢查項目						司機姓名	複檢	
	外觀		無異味		無雜物				
	上午	下午	上午	下午	上午	下午		上午	下午
總出餐數量	便當		是否小於最大產能		便當<2,000 份				
	營養午餐				營養午餐<10,000 份				

備註：檢查合格：✓　不合格：✗

總經理：　　　　　　　　　　　　　　　　衛管人員：

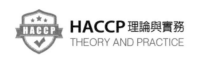

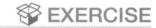

1. 食品良好衛生規範準則(GHP)對倉儲管理之重點要求為何？

2. 如何才能有效地執行食品良好衛生規範準則(GHP)的運輸管理？

3. 關於倉儲管理之記錄表單，哪些是必須具備的？

4. 試設計一份 HACCP 食品股份有限公司的「倉儲異常處理記錄表」。

5. HACCP 食品中央廚房工廠對餐車運送後之清潔衛生設計一套標準作業流程。

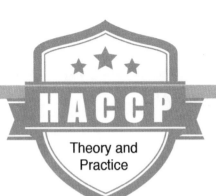

07
CHAPTER

食品良好衛生規範準則對檢驗與量測、客訴管制、成品回收、文件管制與教育訓練之要求

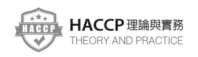
重要摘要 | SUMMARY

- 為了讓食品製造業者對檢驗與量測有自主管理之能力，在廠區內適當區隔出足夠空間及放置檢驗設備之場所，以進行與品質管制及衛生管理有關之檢驗工作；必要時（沒有檢驗場所之餐飲業或販賣業者、無法自我檢驗者），得委託具公信力之研究或檢驗機構代為檢驗。業者應就檢驗中可能產生之生物性、物理性及化學性汙染源或危害，建立有效的管制措施。

- 每當接獲消費者之客訴（抱怨），或於成品留樣經品保部門檢驗發現可能危及食安上之問題或瑕疵時，恐其導致消費者身體危害甚或損及公司商譽時，應由廠長、營養師或衛生管理人員立即下令立即進行成產品回收。

- 食品製造過程所有記錄文件應由品保部門或食品安全系統管制小組成員建立，並統一文件編碼、裝訂、整理歸檔及保管文件紀錄至少應保存有效日期 6 個月。

- 為了加強食品餐飲從業人員之個人衛生習慣及食安專業知識，每年應定期排定多次內、外部員工教育訓練，讓每一位員工均成為品保的尖兵，確保製出之成品達到品質保證之目標。

第一節

✅ 檢驗與量測管制之要求

　　食品良好衛生規範準則(GHP)第二章食品製造業第十條規定；食品製造業之檢驗及量測管制，應符合下列規定：

1. 設有檢驗場所者，應具有足夠空間及檢驗設備，供進行品質管制及衛生管理相關之檢驗工作；必要時，得委託具公信力之研究或檢驗機構代為檢驗。

2. 設有微生物檢驗場所者，應以有形方式與其他檢驗場所適當隔離。

3. 測定、控制或記錄之測量器或記錄儀，應定期校正其準確性。

4. 應就檢驗中可能產生之生物性、物理性及化學性汙染源，建立有效管制措施。

5. 檢驗採用簡便方法時，應定期與主管機關或法令規定之檢驗方法核對，並予記錄。

　　食品製造業各公司可依 GHP 之規定，針對檢驗量測制定自主檢驗與量測操作規範(MC-3)進行管理。至於餐飲業等其他食品相關行業則沒有規定一定要有檢驗與量測之要求。以下是針對食品製造業各公司作範例做說明。

🍳 一、目的

　　為讓公司使用之檢驗與測量設備保持精準，定期矯正，以確保檢驗數據之有效性。

🍳 二、範圍

　　溫度與溫濕度計（表）、磅秤。

🍳 三、權責

　　檢驗室檢測人員。

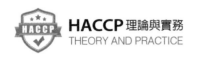

☺ 四、定義

（一）檢驗：針對物理性、化學性或生物性檢測時所使用之儀器。

（二）檢驗設備：

1. 電子秤：用於精秤檢驗藥品之電子秤。
   測量：用於測定、控制或記錄之測量器或記錄儀。

2. 測量設備：
   (1) 溫度計：用於生產過程或儲藏地點測量溫度之用。
   (2) 濕度計：用於測量各庫房相對濕度之用。

☺ 五、檢驗設備使用操作規範

（一）檢驗室：設立於本公司中央廚房辦公室（非作業區），具有足夠空間與檢驗設備，以供進行品質管制及衛生管理相關之檢驗工作。

（二）設備管制：設置檢驗室，由公司衛生管理人員或營養師操作使用並上鎖管理。

（三）檢驗方法：依照自主檢驗操作規範(MC-3)（物理性、化學性、生物性檢驗）

1. 空中落菌檢驗：烹調區及配膳區，**每半年**作**一次**空中落菌檢測，由衛生管理人員進行採樣，並登載於空中落菌檢驗記錄表(HY-4-01-T01)。

2. 水質：**每月**由衛生管理人員檢驗自來水水質餘氯、pH 值，記錄於水質檢驗記錄表（水質餘氯／pH 值)(HY-4-01-T02)。**每年**全區**檢測一次**，必要時，得委託具公信力之研究或檢驗機構代為檢驗。並做成紀錄於委外水質檢驗記錄表（水質餘氯／pH 值)(HY-4-01-R06)。

3. 成品驗收抽測：**每日**使用食材於進貨後符合驗收標準；對有食品添加物不當疑慮使用者，應採檢驗試劑確認殘留。

4. 成品細菌培養：**每兩週**針對成品以快速檢測片進行大腸桿菌群、大腸桿菌一次，並將結果記錄於**成品檢驗記錄表 (PQ-4-07-T03)**。

（四）儀器校正操作規範

1. 廠內所使用溫度計**每年**更新一次，登載於量測儀器更新報告(MC-4-01-T04)。

2. 磅秤：**每學期**自行以標準砝碼秤量校正，並填記量測儀器校正更新報告(MC-4-01-T04)。並於儀器貼上儀器名稱、編號、校正日期等標示。

各儀器設備依其使用說明書上的說明進行維修校正，參照儀器維修保養操作說明書(MC-4-01-R01)。

3. 異常處理：在檢驗與量測管制之作業上如發現缺點或異常時應填寫異常處理記錄表(HY-4-06-T06)，立即加以改善。

   (1) 量測時若發現儀器有誤，需重新校正無誤後方可使用，若校正仍無法正常運作時請原廠進行維修，並留存維修紀錄。

   (2) <u>每次</u>微生物檢驗使用完畢之培養基等廢棄物，應經過高溫高壓滅菌後方可拋棄；其他實驗所產生之化學性廢棄物由一併處理。請參照第三章第七節有關衛生管理－廢棄物管理－操作規範 (HY-3-05)。

（五）消毒液之配置操作規範記載於自主檢驗與量測操作規範(MC-3)

1. 食品接觸檯面器具使用消毒液：75%酒精。

2. 建築與設施與工作鞋消毒液：200 ppm 有效氯水。

3. 廠區使用之各種消毒液，由專門受訓之<u>衛生管理人員</u>進行調配與補充。

🍲 六、參考文件

1. 食品良好衛生規範準則(GHP)第十條（中華民國 103 年 11 月 7 日部授食字第1031301901 號令發布）。

2. 自主檢驗與量測操作規範(MC-3)。

3. 衛生管理－廢棄物管理操作規範(HY-3-05)。

🍲 七、附件

1. 空中落菌檢驗記錄表(HY-4-01-T01)。

2. 水質檢驗記錄表(HY-4-01-T02)。

3. 成品檢驗結果表(PQ-4-07-T03)。

4. 員工手部塗抹檢驗記錄表(HY-4-01-T03)。

5. 量測儀器校正更新紀錄(MC-4-01-T04)。

6. 儀器維修保養操作說明書(MC-4-01-R01)。

7. 年度水質檢驗報告(HY-4-0-R06)。

8. 異常處理記錄表(HY-4-06-T06)。

9. 餐具塗抹試驗記錄表(HY-4-02-T03)。

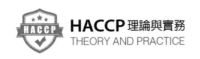

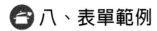 八、表單範例

AAA 食品股份有限公司
空中落菌檢驗記錄表（範例）

HY-4-01-T01

頻率：1 次／每半年　　　　　　　　日期：　　年　　月　　日

區別	地點 （工作情形）	落菌數 (CFU/5min)	判定 （合格／不合格）	備註
清潔區				
準清潔區				
合格標準：清潔作業區＜30 CFU/5min；準清潔作業區＜50 CFU/5min				
負責人：		品保部經理：		衛管人員：

AAA 食品股份有限公司
水質檢驗記錄表

HY-4-01-T02

頻率：1次／每月　　　　　　　　　　　　　　　日期：　　年　　月　　日

項目		外觀	味道	總生菌數 TPC (CFU/ml)	大腸桿菌群 (CFU/ml) 水質餘氯 0 時 需加測	自由有效餘氯 (mg/l, ppm)	pH 值
標準		澄清	無異常	$< 1.0 \times 10^2$	不得檢出	0.2-1.0	6.0-8.5
結果	水 1						
	水 2						
	水 3						
	水 4						
合格判定		水樣品 1 □合格 □不合格		水樣品 2 □合格 □不合格	水樣品 3 □合格 □不合格	水樣品 4 □合格 □不合格	
負責人：				品保部經理：		衛管人員：	

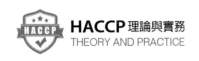

AAA 食品股份有限公司
員工手部塗抹檢驗記錄表

HY-4-01-T03

頻率：1 次／每半年　　　　　　　　　　　日期：　　年　　　月　　　日

姓名	手部衛生檢查	生菌數 (CFU/ml)	大腸桿菌 (CFU/ml)	大腸桿菌群 (CFU/ml)	金黃色葡萄球菌 (CFU/ml)	判定
						□合格 □不合格
						□合格 □不合格
						□合格 □不合格
						□合格 □不合格
						□合格 □不合格
						□合格 □不合格

備註：

標準： 手洗淨，未與食物接觸前測手部一總生菌數 $\leq 1.0 \times 10^2 CFU/cm^2$，大腸桿菌（群）與金黃色葡萄球菌皆不得檢出。
手部正與食物接觸，測手套一總生菌數 $\leq 1.0 \times 105\ CFU/cm^2$ 大腸桿菌（群）、金黃色葡萄球菌皆不得檢出

負責人：　　　　　　　　品保部經理：　　　　　　　　衛管人員：

AAA 食品股份有限公司
量測儀器校正更新紀錄

MC-4-01-T04

頻率：1 次／每半年

日期	設備名稱	校正	更新	判定	填表人	備註

負責人：　　　　　　　　品保部經理：

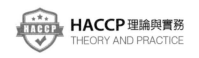

AAA 食品股份有限公司
成品檢驗結果表

PQ-4-07-T03

頻率：1 次／每月　　　　　　　　　　　　日期：　　年　　月　　日

品　名	風味	生菌數 (CFU/ml)	大腸桿菌 (CFU/ml)	大腸桿菌群 (CFU/ml)	判定
					□合格　□不合格
					□合格　□不合格
					□合格　□不合格
					□合格　□不合格
					□合格　□不合格
					□合格　□不合格
備註					
標準：總生菌數 $\leq 1.0 \times 10^5$ CFU/ml 大腸桿菌群 ≤ 10 CFU/ml。 　　　大腸桿菌不得檢出。					

負責人：　　　　　　　　生產部經理：　　　　　　　　衛管人員：

第二節

客訴管制之要求

食品良好衛生規範準則(GHP)第一章第八條規定，食品業者就產品申訴及成品回收管制，應符合下列兩項規定：1.產品申訴案件之處理，應做成紀錄。2.成品回收及其處理，應做成紀錄。

食品製造業各公司可依 GHP 之規定，針對客訴處理操作規範(CC-3)進行管理。

一、目的

對於消費者所提之申訴或抱怨事件加以處理。

1. 針對顧客與消費者提出申訴或客訴內容，經由內部檢討立即提出研商改進方針改善加以處理。

2. 對於產品加以回收處理。

3. 對消費者給予適當回覆及補償，處理情形與客訴情況後續追蹤做成詳細紀錄並做成紀錄以防範缺失再度發生。

4. 針對其客訴原因做成紀錄與提出改進措施，以防範缺失再度發生並確實消除客訴與不滿意情況。使公司能提供讓顧客滿意之產品且當異常發生時能做正確的矯正措施以防止再發生。

二、範圍

所有產品之客訴事項：口味、評價、異物、運送、服務態度、售後服務、成品回收。凡公司中央廚房食品安全管制系統規範之產品與業務作業規範皆屬之。

1. 權責：AAA 股份有限公司管理部及公司中央廚房。

2. 定義：
   (1) 客訴：客訴（顧客抱怨）由於顧客認知到由購買行為所產生的不滿意情感或情緒而引發的反應。
   (2) 異物：係指不應該出現於食品中之非自然物。
   (3) 品質不佳：係指產品之供應因烹調或其他人為因素違反顧客之預期期望。

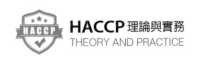

🍳 三、內容

📑 5.1.客訴處理操作規範(CC-3)

項目	權責分配	內容
客訴處理	公司中央廚房	說明異常產生原因與改善對策、與賠償確認顧客同意與瞭解。
後續確認	管理部	作顧客後續是否因改善措施而平息不滿做確認。
評估處理措施	公司中央廚房	檢討提出之具體改善措施是否有效果
表單紀錄	公司中央廚房	記錄表單後續確認與建檔。

1. 客訴內容

(1) 口味：對於調味上給予建議加以改進。

管理部接到客訴案件後填寫客訴處理單歸檔，由公司中央廚房進行確認紀錄以供查核，並與烹調人員檢討會針對調味與烹調方法上進行研討，提出具體改進措施。

(2) 評價：針對公司中央廚房產品及服務之評核與建議。

接到客訴案件後，紀錄填寫於客訴處理單，呈示上級進行校正及改進措施，同時歸檔以供隨時查核。

(3) 異物：針對中央廚房之產品中不應該存在之異物進行客訴。

2. 客訴檢討

有關客訴處理依本公司制定客訴檢討操作規範(CC-3)進行管理：

(1) 管理部：接到以電話、文件、公司各級人員轉知之客訴案件，將客訴內容、原因與客訴方式記錄於客訴處理追蹤紀錄(CC-4-01-T01)。

當客訴案件須轉知中央廚房時，營養師或衛生管理人員須針對發生之原因進行分析或協同生管主管或製程人員進行檢討，確實提出矯正與防止再發生之措施。

(2) 中央廚房：接到管理部或供餐對象通報客訴內容後，樣品需做回收處理及備案紀錄。

接到客訴案件後填寫客訴處理單作成紀錄，以供查核，並通知衛生管理人員將產品回收處理及詳細記錄存檔。

(3) 菜單設計：消費者針對公司菜單設計上要求更換或修改之建議。

　　　馬上與客訴對象進行回應，主動瞭解客訴內容並採委婉態度加以提出判定與處置說明，並向客訴對象致歉。立即聯絡客戶，馬上對消費者給予適當回覆及補償。

(4) 呈示總經理，召開內部檢討會議，針對客訴內容分析可能發生之原因進行校正措施。

(5) 視狀況的情節程度，若有必要依品管部判斷採進行產品回收或銷毀，並送至客訴對象之實質慰問或賠償。加以記錄，以確保類似案件不再重複發生，並依判定懲處失責人員，給予適當再教育或處分。

　　　針對客訴內容分析可能發生之原因進行現場校正稽核措施。

3. 客訴追蹤紀錄

公司客訴處理依本公司制定客訴處裡操作規範(CC-3)進行管理：對客訴案件之處理應針對客訴對象之反應與相關回報狀況，進行後續客訴處理追蹤紀錄(CC-4-01-T01)以供查核。

　　　產品若有回收參照成品回收操作規範(PR-3)，產品問題應由衛管人員記錄異常處理記錄表(HY-4-06-T06)，並經各級主管簽核後存查。

　　　列入員工教育內容並確認該狀況不再重複發生。檢討之分析原因及預防措施由衛管人員紀錄客訴處理追蹤紀錄(CC-4-01-T01)。

四、參考文件

1. 食品良好衛生規範準則(GHP)第一章第八條（中華民國 103 年 11 月 7 日部授食字第 1031301901 號令發布）。

2. 客訴處理操作規範(CC-3)。

3. 成品回收操作規範(PR-3)。

五、附件

1. 客訴處理追蹤紀錄(CC-4-01-T01)。

2. 異常處理記錄表(HY-4-06-T06)。

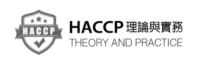

六、表單範例

AAA 食品股份有限公司
客訴處理追蹤紀錄

CC-4-01-T01

頻率：發生時　　　　　　　　　　　日期：　　年　　月　　日

顧客名稱		產品名稱	
反應內容			
原因追查結果			
改善狀況報告			
答覆客戶			

負責人：　　　　　總經理：　　　　　　衛管人員：

第三節

✅ 成品回收管制之要求

　　食品良好衛生規範準則(GHP)第一章第八條規定，食品業者就產品申訴及成品回收管制，應符合下列兩項規定：1.產品申訴案件之處理，應做成紀錄；2.成品回收及其處理，應做成紀錄。

　　GHP 第二章食品製造業第十一條規定：食品製造業應對成品回收之處理，訂定回收及處理計畫，並據以執行。

　　各公司可依上述 GHP 之規定，針對成品回收制定成品回收操作規範(PR-3-01)進行管理。至於餐飲業等其他食品相關行業則沒有規定一定要有成品回收之要求。以下是針對食品製造業各公司作範例做說明。

一、目的

　　公司製造可能造成衛生安全上疑慮或品質有重大瑕疵之產品自客戶處回收，以防止不良產品持續造成危害或影響商譽。

二、範圍

　　廠內製造所有可能造成衛生安全疑慮或品質瑕疵且有重大危害之產品。

三、權責

　　公司中央廚房全體工作人員。

四、定義

1. 成品：係指經過完整的製造過程並包裝標示完成之產品。

2. 隔離：係指場所與場所之間以有形之方式予以隔開者。

3. 回收：責任廠商對可能發生危害及品質不符之食品從消費者或客戶處採取明確且有計畫之移除措施。

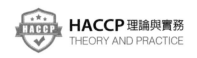

4. 危害判定：依危害的嚴重性來區分三級
　(1) 第一級：食用後直接立即發生危害健康者。
　(2) 第二級：食用後可能對健康有潛在危害者。
　(3) 第三級：品質有瑕疵足以對公司之商譽有危害者。

五、內容

（一）成品回收

1. 關於成品之回收，依照 GHP 公司自訂成品回收操作規範(PR-3) 進行管理：

2. 每次接獲顧客、消費者之客訴抱怨或由製程與留樣產品經品管部確認產品檢驗時發現可能造成衛生安全上疑慮或品質有情節重大瑕疵，導致消費者之身心危害或公司商譽危害時，應由總經理、營養師或衛生管理人員立即下令立即進行成品回收處理。

3. 成品回收流程：

本廠成品回收本下列程序處理：

1 回收確認

↓

2 等級判定

↓

3 回收通知

↓

4 回收作業

↓

5 隔離

↓

6 回收報告

↓

7 回收品處理

↓

8 記錄／建檔

　　每次成品回收之過程應由營養師或衛生管理人員做成紀錄，登載於成品回收處理記錄表(PR-04-01-T01)，以供事後查核。異常現象由營養師或衛生管理人員記錄於異常處理記錄表(HY-4-01-T06)，並經各級主管簽核後存查。

（二）成品回收處理與檢討

1. 每次成品需回收作業由營養師或衛生管理人員分派配送人員進行。成品回收後需隔離採立即進行銷毀，避免再次汙染其他食物與成品。通知廚餘回收之合格畜牧場立即進行處理。

2. 每次產品回收之檢討，由營養師或衛生管理人員負責召集總經理、中央廚房所有人員，針對不良品進行產生之原因檢討，並做成紀錄報告成品回收處理記錄表(PR-04-01-T01)與異常處理記錄表(HY-4-01-T06)。

六、參考文件

1. 食品良好衛生規範準則(GHP)第八條與第十一條（中華民國 103 年 11 月 7 日部授食字第 1031301901 號令發布）。

2. 成品回收操作規範(PR-3)。

七、附件

1. 成品回收記錄表(PR-4-01-T01)。

2. 異常處理記錄表(HY-4-01-T06)。

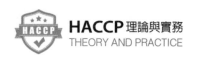
八、表單範例

AAA 食品股份有限公司
成品回收記錄表

PR-4-01-T01

日期：　　年　　　月　　　日

顧客名稱		產品名稱	
反應內容			
原因追查結果			
改善狀況報告			
答覆客戶			

負責人：　　　　總經理：　　　　衛管人員：

第四節
✔ 文件管制之要求

　　GHP 第二章第十二條規定：食品製造業依本準則規定所建立之相關紀錄、文件及電子檔案或資料庫至少應保存 5 年。

　　各公司可針對文件管理依上述 GHP 之規定，自訂文件管制操作規範進行管理。以下是針對食品製造業各公司作範例做說明。

🍳 一、目的

　　對於公司所有文件及記錄表單予以有效記錄與管理，並方便取閱、查詢及計畫施行所需。

🍳 二、範圍

1. 公司中央廚房食品安全管制系統施行之標準作業程序書、操作規範、記錄表單。

2. 外部簽訂之合約書、參考文件等，與產品衛生、安全、及品質相關文件與資料。

🍳 三、定義

1. 文件：公司用以登錄、記載食品安全管制系統執行內容之紙本或其他形式電子檔案、簿冊。

2. 表單：以紙本或其他方式繕寫、填具、登錄、記載與紀錄食品安全管制系統執行事項之紙本或其他形式表格與單據。

🍳 四、作業內容

（一）文件管制

　　公司之文件管制是依照 GHP 規定自訂文件管制操作規範(DC-3)進行管理：

1. 所有文件由本公司中央廚房及食品安全系統管制小組成員建立，並統一文件編碼、歸檔裝訂、與整理及保管文件紀錄至少<u>應保存有效日期 6 個月</u>。

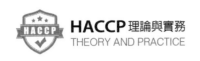
2. 公司中央廚房依照實際所有使用文件，制定文件管制總表以落實文件之管理、查詢與整理。每次若有文件表單異動與增加、修訂時，則由衛生管理專責人員修訂文件管制總表（文件編號 DC01-T01）。

3. 文件之編號原則如下：

【文件位階分類編號】　　　　【附件編號】

數字由 1 至 4 組成
1 為 HACCP 品質手冊(第 1 階文件)
2 為 GHP 九大標準作業程序書之管理方法與頻率(第 2 階文件)
3 為作業規範(第 3 階文件)
4 為附件(第 4 階文件)

第一個代碼是英文字母 T，R，F
T：紀錄表單類
R：外部核發表單或文件
F：平面圖類，
後兩個是數字由 01 至 09 組成。

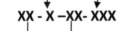

XX - X –XX- XXX

【程序書分類編號】
＊分為以下各類：
1. QN: 品質手冊
2. GHP 之九種標準作業程序書：
　　HY：衛生管理標準作業程序書
　　PQ：製程及品質管制標準作業程序書
　　SC：倉儲管制標準作業程序書
　　TC：運輸管制標準作業程序書
　　MC：檢驗與量測管制標準作業程序書
　　CC：客訴管制標準作業程序書
　　PR：成品回收標準作業程序書
　　DC：文件管制標準作業程序書
　　ET：教育訓練標準作業程序書
3.　HA：HACCP 系統所有標準作業程序書

【程序書細項分類編號】
GHP 作業九大標準作業程序書之細項分類，如 HY 內細分 6 項(01 至 06)，PQ 內細分 8 項(或 9 項)，兩個數字由 01 至 09 組成。

4. 執行人員在程序書或計畫書施行後，若有發現執行困難或有疑問，而認為有必要修改、增訂、或廢止者，得於執行小組會議中提出討論，經核可後加以修改、增定、或廢止。

5. 文件之增訂、修改、或廢止須於文件封面之修訂記錄欄內填寫相關資料，以期能朔及既往，追查修訂歷史及原因。

六、參考文件

1. 食品良好衛生規範準則(GHP)第十二條（中華民國 103 年 11 月 7 日部授食字第 1031301901 號令發布）。

2. 文件管制操作規範(DC-3)。

七、附件

文件管制總表(DC-04-01-T01)。

八、表單範例

AAA 食品股份有限公司
文件管制總表

DC-04-01-T01

No	文件編號	文件名稱	填寫頻率	填寫人	確認
01	HY-4-01-T01	每日衛生檢查表	每日	衛管人員	營養師、負責人
02	HY-4-01-T02	設備清潔記錄表	每週、每月	清潔員、衛管人員	營養師、負責人
03	HY-4-02-T03	餐具塗抹試驗記錄表	每 2 週	衛管人員	營養師、負責人
04	HY-4-04-T04	清潔消毒化學物質領用記錄表	領用時	領用人	營養師、總經理
05	HY-4-06-T05	衛生管理專責人員資料	更新時	衛管人員	
06	HY-4-06-T06	異常處理記錄表	異常發生時	衛管人員	營養師、負責人
07	HY-4-01-T07	空調啟閉記錄表	使用時	廚師、衛管人員	營養師、負責人
08	HY-4-01-T08	鍋爐作業前自動檢查表	始用前	廚師、衛管人員	營養師、總經理
09	HY-4-01-T09	訪客記錄表	每年	廚師、衛管人員	營養師、總經理
10	HY-4-01-F1	正確洗手方法之圖示		衛管人員	
11	HY-4-01-R01	靜電處理器清洗紀錄	每月	廚師、衛管人員	營養師、總經理、負責人
12	HY-4-01-R02	大型截油槽清洗紀錄	每月	衛管人員	
13	HY-4-01-R03	水質過濾器保養紀錄	每學期	衛管人員	
14	HY-4-01-R04	空調設備更換保養記錄表	每半年	衛管人員	
15	HY-4-01-R05	水塔清洗記錄表	每年	衛管人員	

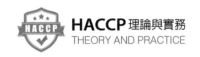

No	文件編號	文件名稱	填寫頻率	填寫人	確認
16	HY-4-01-R06	年度委外水質檢驗報告	每年	衛管人員	
17	HY-4-03-R07	員工健康檢查紀錄	每年	衛管人員	
18	HY-4-05-R08	委外消毒記錄表	每月	衛管人員	
19	HY-4-06-R09	食品製造工廠衛生管理人員設置辦法	新增時	衛管人員	
20	HY-4-06-R10	HACCP 相關課程訓練合格證明	新增時	衛管人員	
21	PQ-4-01-T01	年度供應商評鑑記錄表	每年	檢查人員	負責人
22	PQ-4-01-T02	採購驗收記錄表	每天	驗收者	採購、總經理
23	PQ-4-07-T03	成品檢驗結果表	每 2 週	衛管人員	營養師、負責人
24	PQ-4-04-F01	廠區平面圖	更新時	衛管人員	
25	PQ-4-01-R01	合格供應商資料	新增時	採購	
26	PQ-4-02-R02	廠商合約書	新增時	採購	
27	SC-4-01-T 01	乾料室溫濕度記錄表	每日	衛管人員	營養師、總經理
28	SC-4-01-T02	食材庫存表	每週	廚師、衛管人員	總經理、負責人
29	SC-4-02-T03	冷凍冷藏庫房溫度記錄表	每日	檢測人	營養師、負責人
30	TC-4-01-T01	車輛運輸紀錄檢查表	使用時	使用人	衛管、總經理
31	MC-4-01-T01	空中落菌檢驗記錄表	每學期	衛管人員	營養師、負責人
32	MC-4-01-T02	水質檢驗記錄表	每月	衛管人員	營養師、負責人
33	MC-4-01-T03	員工手部塗抹檢驗記錄表	每 2 週	衛管人員	營養師、負責人
34	MC-4-01-T04	量測儀器校正更新紀錄	更新時	衛管人員	營養師、負責人
35	MC-4-01-R01	儀器維修保養操作說明書	新增時	衛管人員	
36	CC-4-01-T01	客訴處理追蹤紀錄	客訴發生時	衛管人員	營養師、總經理、負責人
37	PR-4-01-T01	成品回收記錄表	回收發生時	衛管人員	營養師、總經理、負責人
38	DC-04-01-T01	文件管制總表	新增時	衛管人員	
39	ET-4-01-T01	內部教育訓練紀錄	每月	衛管人員	營養師、負責人
40	ET-4-02-R02	外部教育訓練證明	新增時	衛管	
41	H-02-07-S1	烹調溫度確認記錄表	每批成品	廚師、衛管人員	營養師、負責人

第五節

✅ 員工教育訓練之要求

依據食品安全管制系統準則規定：

1. HACCP 管制小組成員，應曾接受中央主管機關認可之食品安全管制系統訓練機關（構）（以下簡稱訓練機關（構））辦理之相關課程<u>至少 30 小時</u>，並領有合格證明書；從業期間，應持續接受訓練機關（構）或其他機關（構）辦理與本系統有關之課程，<u>每 3 年</u>累計至少 12 小時。前項其他機關（構）辦理之課程，應經中央主管機關認可（第四條規定）。

2. 食品業者應<u>每年</u>至少一次對執行本系統之人員，辦理內部教育訓練（第十一條規定）。

依據食品良好衛生規範準則(GHP)第六章餐飲業規定：

餐飲業烹調從業人員持有烹調技術證及烘焙業持有烘焙食品技術士證之比率，應符合食品業者專門職業或技術證照人員設置及管理辦法之規定。

前項持有烹調技術士證者，應加入執業所在地直轄市、縣（市）之餐飲相關公會或工會，並由直轄市、縣（市）主管機關委託其認可之公會或工會發給廚師證書。

前項公會或工會辦理廚師證書發證事宜，應接受直轄市、縣（市）主管機關督導；不遵從督導或違反委託相關約定者，直轄市、縣（市）主管機關得終止其委託。

廚師證書有效期間為 4 年，期滿得申請展延，<u>每次</u>展延 4 年。申請展延者，應在證書有效期間內接受各級主管機關或其認可之公會、工會、高級中等以上學校或其他餐飲相關機構辦理之衛生講習，<u>每年至少 8 小時</u>。第一項規定，自本準則發布之日起一年後施行（第二十四條規定）。

各公司針對員工教育訓練事宜，可依上述 GHP 與食品安全管制系統準則之規定，自訂教育訓練之規畫進行管理。以下是針對食品製造業各公司作範例做說明。

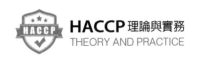

🍲 一、目的

1. 加強從業員工之基本衛生習慣及食安專業知識，排定員工定期接受內部教育訓練，瞭解其工作衛生安全的重要性。

2. 由員工教育落實食品安全衛生觀念，以確保成品的安全性達成品質保證之目標。

3. 若有狀況發生，以機會教育及防止再發生措施於機會教育中建立，嚴防缺失與落實重要管制點。

🍲 二、範圍

對象：本公司中央廚房之所有員工。

外部教育單位：衛生福利部食品藥物檢驗局和核准之各項專業執照與授課單位。

🍲 三、權責

本公司中央廚房。

🍲 四、定義

1. 內部訓練：本廠所有人員，包含新進員工、定期在職教育。

2. 外部訓練：應接受外部訓練之人員，包含 HACCP 小組成員、廚師、營養師。

3. 專業證照：小型鍋爐操作人員、營養師、勞工安全衛生主管、防火管理人、食品檢驗證照、衛生管理人員、各類廚師。

🍲 五、作業內容

本公司針對員工教育訓練，依照 GHP 規定自訂教育訓練操作規範(ET-3)進行管理。

（一）內部訓練

1. 新進員工：<u>到職當日</u>由衛管人員予職前基本衛生安全教育訓練、員工規章說明，瞭解工作性質及食品衛生之基本觀念。

2. 在職員工：<u>每月</u>由衛管人員進行衛生知識主題講習，並填寫內部教育訓練證明
(ET-4-01-T01)、<u>每年</u>接受衛生主管機關或其認可之相關機構所辦之衛生講習或
訓練。

（二）外部訓練

1. 本公司 HACCP 小組成員：<u>每年</u>至少接受食藥署核定之受訓單位或機關學校開設
的相關訓練課程 8 小時 HACCP 持續教育訓練。

2. 廚師證書：領有廚師證書之廚師<u>每年</u>應受食藥署核定之受訓單位或機關學校開
設的 8 小時持證廚師衛生講習。

3. 營養師證書：領有營養師證書之營養師<u>六年內</u>應參加營養師相關之國際性或國
內研討會或講習 180 小時。

4. 專業證照：由管理部在<u>每年</u>年初依照專業證照訓練需求：包含勞工安全衛生主
管、小型鍋爐操作技術士、衛生管理專責人員擬定<u>年度</u>的證照教育訓練計畫。

　　上述所有受訓完成之證明資料由衛生管理專責人員歸入外部教育訓練證明
（ET-4-01-R01）。

六、參考文件

1. 食品安全管制系統準則第四條與第十一條（中華民國 103 年 3 月 11 日部授食字
第 1031300488 號令訂定）。

2. 食品良好衛生規範準則(GHP)第二十四條（中華民國 103 年 11 月 7 日部授食字
第 1031301901 號令發布）。

3. 教育訓練操作規範(ET-3)。

七、附件

1. 內部教育訓練證明(ET-4-01-T01)。

2. 外部教育訓練證明(ET-4-01-R01)。

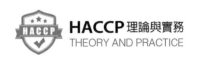

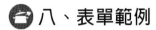 八、表單範例

AAA 食品股份有限公司
內部教育訓練紀錄

ET-4-01-T01

頻率：每月　　　　　　　　　　　日期：　　年　　月　　日

一、講師姓名：

二、訓練對象：

三、訓練課程內容：

四.參加人員簽到			

負責人：　　　　　　營養師：　　　　　衛管人員：

課·後·複·習

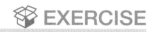

1. 食品良好衛生規範準則(GHP)對之食品業不同類別之食品之檢驗與量測管制的要求是否不同？

2. 關於 GHP 對文件之編碼原則，您認為有比本書介紹的範例更好的建議嗎 ？

3. GHP 對不同員工 (1) HACCP 小組成員、(2)廚師、(3)營養師、(4)一般員工之教育訓練有何異同？

4. 試詳細說明廠商對不良產品之回收的流程。

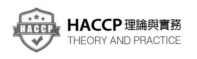

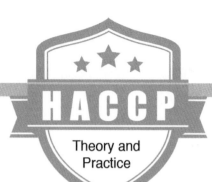

08
CHAPTER

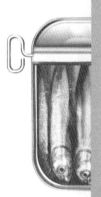

團膳（餐）業執行 HACCP 系統之實務

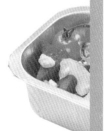

第一節　建立 HACCP 系統之預備步驟
第二節　實施 HACCP 系統之七大原則

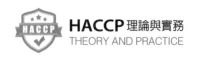

重要摘要 SUMMARY

- 建立 HACCP 系統之五個預備步驟(preliminary steps),分別為:
  1. 成立 HACCP 小組(HACCP team)。
  2. 描述產品製造及儲運方法(product processing and storage and transportation method)。
  3. 確定產品之預定用途(intended use)及消費對象(consumer)。
  4. 建立加工製備之書面步驟(preparation procedure)與流程圖(flow diagram)。
  5. 確認製備步驟與加工流程圖。

- HACCP 小組成立後,必須定期召開會議討論 HACCP 計畫相關內容,自原物料採購、驗收、儲存、加工製造,到產品儲存與物流,提供給消費對象之方式及使用方法等供應練之確認,以完整呈現 HACCP 計畫的正確及有效性。

- 生物性危害(biological hazard):通常都是由引起疾病或是造成疾病的微生物,這些微生物也都通常與人類及原物料有關。

- 化學性危害(chemical hazard):常因食物發生化學反應(儲存或加工不當,自然發生化學變化),亦因添加處理不當(如食品添加物過量使用),亦可能在加工流程中直接滲入食物而引起的。

- 物理性危害(physical hazard):通常都是人為不當而汙染產品,或於較差的生產管理,導致外來不潔的物質於不預期下混入食材品中,在混入食物而造成的。

第一節

✔ 建立 HACCP 系統之預備步驟

一、食品安全管制系統與其內容

依據食品安全管制系統準則第二條規定：食品安全管制系統為鑑別、評估生產風險和應用重要管制點(CCP)之嚴控，透過原物料管理、加工、製造、貯存及物流全程管控，去除物理性、化學性和生物性等種種危害，以確保食品安全。實際執行 HACCP 系統包括下列各項：

1. 成立食品安全管制小組（以下簡稱管制小組）。

2. 執行危害分析：找出生產過程中危害食品安全之處。

3. 決定重要管制點。

4. 建立管制界限。

5. 研訂及執行監測和管制計畫。

6. 研訂及執行矯正措施。

7. 確認本系統執行之有效性（確效）。

8. 建立本系統執行之文件及紀錄。

建立 HACCP 系統之預備步驟(preliminary steps)有五，分別為：1.成立 HACCP 小組(HACCP team)；2.描述產品製造及儲運方法(product processing and storage and transportation method)；3.確定產品之預定用途(intended use)及消費對象(consumer)；4.建立加工製備之書面步驟(processing or preparation procedure)與流程圖(flow diagram)；以及 5.確認製備步驟與加工流程圖。

一、成立 HACCP 小組

HACCP 小組的成員通常由具熟悉食品製造（加工）、食物製備、餐飲管理或是食品風險評估的專業人士所組成。小組應以食品安全為考量針對高品質生產設定目標。因此，HACCP 小組成員應熟稔 HACCP 計畫架構與內容，工作項目與其執行意義，最後將 HACCP 執行過程中每一步驟與其結果撰寫於檔案文件並保存之。

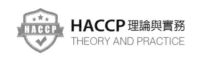

（一）食品安全管制小組之組成與其職責

　　管制小組成員由食品業之負責人、生產管理者、衛管專員（品保）、廚師、營養師或其他幹部組成，至少 3 人。管制小組成員中，至少 1 人應為食品業者專門職業或技術證照人員設置及管理辦法規定之專門職業人員，負責規劃及管理本系統執行並記錄成文件，進而保存（依據食品安全管制系統準則第三條規定）。

（二）食品安全管制小組成員之資格要求

　　管制小組成員，應曾接受中央主管機關認可之食品安全管制系統訓練機關（構）（以下簡稱訓練機關（構））辦理之相關課程至少 30 小時，並領有合格證明書；從業期間，應持續接受訓練機關（構）或其他機關（構）辦理與本系統有關之課程，每 3 年累計至少 12 小時。

　　前項其他機關（構）辦理之課程，應經中央主管機關認可（依據食品安全管制系統準則第四條規定）。

（三）食品安全管制小組執行 HACCP 系統之步驟

1. 管制小組應以產品之描述、預定用途及加工流程圖所定步驟為基礎，確認生產現場與流程圖相符，並列出所有可能之生物性、化學性及物理性危害項目，進行危害分析，鑑別足以影響食品安全之因子及發生頻率與嚴重性，研訂危害項目之預防、去除或降低危害程度至可接受的程度之措施（第五條規定）。

2. 管制小組應依前條危害分析獲得之資料，決定（設定）重要管制點（第六條規定）。

3. 管制小組應對每一重要管制點建立管制界限，並進行驗效（第七條規定）。

4. 管制小組應訂定監測計畫，其內容包括每一重要管制點之監測項目、方法、頻率及操作人員（第八條規定）。

5. 管制小組應對每一重要管制點，研訂發生系統性異常時之矯正措施；其措施至少包括下列事項：(1)引起系統性異常原因之矯正。(2)食品因異常致違反本法相關法令規定或有危害健康之虞者，其回收、處理及銷毀。管制小組於必要時，應對前項異常，重新執行危害分析（第九條規定）。

6. 管制小組應確認本系統執行之有效性，每年至少進行一次內部稽核（第十條規定）。

7. 食品業者應<u>每年</u>至少一次對執行本系統之人員，辦理內部教育訓練（第十一條規定）。

8. 管制小組應就第五條至前條之執行情形，做成書面紀錄，連同相關文件，彙整為檔案，妥善保存至產品有效日期後六個月。前項書面紀錄，應經負責人或其指定人員簽署，並註記日期（第十二條規定）。

　　食品製造（或餐飲）業執行 HACCP 系統之步驟如圖 8-1 所示。

二、HACCP 小組名單

　　第一步是由食品生產工廠內之生產、品管（保）部門及管理階層組成 HACCP 推行小組（簡稱 HACCP 小組），其負責整個 HACCP 計畫每個步驟之執行並做成紀錄。故其職責是多功能性的 (multi-disciplinary)，從採購、驗收、生管、品保（自主檢驗）、整廠之清潔衛生、消毒管理、員工教育訓練以及參與 HACCP 相關之衛生稽核與驗證等專業事項。法規規定該小組成員不得少於 3 人。

　　團餐或食品加工業 HACCP 小組名單之範例，如下所示。

姓　　名	職　　稱	專　　長
提案人：王大福	主廚	HACCP 計畫執行、製程管理 菜單審核、採購下單
同意人：陳小丁	行政經理	HACCP 計畫推動、行政管理、採購業務
小組召集人：張三豐	衛生管理人員	HACCP 計畫推動與總執行、菜單設計與營養評估、衛生管理、教育訓練

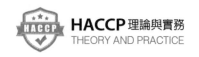

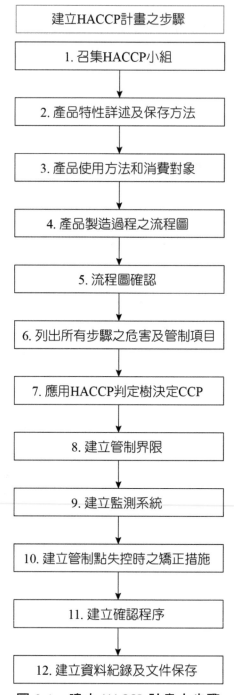

圖 8-1　建立 HACCP 計畫之步驟

三、專任衛生管理人員（簡稱衛生管理人員）之資格要求

依據食品製造工廠衛生管理人員設置辦法第三條規定：食品製造工廠應設置衛生管理人員，應於工廠實際執行食品良好衛生規範準則或食品安全管制系統準則之工作。

（一）食品製造工廠衛生管理人員之設置依據辦法第四條規定，具下列資格之一者，得任衛生管理人員：

1. 公立或經政府立案之私立專科以上學校，或經教育部承認之國外專科以上學校食品、營養、家政、生活應用科學、畜牧、獸醫、化學、化工、農業化學、生物化學、生物、藥學、公共衛生等相關科系所畢業者。

2. 應前款科系所相關類科之高等考試或相當於高等考試之特種考試及格者。

3. 應第一款科系所相關類科之普通考試或相當於普通考試之丙等特種考試及格，並從事食品或食品添加物製造相關工作 3 年以上，持有證明者。

（二）中央廚房食品工廠或餐盒食品工廠設置之衛生管理人員，得由領有中餐烹調乙級技術士證接受衛生講習 120 小時以上，持有經中央主管機關認可之食品衛生相關機構核發之證明文件者擔任（第五條規定）。

（三）中央主管機關依本法第八條第二項公告指定之食品業者，其設置之衛生管理人員除應符合第四條規定外，應具備以下條件之一，並持有經中主管機關認可之食品衛生相關機構核發之證明文件：1.經食品安全管制系統訓練 60 小時以上；2.領有食品技師證書，經食品安全管制系統訓練 30 小時以上（第七條規定）。

四、專任衛生管理人員之申請與確認

食品製造工廠設置衛生管理人員時，應檢具下列文件送請直轄市、縣（市）衛生主管機關核備，異動時亦同：1.申報書一份及資料卡一式三份；2.衛生管理人員之資格證件文件、身分證、契約書影本一份；3.工廠登記證影本一份（第八條規定）。

直轄市、縣（市）衛生主管機關回函給提出申請衛生管理人員資格認定之食品製造工廠的官方文件，則為確認衛生管理人員資格。

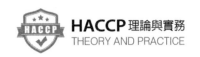

五、專任衛生管理人員之工作內容

衛生管理人員執行工作如下：1.食品良好衛生規範準則之執行與監督；2.食品安全管制系統之擬訂、執行與監督；3.其他有關食品衛生管理及員工教育訓練工作（第九條規定）。

六、專任衛生管理人員之再教育要求

衛生管理人員於從業期間，每年至少應接受主管機關或經中央主管機關認可之食品衛生相關機構舉辦之衛生講習 8 小時（第十條規定）。

七、廚師之資格要求

依據食品良好衛生規範準則第六章餐飲業規定：

（一）餐飲業烹調從業人員持有烹調技術證及烘焙業持有烘焙食品技術士證之比率，應符合食品業者專門職業或技術證照人員設置及管理辦法之規定。

前項持有烹調技術士證者，應加入執業所在地直轄市、縣（市）之餐飲相關公會或工會，並由直轄市、縣（市）主管機關委託其認可之公會或工會發給廚師證書。

前項公會或工會辦理廚師證書發證事宜，應接受直轄市、縣（市）主管機關督導；不遵從督導或違反委託相關約定者，直轄市、縣（市）主管機關得終止其委託。

廚師證書有效期間為 4 年，期滿得申請展延，每次展延 4 年。申請展延者，應在證書有效期間內接受各級主管機關或其認可之公會、工會、高級中等以上學校或其他餐飲相關機構辦理之衛生講習，每年至少 8 小時。 第一項規定，自本準則發布之日起 1 年後施行（第二十四條規定）。

（二）經營中式餐飲之餐飲業，於本準則發布之日起 1 年內，其烹調從業人員之中餐烹調技術士證持證比率規定如下：

1. 觀光旅館之餐廳：80%。

2. 承攬學校餐飲之餐飲業：70%。

3. 供應學校餐盒之餐盒業：70%。

4. 承攬筵席之餐廳：70%。

5. 外燴飲食業：70%。

6. 中央廚房式之餐飲業：60%。

7. 伙食包作業：60%。

8. 自助餐飲業：50%。（第二十五條規定）

　　HACCP 小組成立後，由各公司之最高執行長官（總經理或是負責人）授權給衛生管理人員領導 HACCP 小組開始執行食品良好衛生規範則準或食品安全管制系統之各項工作。在食品安全管制系統之各項工作中，HACCP 小組首先建立公司執行食品安全管制系統之基本資料，應填具之基本表單如下，同時亦必須將所有佐證資料備齊檔案夾中，以利後續作業或稽核時備查。

　　HACCP 工作小組成立之後，衛生管理人員必須定期召開會議討論 HACCP 相關之計畫內容，先就產品特性及儲存方式進行描述，並由小組討論其產品自原物料採購驗收、儲存到提供服務之產品特性及儲存物流之方式。並就產品之消費對象及使用方法、用途進行實際商品販賣確認，以完整的呈現 HACCP 計畫的正確性及有效性。

　　HACCP 小組亦需針對製程設計及工廠規劃的結果，以加工流程圖（或是品質工程圖）的方式呈現，以確保現場生產流程之正確性，以作為 HACCP 計畫的依據。HACCP 小組成立後需留下紀錄，填寫表 8-1、表 8-2、表 8-3、表 8-4，本章以食品製造業為例進行學理上之說明。

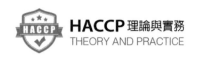

▼ 表 8-1　食品製造業食品安全管制系統制度建立申請書（食品製造業）（範例）

填表日期：中華民國　　年　月　　日

1	工廠	名稱	AAA 食品有限公司	工廠登記證統一編號	
		地址	臺北市 AA 區 BBB 街 CC 弄 DD 號	電話	（　）
				傳真	（　）
2	營利事業登記	名稱	AAA 食品有限公司	公司執照字號	
		地址	臺北市 AA 區 BB 街 CC 弄 DD 號	電話	（　）
				傳真	（　）
3	負責人姓名			職務	
4	HACCP 執行小組主要負責人員姓名	提案人：		職稱	
		同意人：		職稱	
		小組召集人：		職稱	
		食品衛生管理員：		職稱	
5	生產量基本資料	生產線數：			條
		最大安全生產量：			個／日
		實際生產量：			個／日（平均）

▼ 表 8-2　衛生管理專責人員履歷表

衛生管理專責人員履歷表

填表日期：中華民國 00 年 00 月 00 日

食品製造業名稱：

地址：

姓名與住址	姓名		出生年月日	年　　月　　日
	住址			
學歷	畢業學校（最高學歷）			
	科系			
	畢業時間	年　　月　　日	畢業證書字號	
專門訓練	類別	1. 2.	期別	1. 2.
	訓練主辦單位			
	受訓結業證書字號		年月日	1. 年 月　日 2. 年 月 日
廠內職務				
經歷			最近半身脫帽相片	

註：1.衛生管理及檢驗人員可由同一人兼任。
　　2.並檢附受訓結業證書影本。

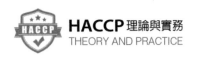

▼ 表 8-3 食品製造業組織系統圖及從業人員工作配置表

食品製造業組織系統圖及從業人員工作配置表

填表日期：中華民國 00 年 00 月 00 日

食品製造業名稱：

地址：

一、食品製造業組織系統圖（請列入各單位主管姓名）

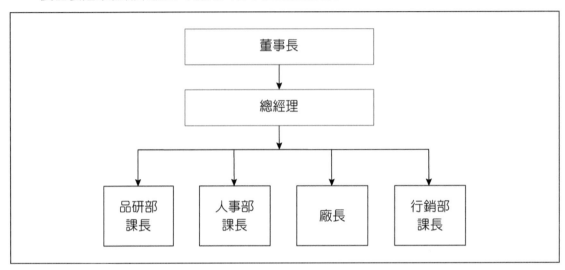

二、食品製造業從業人員工作配置表

區分	事務人員	技術人員	作業員（含臨時工）	合計	備考
品研部門	人	人	人	人	人
人事部門	人	人	人	人	人
廠區廠長	人	人	人	人	人
行銷部門	人	人	人	人	人
合計	人	人	人	人	人

▼ 表 8-4　製造業平面圖及主要機械及設備配置圖

食品製造業平面圖及主要機械及設備配置圖

註：1.請標示尺寸及面積。

　　2.本表不敷使用，可影印使用。

食品製造業名稱：

地址：

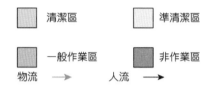

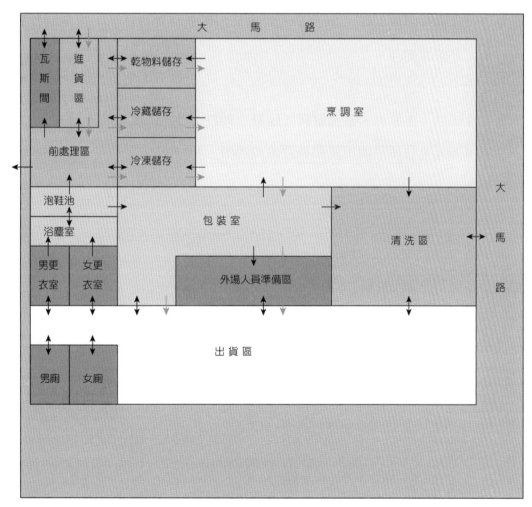

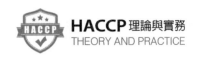
二、描述產品製造及儲運方法

對所生產製造的產品，包括成分的相關資料和運輸、儲存方法都必須詳細的記錄下來。並包含以下項目（圖 8-1、表 8-5）：

1. 產品特性描述應包括原物料、其他原料（配料、輔料）（含受限與非受限輔料）。

2. 內容物及產品接觸的物質（如醬料包）。

3. 包裝類型。

4. 儲存條件。

5. 標籤（包括使用說明）。

6. 保存期限及貯存條件。

7. 銷售方式。

8. 原料特性描述：主原料、其他原料（配料、輔料）及食品添加物。

9. 預期使用方式：各種預期用途和適宜的消費者。

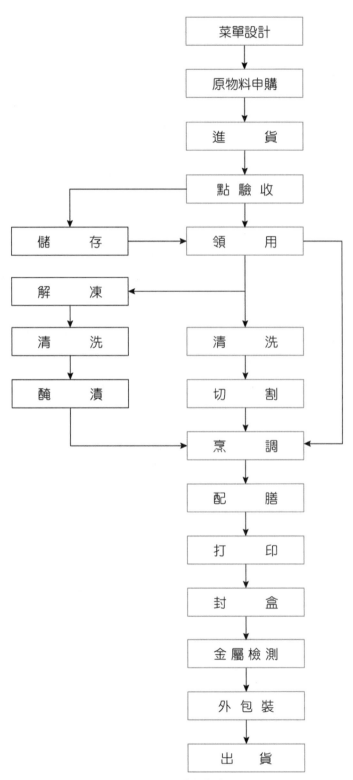

圖 8-2　產品製造流程圖

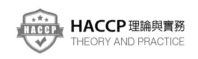

▼ 表 8-5　產品製造各個流程之說明（範例）

編號	流程名稱	說明
1.	菜單設計	由營養師於前一個月中旬開立菜單，經總經理同意後，發放至生產課及客戶處
2.	原物料申購	生產課依菜單所需於生產前 2 日填寫採購需求申請單，經總務單及總經理同意後，進行採購原物料作業
3.	進貨	供應商依本廠訂單所需運送原料或物料
4.	點驗收	供應商進貨時由點驗收人員進行點驗收，若發現有不符合本廠要求之原物料依其缺點進行補償或退貨處分，並記錄於廠商不定期評鑑表中，做為供應商選擇考量
5.	儲存	若原物料不立即使用者則依產品保存條件進行保存。冷凍溫度為零下 18°C 以下；冷藏溫度為 0～5°C
6.	領用	依生產所需至各倉庫中領取原（物）料，領用人需填寫領料進料紀錄單
7.	解凍	於每日下班前將第二日需使用之冷凍品搬運至解凍架上，以冷藏解凍 24±2 小時
8.	清洗	蔬菜之清洗：於原料處理場，置於四槽式洗滌槽中以流水清洗 肉類之清洗：解凍後之肉類，去除外包裝後以流水沖洗，需將血水，或其他異物清洗乾淨
9.	切割	去除不可食部分後，依烹調所需進行切割
10	醃漬	需醃漬之肉品，依烹調所需進行醃漬，醃漬時間為 16±2 小時
11.	烹調	由廚師依菜單所示之菜餚進行烹調，烹調之方法參照配方暨作業標準書
12.	配膳	作業人員站立於封盒機旁，由包裝組組長先行製作一樣本，作業人員依該餐食之擺放位置進行配膳
13.	打印	封盒時由噴印機噴印至封盒膠膜上，其時間之標示需標示清楚
14.	封盒	配膳完後立即統一由機器自動化封盒，避免暴露於空氣中過久的時間，若發現封盒不完全之餐盒，則立即重新包裝
15.	金屬檢測	封膜及打印完成後之餐盒皆需經過金屬檢測器之檢測，以確定餐盒中沒有金屬存在
16.	外包裝	餐盒經金屬檢測通過後即可以提袋依客戶所需進行包裝及裝箱
17.	出貨	裝箱後依客戶所需之數量，由保溫車進行送貨

▼ 表 8-6　產品描述與預定用途（範例）

1. 產品編號	
2. 產品名稱	
3. 產品規格	
4. 主　原　料	
5. 其他原料	
6. 食品添加物	
7. 使用方法	
8. 包裝方式	
9. 保存期限及儲存條件	
10. 主原料保存方法	
11. 銷售方式／地點	
12. 預期用途／消費者	
13. 注意事項	

備註：　　　　　　　製表人員：　　　　日期：

三、確定產品之預定用途及消費對象

　　確定產品之預定用途及消費對象，瞭解產品消費者之層面。

1. 確認產品之預定用法為成品或半成品。

2. 建立消費對象與型態：如西式、日式、學生、遊客、上班族等。

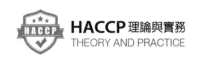

四、建立加工製備之書面步驟與流程圖

由 HACCP 小組建立產品之加工流程圖，每個步驟必須經由專屬（專業）人員的討論及考量來訂定。

▼ 表 8-7　產品加工流程圖（範例）

產品編號			頁次	
產品名稱			規格	
作業區別	流程圖	使用設備、器具	加工步驟說明	管制方法描述

備註：　　　　　　　　製表人員：　　　　　日期：

五、確認製備步驟與加工流程圖

針對流程圖中每一個步驟（程序）作進一步的確認：

1. 製程步驟清晰簡明且資料正確完整。

2. 列出所有原料及其他原料（配料、輔料）成分。

3. 列出所有步驟處理之溫度及時間等關係。

（一）製備步驟與流程說明

以「雞腿飯餐食」為例說明如下：

1. 驗收
   (1) 白飯。
   (2) 豆干。

(3) 冷凍雞腿。

(4) 芹菜、薑絲、玉米粒。

(5) 蛤蜊、花枝片。

2. 儲存

(1) 白飯：驗收後白米儲藏在乾物料儲藏室，並以適當的溫濕度儲藏。

(2) 豆干：驗收後豆干儲藏在冷藏室，並以中心溫度 7°C 以下的溫度儲藏。

(3) 冷凍雞腿、花枝片：驗收後之冷凍雞腿與花枝片儲藏於中心溫度−18°C 的溫度凍藏，使用將兩種材料於前一天移至冷藏庫退凍，然後再將雞腿放入醃漬調味料中醃漬一夜。

(4) 醃漬調味料：沙拉油、薑末、蒜末、米酒、醬油、味精、砂糖、豆瓣醬、辣椒醬、番茄糊、特殊醬料、辣椒粉等調味料合成出醃漬調味料儲藏在冷藏室，備用。

(5) 芹菜、紅蘿蔔以及薑：驗收後之芹菜、紅蘿蔔以及薑儲藏在冷藏室，並以中心溫度 7°C 以下的溫度儲藏，紅蘿蔔以及薑使用前先行洗淨切塊和切成細絲。

(6) 玉米粒：驗收後之玉米粒儲藏在冷凍室，並以適當的溫度凍藏。

3. 各道主菜之烹調方式

(1) 白飯蒸煮：使用當日所需的量去清洗並且浸泡 5 分鐘之後開始炊煮，白飯中心溫度要達 85°C 以上確保安全，之後冷卻到 18°C 等待配膳。

(2) 雞腿之醃漬與油炸處理：使用當日所需之已退凍冷凍雞腿量和調味料一起醃漬，並以中心溫度達 85°C 以上油溫進行油炸，再經瀝油冷卻直到 30°C 以下，等待配膳。

(3) 滷煮：豆干整片放入已調好之調味料中進行滷煮。

(4) 氽燙：

A. 玉米粒：秤取當日所需的玉米粒量，以中心溫度要達 85°C 以上水溫進行氽燙以確保安全。

B. 退凍之花枝片，切片後以中心溫度要達 85°C 以上水溫進行氽燙以確保安全。

(5) 熱炒：時節蔬菜以快炒方式烹調。

(6) 水煮：蛤蜊、薑絲適量之水中煮沸。

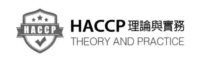

(7) 冷卻：

    A. 玉米粒：冷卻到 18°C 等待配膳。

    B. 醃漬調味料中醃漬一夜。

4. 配膳：始用圓形飯盒，將白飯 300 克、滷豆干 40 克、炸雞腿 100 克、芹菜、紅蘿蔔、玉米粒炒花枝 25 克，依序放入即可包裝，全程配膳溫度要在 18°C 以下進行。

5. 包裝：使用收縮膜做外部包裝。

6. 運送：產品全程以保溫運輸車運送，以抑制病源菌生長。

（二）製備流程圖：以「雞腿飯餐食」為例（圖 8-2）

一、	二、	三、	四、	五、	六、
白飯 米	炸雞腿 冷凍雞腿	芹菜炒花技 芹菜、紅蘿蔔、玉米粒、花技片	季節蔬菜 蔬菜	滷豆干 豆干	薑絲蛤蜊湯 蛤蜊、薑絲
↓	↓	↓	↓	↓	↓
	驗收1				
	↓				
驗收1	冷藏解凍2	驗收1	驗收1	驗收1	驗收1
↓	↓	↓	↓	↓	↓
室溫儲存2	清洗3	冷藏儲存2	冷藏儲存2	冷藏儲存2	冷藏儲存2
↓	↓	↓	↓	↓	↓
清洗浸泡3	醃漬4	清洗3	清洗3	清洗3	清洗3
↓	↓	↓	↓	↓	↓
	裹粉5				
	↓				
※ 蒸煮4	※ 油炸6	※ 熱炒4	※ 熱炒4	※ 滷煮4	※ 水煮4
中心溫度達85℃以上，3分鐘以上	中心溫度達85℃以上，3分鐘以上	中心溫度達80℃以上，2分鐘以上	中心溫度達80℃以上，2分鐘以上	中心溫度達85℃以上，3分鐘以上	中心溫度達80℃以上，3分鐘以上

個別分裝1

不鏽鋼盆 → 清洗 → 高溫烘乾 →

不鏽鋼桶 → 清洗、高溫　烘乾 → 封蓋2 → 運送3

註： ※為 CCP 點

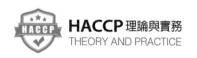

亦可將各道菜餚分別地依流程詳細說明

🍚 一、白飯（蒸煮）

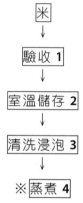

米
↓
驗收 **1**
↓
室溫儲存 **2**
↓
清洗浸泡 **3**
↓
※蒸煮 **4**

中心溫度達 85℃以上，3 分鐘以上

註：※為 CCP 點

🍳 二、炸雞腿

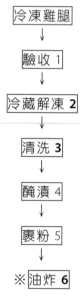

冷凍雞腿
↓
驗收 1
↓
冷藏解凍 **2**
↓
清洗 **3**
↓
醃漬 4
↓
裹粉 5
↓
※油炸 **6**

中心溫度達 85℃以上，3 分鐘以上

註：※為 CCP 點

三、芹菜炒花枝

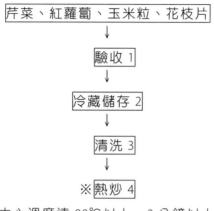

芹菜、紅蘿蔔、玉米粒、花枝片
↓
驗收 1
↓
冷藏儲存 2
↓
清洗 3
↓
※熱炒 4

中心溫度達 80℃以上，2 分鐘以上
註：※為 CCP 點

四、季節蔬菜

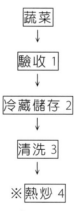

蔬菜
↓
驗收 1
↓
冷藏儲存 2
↓
清洗 3
↓
※熱炒 4

中心溫度達 80℃以上，2 分鐘以上
註：※為 CCP 點

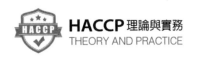
五、滷豆干

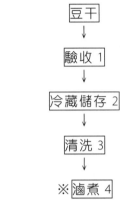

豆干
↓
驗收 1
↓
冷藏儲存 2
↓
清洗 3
↓
※滷煮 4
中心溫度達 85℃以上，3 分鐘以上
註：※為 CCP 點

六、薑絲蛤蜊湯

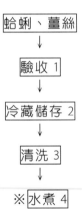

蛤蜊、薑絲
↓
驗收 1
↓
冷藏儲存 2
↓
清洗 3
↓
※水煮 4
中心溫度達 80℃以上，3 分鐘以上
註：※為 CCP 點

七、共同步驟

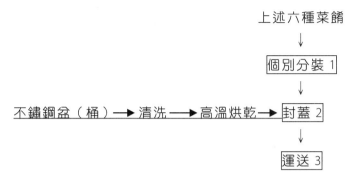

上述六種菜餚
↓
個別分裝 1
↓
不鏽鋼盆（桶）→ 清洗 → 高溫烘乾 → 封蓋 2
↓
運送 3

 第二節

✓ 實施 HACCP 系統之七大原則

實施 HACCP 系統需要有七大組成要素或七大原則，分別為危害分析、判定重要管制點、建立安全管制界線、建立管控點之監測方法與頻率、建立矯正措施、HACCP 系統確認、建立記錄系統。因此落實的實施 HACCP 系統，以有效保障食品之安全，是當前食品製造業、餐飲業與伙食包重要之課題。

1.危害分析	2.重要管制點	3.管制界限	4.	5.	6.	7.	8.矯正措施	9.確認	10.記錄
				監控					
			項目	方法	頻率	執行人			

🍳 一、危害分析(hazard analysis)

詳列製程中可能發生之危害及可使用之預防方法。

（一）瞭解整體製備過程

1. 產品組成分。

2. 產品加工的流程。

3. 使用設備、設施或器具。

4. 原物料製成產品過程中，各階段所經之溫度和時間。

5. 原料、加工、暫存、運輸（物流）、販售中溫度和時間設定。

6. 製作成品之加工流程圖。

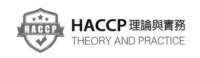

（二）實際觀察製備加工流程

1. 從原物料開始至製成品，整體製備加工過程。

2. 從原物料產品是否因設備或人員，造成交叉汙染。

3. 製成產品後之管理過程，是否有潛在交叉汙染之可能。

4. 視察過去汙染事件之頻率、顯著性及發生原因。

（三）評估危害發生之可能性與嚴重性

1. 評估危害發生之機率，及後續影響之嚴重性。

2. 依危害程度分級為高級、中級、低級與忽略四種。

3. 生物性危害為多數人，物理性危害為個人。

（四）預防危害之措施之考量

　　可以運用下列各種方式：

1. 各階段之溫度、濕度及時間管理（儲藏條件、加熱烹煮、冷藏及冷凍、產品暫存）。

2. 調整 pH 值。

3. 添加鹽類或食品添加物如防腐劑。

4. 乾燥（如要求水活性(water activity, a_w)在 0.8 以下）。

5. 包裝方式（真空包裝、充氮包裝、調氣包裝、大氣控制法）。

6. 包裝材料（來源管制、倉儲管理、是否需要預殺菌）。

7. 清潔消毒方法。

8. 全廠化學藥品或試劑之管理。

　　當考量到影響產品的微生物、化學性、及物理性危害時，對客戶而言，每一種產品都有可能會有潛在性危險，包含下列三種（圖 8-3）：

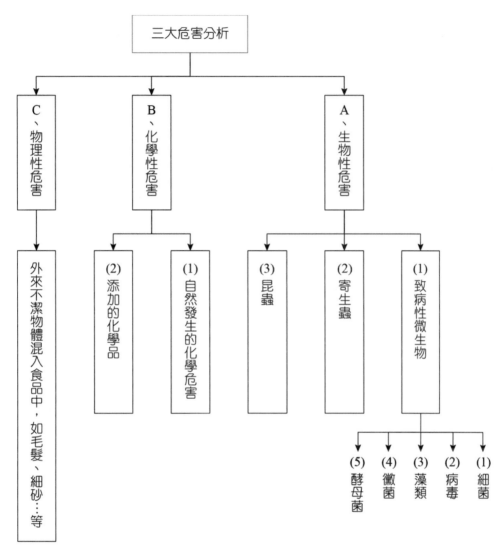

圖 8-3　三大危害分析

（一）生物性危害(biological hazard)

　　通常都是由引起疾病或是造成疾病的微生物，這些微生物也都通常與人類及原物料有關。不同種類危害的範例：

1. 致病性微生物(pathogenic microorganisms)引起之危害

　(1) 細菌(bacteria)

　　A. 腸炎弧菌案例：1995 年臺北市關渡國小及臺北縣三芝國小等合計七所小學師生在食用美滿食品公司供應的午餐後，陸續有 1,706 人發生腹瀉、腹痛嘔吐等食品中毒症狀，原因食品推測是外購之荷包蛋在運送至便當廠

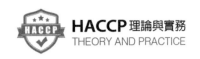

過程中受到腸炎弧菌的汙染所致，這是腸炎弧菌引起之最大規模集體食品中毒事件。

B. 沙門氏桿菌案例：1997 年國立澎湖海洋管理專科學校發生臺灣地區有記錄以來最大規模腸炎沙門氏桿菌引起的食品中毒事件。273 位吃早餐的住校生中有 68 人食品中毒，經調查早餐店所販賣的火腿三明治為引起中毒的原因食品，該店採用外殼破損的雞蛋煎製三明治中的煎蛋，且完成的火腿三明治擱置過久，未適當的冷藏或保溫，導致腸炎沙門氏桿菌繁殖到足以致病的菌量。

(2) 病毒(viruses)：如感染家禽類之禽流感病毒、感染豬隻之口蹄疫病毒等。

(3) 藻類(algae)：如熱帶海魚毒素(ciguatoxin)。

(4) 黴菌(molds)：

　　A. 發黴：有礙產品之外觀。

　　B. 黴菌毒素(mycotoxins)：例如黃麴毒素(aflatoxins)。

(5) 酵母菌(yeasts)：可引起產品產生酒精或二氧化碳之發酵作用。

2. 寄生蟲(parasitic worms)：如中華肝吸蟲。

3. 昆蟲(insects)：如蒼蠅、蚊子、蟑螂、飛蛾等。

（二）化學性危害(chemical hazard)

化學性危害的發生通常都是由於化學物質自然發生變化（自然發生），或是添加入處理（蓄意添加），或是直接進入食物供應流程（非蓄意添加）時。

1. 自然發生的化學危害：

(1) 魚貝體中天然毒素(natural shellfish poisons)引起之毒素：如麻痺性魚貝類毒素(paralytic shellfish poisons)等四種。

　　A. 麻痺性貝毒(paralytic shellfish poisons, PSP)。

　　B. 下痢性貝毒(diarrhetic shellfish poisoning, DSP)。

　　C. 神經性貝毒(neurotoxic shellfish poisoning, NSP)。

　　D. 健忘性貝毒(amnesic shellfish poisoning /domoic acid, ASP)。

(2) 魚肉中之天然毒素引起之中毒。

(3) 鯖科魚類之過敏物質(allergic substances)如組織胺毒素(scombrotoxin)。

(4) 植物之天然毒素引起之中毒。

2. 添加化學品的化學危害：

(1) 直接添加（添加物使用標準內合法添加）如：保色劑（例如：亞硝酸鹽，亞硫酸鹽類）、營養添加劑（例如：菸鹼酸，維生素 A）、色素（例如食用黃色五號）。

(2) 非蓄意添加或意外混入的化學物質：農業用化學物質，例如：殺蟲劑、殺黴菌劑、除草劑、肥料、抗生素和生長激素。

　A. 禁用物質：如禁用之食品添加物的硼砂(borax)、甜精(dulcin)。

　B. 有害金屬元素及化合物，例如：鉛、鎘、砷、汞、氰化物。

　C. 二次直接或間接汙染物，例如：潤滑劑、殺蟲劑、清潔用品、消毒殺菌劑、油漆。

3. 加工或烹調中發生品質劣變之不良物質：如氧化過度之油炸油。

（三）物理性危害(physical hazard)

　　物理性危害通常發生的原因，都是因為感染或是較差的生產管理程序，所導致外來不潔的物體，不預期的混入食品中，然後直接進入食物。物理性危害包含：對人體有潛在危害的外來物質，但食品中不常被發現，如毛髮、玻璃(glasses)、木頭(woods)如牙籤、石頭(stones)或細沙(sand)、金屬屑片(metals)（如不鏽鋼刷、釘子、訂書針等）、塑膠(plastics)或橡膠類（如橡皮筋、塑膠繩或不可食用的裝飾品等）。

　　總而言之，下列事情必須執行：

1. 影響食品加工流程順序者。

2. 對消費者具有潛在危害的鑑別資料。

3. 對原物料、半成品和產品之危害嚴重度的分析報告。

4. 對重要危害所設置的管控方法量測與驗效。

1. 危害分析	2. 重要管制點	3. 管制界限	4.	5.	6.	7.	8. 矯正措施	9. 確認	10.記錄
				監控					
			項目	方法	頻率	執行人			

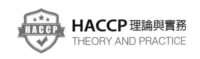

🍲 二、判定重要管制點(critical control point, CCP)

重要管制係指一個管制點、步驟或程序，若施予控制，則可預防、去除或減低食品之危害至可接受程度。

1. 查核哪個管制點、步驟或程序，判定其若施予控制，則可預防、去除或減低食品之危害至可接受的程度。

2. 提供必要之考慮因素、檢驗項目、做為 CCP 之判定結果。由資料判定、實際檢驗測定結果，經 HACCP 小組充分討論該項判定是缺失處，以決定其為 CCP 點。

3. 運用何種方式可做為重要管制點的判定依據？如使用 CCP 決策樹 (CCP decision tree)（圖 8-4）或其他經驗法則為依據來決定 CCP 點。

應用 HACCP 系統之 CCP 決策樹，來確認製程中之 CCP。食品製程每一步驟中可能產生危害之機率與其危害程度，每種危害必須詳加審查分析。

食品流程中之各種危害必須藉由措施、步驟或是程序，進行管控或管理方能消除、避免、或將食品之危害降製最低稱為管制點(control point, CP)。

食品加工過程中會有許多管制點，但相對的僅有少數幾個 CP 是會對食品造成重大的影響。雖然控制點或是重要管制點都有可能涉及食品造成微生物、化學性及物理性汙染的危害風險。但只有在管制點的危害直接造成食品劣化成不可食用。則此一管制點必須將其層級提高為 CCP 來防止其嚴重的風險。

圖 8-4 所示的重要管制點決策樹，說明了用來決定管制點及重要管制點的區隔。

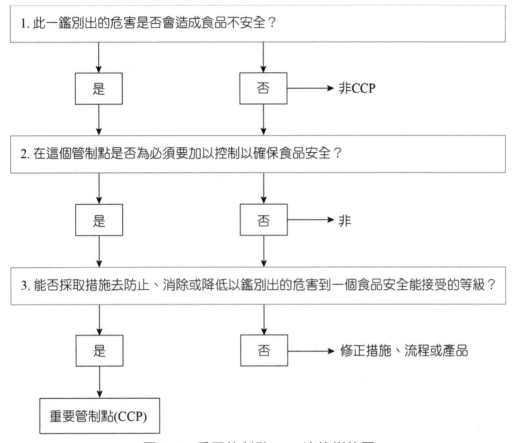

圖 8-4　重要管制點(CCP)決策樹簡圖

（一） 可能的重要管制點：能否預防危害

1. 在原物料之病原菌和藥物殘留方面，可於驗收時加以預防，例如：要求供應商提供貨源合格的檢驗證明書。物理性之危害如異物或碰傷可於前處過程去除。

2. 化學性危害可藉由嚴控的加工條件和貯藏條件，嚴管配方的添加等步驟加以預防。

3. 病原菌生長可由生產過程中溫度與時間之控制，如熱鏈食品或餐時可用加熱溫控和加熱時間來去除。冷鏈食品之物流，可由冷凍或冷藏等儲存方式加以控制。

4. 預防最終產物病原菌生長可藉由控制配方或成分添加等步驟，例如 pH 的調整或防腐劑的添加。

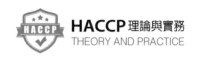
（二） 可能的重要管制點：能否排除危害

對某些產品或製程而言，下列步驟是確實可行的：

1. 病原菌或食品中毒菌：以確實可行的烹煮過程，可殺滅病原菌或食品中毒菌。

2. 異物排除：(1)金屬碎片可藉由金屬探測器檢測，或在生產線上將含有碎片的產品直接移除；(2)包裝繩、細沙或毛髮可藉由前處理中洗切過程去除。

3. 寄生蟲：可於冷凍過程致死，例如原存於生鮮魚體中的海獸胃線蟲(*Anisakis*)。

（三） 可能的重要管制點：能否降低危害至可接受之程度

對某些產品或製程而言，下列步驟是確實可行的：

1. 人工或機器篩選可將外來異物種類與數量降至最低。

2. 於合法的海域所捕獲的水產原物料如貝類或藻類，可降低某些生物性或化學性危害。

（四） 重要管制點決策樹(CCP decision tree)

問題一：流程中某個測量步驟或接續下來的步驟是否可以確認此危害？

問題二：此步驟是否可以去除或降低可能發生的危害至容許範圍內？

問題三：是否可能發生危害過量的狀況或擴大至無法接受的程度？

問題四：接續的步驟是否能去除或降低可能發生的危害至容許範圍內？

CCP 由圖 8-4 進行來回比對、分析做最後之判定。

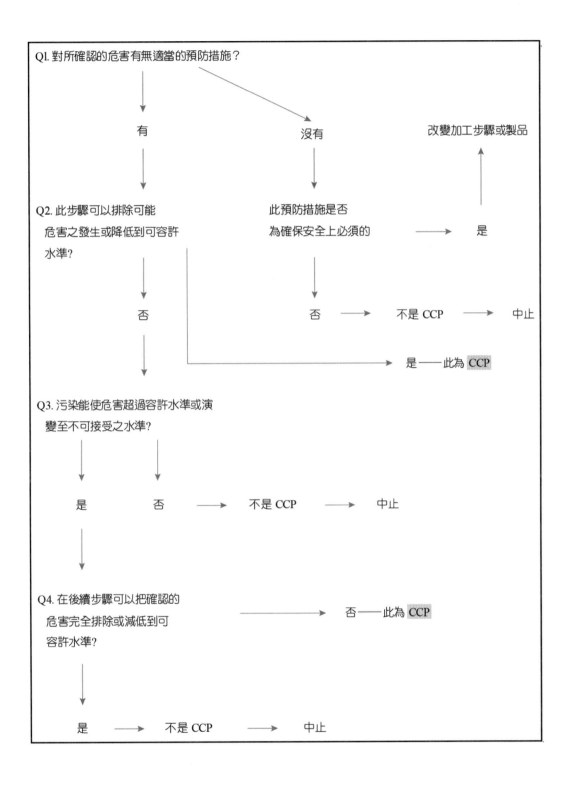

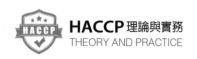

危害分析工作表（範例）

一、白飯（範例）

加工步驟	潛在之安全危害	該潛在危害顯著影響產品安全 (YES/NO)	判定左欄之理由	顯著危害之防治措施	本步驟是一重要管制點 (YES/NO)
白米驗收 1	物理性（無）				
	化學性（重金屬超量）	YES	農地受汙染	選用合格供應廠商，避免化學性危害	YES
	生物性（仙人掌桿菌）	YES	自然界存在孢子	剩飯冷卻藉由 GHP 中倉儲管理標準作業程序掌控	NO
室溫貯存 2	物理性（無）				
	化學性（無）				
	生物性（無）				
清洗浸泡 3	物理性（無）				
	化學性（無）				
	生物性（無）				
蒸煮 4	物理性（無）				
	化學性（無）				
	生物性（病原菌殘存）	YES	加熱溫度不足，造成病原菌殘留	加熱至中心溫度達 85℃，3 分鐘以上	YES

危害分析工作表

二、炸雞腿（範例）

加工步驟	潛在之安全危害	該潛在危害顯著影響產品安全(YES/NO)	判定左欄之理由	顯著危害之防治措施	本步驟是一重要管制點(YES/NO)
冷凍雞腿驗收 1	物理性（無）				
	化學性（抗生素、生長激素殘留）	YES	飼養時不當使用抗生素或生長激素	1.選用合格供應廠商 2.符合原料驗收標準規範	YES
	生物性（病原菌）	YES	屠體沙門氏菌汙染	後續加熱步驟殺滅	NO
冷藏解凍 2	物理性（無）				
	化學性（無）				
	生物性（病原菌）	NO	藉由 GHP 中製程及品質管制標準作業程序書管控		
清洗 3	物理性（無）				
	化學性（無）				
	生物性（無）				
醃漬 4	物理性（無）				
	化學性（無）				
	生物性（病原菌）	NO	藉由 GHP 中倉儲管制標準作業程序書管控		
裹粉 5	物理性（無）				
	化學性（無）				
	生物性（無）				
油炸 6	物理性（無）				
	化學性（致癌物）	NO	依 GHP 規定油炸用油經檢驗，必須在一定氧化值內方仍繼續用於油炸		
	生物性（病原菌殘存）	YES	加熱溫度不足，造成病源菌殘留	加熱至中心溫度達 85℃，3 分鐘以上	YES

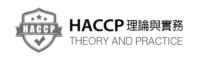
危害分析工作表

三、芹菜炒花枝片：芹菜、花枝片、紅蘿蔔、玉米粒（範例）

加工步驟	潛在之安全危害	該潛在危害顯著影響產品安全 (YES/NO)	判定左欄之理由	顯著危害之防治措施	本步驟是一重要管制點 (YES/NO)
驗收 1	物理性（無）				
	化學性（農藥超量或誤用）	YES	菜農不當農藥使用或採收	選用合格供應商符合原料驗收標準規範	YES
	生物性（病原菌）	YES	腸炎弧菌汙染	.後續加熱步驟可殺滅	NO
冷藏貯存 2	物理性（無）				
	化學性（無）				
	生物性（病原菌）	NO	藉由 GHP 中倉儲管制標準作業程序書管控		NO
清洗 3	物理性（無）				
	化學性（無）				
	生物性（無）				
熱炒 4	物理性（無）				
	化學性（無）				
	生物性（病原菌殘存）	YES	加熱溫度不足，造成病原菌殘留	中心溫度達 80℃，2 分鐘以上	YES

危害分析工作表

四、季節蔬菜（範例）

加工步驟	潛在之安全危害	該潛在危害顯著影響產品安全(YES/NO)	判定左欄之理由	顯著危害之防治措施	本步驟是一重要管制點(YES/NO)
驗收 1	物理性（無）				
	化學性（農藥超量或誤用）	YES	菜農不當農藥使用或採收	1. 慎選合格供應商 2. 符合原料驗收標準規範	YSE
	生物性（無）				
冷藏貯存 2	物理性（無）				
	化學性（無）				
	生物性（病原菌）	NO	藉由 GHP 中倉儲管制標準作業程序掌控		
清洗 3	物理性（無）				
	化學性（無）				
	生物性（無）				
熱炒 4	物理性（無）				
	化學性（無）				
	生物性（病原菌殘存）	YES	加熱溫度不足造成病原菌殘留	加熱至中心溫達 80℃，2分鐘以上	YES

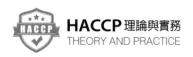

危害分析工作表

五、滷豆干（範例）

加工步驟	潛在之安全危害	該潛在危害顯著影響產品安全 (YES/NO)	判定左欄之理由	顯著危害之防治措施	本步驟是一重要管制點 (YES/NO)
驗收 1	物理性（無）				
	化學性（H₂O₂殘留）	YES	製造商不當使用食品添加物	慎選供應商來源	YES
	生物性（無）				
冷藏貯存 2	物理性（無）				
	化學性（無）				
	生物性（病原菌）	NO	藉由 GHP 中倉儲管制標準作業程序掌控		
清洗 3	物理性（無）	NO			
	化學性（無）				
	生物性（無）				
滷煮 4	物理性（無）				
	化學性（無）				
	生物性（病原菌殘留）	YES	中心溫度不足造成病原菌存活	中心溫度 85℃，3分鐘以上，徹底加熱	YES

危害分析工作表

六、薑絲蛤蜊湯：蛤蜊、薑絲（範例）

加工步驟	潛在之安全危害	該潛在危害顯著影響產品安全 (YES/NO)	判定左欄之理由	顯著危害之防治措施	本步驟是一重要管制點 (YES/NO)
驗收 1	物理性（無）				
	化學性（農藥超量或誤用）	YES	菜農不當農藥使用或採收	選用優良廠商並符合原料驗收標準規範	YES
	生物性（無）				
冷藏貯存 2	物理性（無）				
	化學性（無）				
	生物性（病原菌）	NO	藉由 GHP 中倉儲管制標準作業程序掌控		
清洗 3	物理性（無）	NO			
	化學性（無）				
	生物性（無）				
水煮 4	物理性（無）				
	化學性（無）				
	生物性（病原菌殘存）	YES	加熱溫度不足造成病原菌殘留	加熱至品溫達 80℃，2分鐘以上	YES

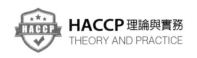

📄 危害分析工作表

七、共同步驟（範例）

加工步驟	潛在之安全危害	該潛在危害顯著影響產品安全（YES/NO）	判定左欄之理由	顯著危害之防治措施	本步驟是一重要管制點（YES/NO）
個別分裝 1	物理性（無）				
	化學性（無）	NO			NO
	生物性（無）				
封蓋 2	物理性（無）				
	化學性（無）				
	生物性（病原菌）	NO	藉由 GHP 中運輸管制標準作業程序書掌控		
運送 3	物理性（無）	NO			
	化學性（無）				
	生物性（無）				

重要管制點判定（範例）

加工步驟		顯著危害	Q1	Q2	Q3	Q4	CCP
白米	驗收	重金屬超量	YES	YES			YES
	驗收	仙人掌桿菌	YES	NO	YES	YES	NO
	儲存	無					
	清洗	無					
	蒸煮	病原菌殘存	YES	YES			YES
炸雞腿	驗收	抗生素殘留	YES	YES			YES
	驗收	病原菌	YES	NO	YES	YES	NO
	解凍	無					
	清洗	無					
	醃漬	無					
	裹粉	無					
	油炸	病原菌殘存	YES	YES			YES
芹菜炒花枝	驗收	農藥超量或誤用	YES	YES			YES
	驗收	病原菌	YES	NO	YES	YES	NO
	儲存	無					
	清洗	無					
	熱炒	病原菌殘存	YES	YES			YES
季節蔬菜	驗收	農藥超量或誤用	YES	YES			YES
	儲存	無					
	清洗	無					
	熱炒	病原菌殘存	YES	YES			YES
滷豆干	驗收	H_2O_2 殘留	YES	YES			YES
	儲存	無					
	清洗	無					
	滷煮	病原菌殘存	YES	YES			YES
薑絲蛤蜊	驗收	農藥超量或誤用	YES	YES			YES
	儲存	無					
	清洗	無					
	水煮	病原菌殘存	YES	YES			YES
個別分裝		無					
封蓋		無					
運送		無					

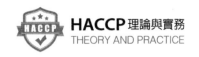

重要管制點判定（範例）（續）

加工步驟／危害	Q1	Q2	Q3	Q4	CCP
白米驗收／重金屬超量	YES	YES			YES
白米蒸煮／病原菌殘存	YES	YES			YES
雞腿驗收／抗生素殘留	YES	YES			YES
雞腿油炸／病原菌殘存	YES	YES			YES
芹菜花枝片驗收／農藥超量或誤用	YES	YES			YES
芹菜花枝片熱炒／病原菌殘存	YES	YES			YES
季節蔬菜驗收／農藥超量或誤用	YES	YES			YES
季節蔬菜熱炒／病原菌殘存	YES	YES			YES
豆干驗收／H_2O_2 殘留	YES	YES			YES
豆干滷煮／病原菌殘存	YES	YES			YES
薑絲蛤蜊／農藥超量或誤用	YES	YES			YES
薑絲蛤蜊水煮／病原菌殘存	YES	YES			YES

（五）管制點及重要管制點之比較(control point vs CCP)

1. 管制點：(1)品質特性；(2)非 HACCP 的規範需求，但是可以被控管者。

2. 重要管制點：食品安全的危害能被控管者。

　　重要管制點及危害並非絕對的一對一關係：

1. 單一重要管制點可同時用於控管多個危害冷藏的重要管制點就可以同時控制病原菌的生長和組織形成。

2. 多個管制點可能只用於控管一項危害。烹煮的步驟和肉片成型步驟，是控制煎煮魚肉漢堡時病原菌生長的重要管制點。

1.危害 分析	2.重要 管制點	3.管制 界限	4.	5.	6.	7.	8.矯正 措施	9.確認	10.記錄
				監控					
			項目	方法	頻率	執行人			

🍳 三、建立管制界線(control limit)

建立管制界線係指重要管制點必須符合之標準。

1. 列出所有 CCP 點之管制界限。

2. 提出管制界限的科學依據或法規依據。

3. 標明製程操作界限（即目標界限或操作員之管制標準）。

（一）列出所有 CCP 點之管制界限

每個管制項目可能存在有不只一個管制界限。必須要建立管制界限，以確保在每一重要管制點的食品安全。你必須是管制界線為安全的柵欄，其目的是確保當你違反時管制界限時，均會造成危害。重要界限通常都是建立於 HACCP 小組的輸入事項審查，當然如必要時，亦可從衛生當局輸入。

通常下列的準則，都可以列為管制界限：

1. 時間(time)。

2. 溫度(temperature)。

3. 濕度(humidity)。

4. 酸鹼值(pH value)。

5. 水含量(water content)。

6. 防腐劑(antiseptic agent)或水活性(water activity, a_w)。

7. 鹽度(saltidity)。

8. 有效殘氯量(available chlorine concentration)。

重要管制界限必須是特定的。可以用下列這段話作為解讀特定管制界限的範例：

為確保烹煮的貝殼類（貽貝、螃蟹或是蝦等）能食用，其食品內部中心溫度必須高於 60°C。

1. 對微生物之管理與控制：(1)時間／溫度的控制；(2)加熱和烹煮的過程；(3)冷卻和冷凍；(4)發酵或 pH 控制；(5)食鹽或其他合法防腐劑的適量添加；(6)乾燥或濃縮；(7)食材來源監控。

2. 寄生蟲危害之監控措施：(1)來源監控；(2)殺滅蟲體的方法如加熱、乾燥、冷凍；(3)挑除。

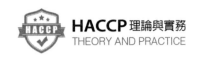

3. 化學性危害之監控措施：(1)來源監控：藥物殘留；(2)生產過程監控：添加物；(3)標示監控：過敏原。

4. 物理性危害之監控措施：(1)來源監控；(2)生產過程監控。

　　如果違反此規則或是其食品內部中心溫度，未達到其特定重要界線的規範值時，那麼就必須要提出矯正措施（原則 5）以避免食品危害。

　　除了上述的 CCP 之外，必須採取一些預防性的方法，以避免感染的狀況發生，例如交叉感染。交叉感染發生的原因是一個食品的感染，藉由一個非食品的東西（例如刀、手、木頭）轉移到另外一樣食品。

（二）管制界限的科學依據

1. 學術出版刊物	期刊文獻、食品科學文章、微生物期刊
2. 主管機關的法令規章	中央和地方政府的法規、美國農業部(USDA)法規、美國食品藥物管理署(FDA)法規、輸入國的法規
3. 專家	食品微生物國家標準諮議委員會(NACMCF)、加熱滅菌的驗證機構、食品技師／微生物學家、儀器製造商、衛生專家、大學推廣教育中心、產業公會
4. 實驗研究	私人實驗室、合約委託實驗室

（三）建立管制界限

重要管制點	管制界限
廚師	烹煮溫度高於 212°F，時間超過 3 分鐘
稱重／包裝／標示	所有產品必須標示「不含亞硫酸鹽化劑(sulfite agent)」字樣

1. 監控頻率

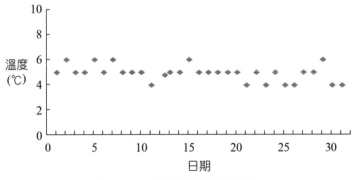

圖 8-5　冷藏室溫度記錄表

2. 監控者可由以下人員擔任：(1)線上作業員；(2)儀器操作者；(3)主管；(4)維護工程師以及(5)品管人員。

3. 監控者的責任：

(1) 受過重要管制點監控技巧訓練。

(2) 完全瞭解重要管制點監控的重要性。

(3) 具有即時評估監控結果的能力。

(4) 掌握每個監控結果報告的正確性。

(5) 當出現違反管制界限的情況時，須立即報告，以便採取矯正措施。

1.危害分析	2.重要管制點	3.管制界限	4.	5.	6.	7.	8.矯正措施	9.確認	10.記錄
			監控						
			項目	方法	頻率	執行人			

四、執行管控點監測(CCP motoring)

監測是指有計畫之監控管制點是否符合管制界限，並做成控制記錄備查確認。

1. 設定 CCP 的監視目標，如場所部位、加工因子、儀器設備等。

2. 設定偵測失控之監視方法及提供確認之書面文件。

3. 設定線上之連續式或非連續式（批次式）監控方法。

4. 設定 CCP 在控制中之監視頻率。

(1) 查核運用何種監控方法：

　　A. 連續性監控。

　　B. 非連續性監控：

　　　　a. 外觀檢查。

　　　　b. 成分規格標準之監控。

　　　　c. pH 值。

　　　　d. 水活性(a_w)。

　　　　e. 產品溫度。

　　　　f. 微生物檢驗。

(2) 重要管制點之如何監控：

　　A. 監控什麼(what)？什麼項目需監控？測量或觀察以評估重要管制點操作時是否落在管制界限內。

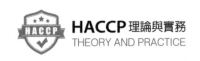

  B. 如何(how)監控？用什麼方法監控？通常是物理或化學的測量（管制界限的定量）；須即時性和正確性兼顧。

  C. 監控頻率(frequency)為何？進行監控之次數及時間？連續式或間歇式？

  D. 誰(who)誰負責監控？設定監視報告之負責人及查核人員？需受過訓練者執行特定的監控工作。

5. 設定監控程序：監測有計畫的量測或觀測 CCP 之管制界限是否在要求之內。

  CCP 之控制頻率：對於每一加工步驟而言，監控流程的描述合管制界限需為一致性，描述監控計畫必須包括下列：「監控項目、監控方式、監控頻率、監控人員」。為了評估監控過程是否與管制界限吻合，監控的數值必須充分並找出正常變異的範圍，確定這些量測值是否接近管制界限，且當量測的時間間隔越大，產品所具有的風險及危害程度就越大。

  一個有效的監控系統的建立及實施，可以確認所有的 CCP 均已控制。有效的監控程序能確保均能達成重要界限。監控會去追蹤系統運作的程度，以確保在危害發生前控制的損失，均能被指出並且矯正。

  連續性的監控通常是被認為要盡可能作為第一順位，但是在許多狀況下，定期的監控檢查是比連續性的監控更可行，且其提供危害管制的效果，等同於連續性監控。

  所有監控的結果紀錄均須加以保存。同時，這也包括了用做量測重要界線的儀器校正紀錄。

▣ CCP 之監控表（範例）

重要管制點	顯著之安全危害	每一個防治措施之管制界限	監控 項目	監控 方法	監控 頻率	監控 負責人員	矯正措施	紀錄	確認
白米驗收	重金屬	供應商提供來源證明	來源證明資料	目視	每批	驗收人員	該批退貨	異常處理紀錄表(HY-4-1-07)	1. 每年訪視供應商 2. 衛管每月回顧監控、矯正措施並確認相關紀錄
白米蒸煮	病原菌殘存	中心溫度達85°C，3分鐘以上	1. 溫度 2. 時間	1. 探針溫度計量測 2. 時鐘	每天第一批	廚師	1. 延長處理時間 2. 再次處理	烹調溫度監控確認紀錄表(HA-4-T01)異常處理紀錄表(HY-4-1-07)	1. 衛管每2週回顧紀錄表單 2. 成品每月委外檢驗 3. 確認溫度計每年校正紀錄
炸雞腿驗收	抗生素	供應商提供來源證明	來源證明資料	目視	每批	驗收人員	該批退貨	異常處理紀錄表(HY-4-1-07)	1. 每年訪視供應商 2. 衛管每月回顧監控、矯正措施並確認相關紀錄
炸雞腿油炸	病源菌殘存	中心溫度達85°C，分鐘以上	1. 溫度 2. 時間	1. 探針溫度計量測 2. 時鐘	每天第一批	廚師	1. 延長處理 2. 再次確認	烹調溫度確認紀錄表(HA-4-T01)異常處理紀錄表(HY-4-1-07)	1. 衛管每2週回顧紀錄表單 2. 成品每月委外檢驗 3. 確認溫度計每年校正紀錄
芹菜炒花枝片驗收	農藥殘留	供應商提供來源證明	來源證明資料	目視	每批	驗收人員	該批拒收，以合格供應商取代	異常處理紀錄表(HY-4-1-07)	1. 每年訪視供應商 2. 衛管每月回顧監控、矯正措施並確認相關紀錄
芹菜炒花枝片熱炒	病源菌殘存	中心溫度達80°C，3分鐘以上	1. 溫度 2. 時間	1. 探針溫度計量測 2. 時鐘	每天第一批	廚師	1. 中心溫度不足時，延長時間處理 2. 起鍋後中心溫度不足，分批再處理	烹調溫度確認紀錄表(HA-4-T01)異常處理紀錄表(HY-4-1-07)	1. 衛管每2週回顧紀錄表單 2. 成品每月委外檢驗 3. 確認溫度計每年校正紀錄

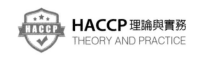

重要管制點	顯著之安全危害	每一個防治措施之管制界限	監控				矯正措施	紀錄	確認
			項目	方法	頻率	負責人員			
季節蔬菜驗收	農藥殘留	供應商提供來源證明	來源證明資料	目視	每批	驗收人員	該批拒收，以合格供應商取代	異常處理紀錄表 (HY-4-1-07)	1. 每年訪視供應商 2. 衛管每月回顧監控、矯正措施並確認相關紀錄
季節蔬菜熱炒	病源菌殘存	中心溫度達80°C，2分鐘以上	1. 溫度 2. 時間	1. 探針溫度計量測 2. 時鐘	每天第一批	廚師	1. 中心溫度不足時延長時間處理 2. 起鍋後中心溫度不足,分批在處理	烹調溫度確認紀錄表 (HA-4-T01) 異常處理紀錄表 (HY-4-1-07)	1. 衛管每2週回顧紀錄表單 2. 成品每月委外檢驗 3. 確認溫度計每年校正紀錄
豆乾驗收	H₂O₂	供應商提供來源證明	來源證明資料	目視	每批	驗收人員	該批拒收，以合格供應商取代	異常處理紀錄表 (HY-4-1-07)	1. 每年訪視供應商 2. 衛管每月回顧監控、矯正措施並確認相關紀錄
豆乾滷煮	病源菌殘存	中心溫度達85°C，3分鐘以上	1. 溫度 2. 時間	1. 探針溫度計量測 2. 時鐘	每天第一批	廚師	1. 延長處理時間 2. 分批再次處理	烹調溫度確認紀錄表(HA-4-T01) 異常處理紀錄表 (HY-4-1-07)	1. 衛管每2週回顧紀錄表單 2. 成品每月委外檢驗 3. 確認溫度計每年校正紀錄
薑絲蛤蜊驗收	農藥殘留	供應商提供來源證明	來源證明資料	目視	每批	驗收人員	該批拒收，以合格供應商取代	異常處理紀錄表 (HY-4-1-07)	1. 每年訪視供應商 2. 衛管每月回顧監控、矯正措施並確認相關紀錄
薑絲蛤蜊湯水煮	病源菌殘存	中心溫度達80°C，2分鐘以上	1. 溫度 2. 時間	1. 探針溫度計量測 2. 時鐘	每天第一批	廚師	1. 延長處理時間 2. 分批再次處理	烹調溫度確認紀錄表(HA-4-T01) 異常處理紀錄表 (HY-4-1-07)	1. 衛管每2週回顧紀錄表單 2. 成品每月委外檢驗 3. 確認溫度計每年校正紀錄

▼ 表 8-8　原材料監控報告範例

AAA 食品股份有限公司

採購驗收表（原物料監控報告）

日期 _____　　　　　　　　　　　　　　　　　　PQ-4-02-T02

魚類	時間	供應商	品質	溫度	結構	臭味	眼睛／魚鰓	允收(A)／拒收(R)

檢驗者：_____　　　　　　　　　審查者：_____

6. 監控的目的：

　(1) 可追蹤操作過程，並確認是否偏離管制界限及能否調整。

　(2) 可確認過程是否有漏失（當重要管制點發生偏差時）。

　(3) 可提供製程管理系統書面記錄。

7. CCP 監控方法(critical control point monitoring)。有計畫性的持續觀察或測量，以評估是否確實控管重要管制點，而且提供未來適用於確認的正確記錄。

1.危害分析	2.重要管制點	3.管制界限	4.	5.	6.	7.	8.矯正措施	9.確認	10.記錄
			監控						
			項目	方法	頻率	執行人			

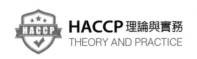

五、建立矯正措施(corrective action)

監控過程發現不符合管制界限時，應實施改正措施使重要管制點回復控制之下。

1. 修正製程回復至正常狀態下之方法或程序。

2. 偏離管制界限時，異常食品之處置方法。

3. 矯正措施之負責人及查核人員。

4. 證實 CCP 點已回復至正常狀態並監控中。

5. 保存矯正措施之紀錄。

設定矯正措施(corrective action)

HACCP 系統需建立每一個 CCP 失控時之矯正措施，包括受影響產品的處理並切實記錄。

「矯正措施計畫」意指當量測結果指出特定的 CCP 並未在管制狀況下時，所需提出的矯正措施的執行（圖 8-6、8-7）。

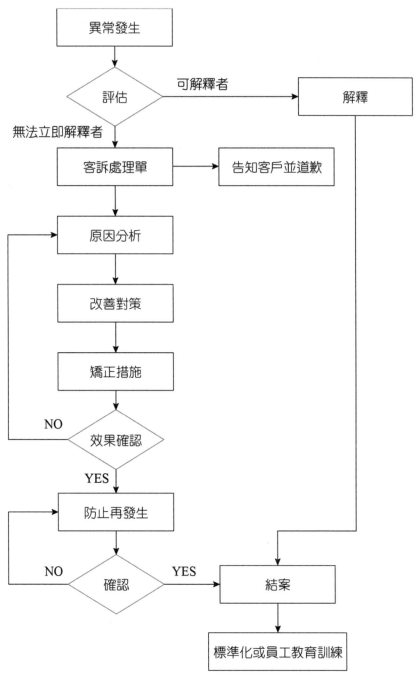

圖 8-6　異常事件管制流程圖

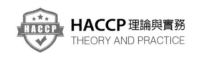

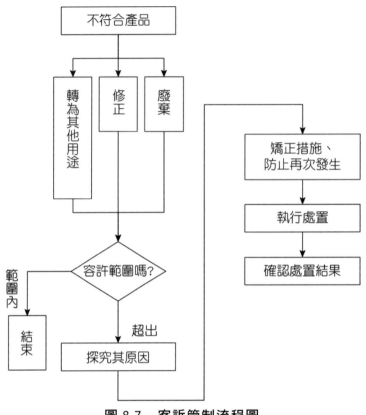

圖 8-7　客訴管制流程圖

　　如果有發生違反重要界限的狀況，這意味著食品產品已經處於不安全的危險狀態下，必須立即採取有效的矯正措施。可能的矯正措施有：(1)食品檢驗後拒收退回；(2)廠房消毒；(3)器皿消毒殺菌、或是(4)調整烹煮時間及溫度，以確保矯正措施能證明重要控制點(CCP)已在控制下。所有矯正措施的記錄均必須隨時加以保存（圖 8-8、8-9、表 8-8）。

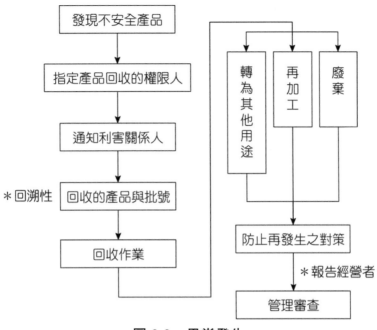

圖 8-8　異常發生

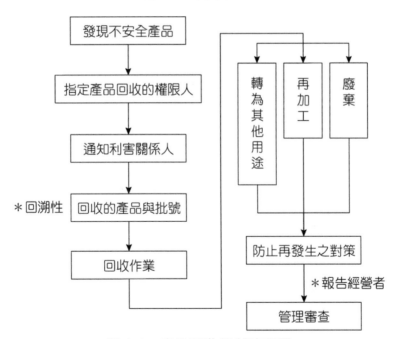

圖 8-9　產品回收管制流程圖

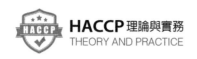

▼ 表 8-8 異常矯正措施通知單範例

AAA 股份有限公司
異常矯正措施通知單

HY-4-01-T07

發生日期：_____ 時間：_____ 產品編號_____

問題：		
發現者：	日期：	
矯正措施：		
執行者：	日期：	
結果確認：		
審查者：	日期：	

六、HACCP 系統確認(HACCP system verification)

（一）建立確認步驟以證實 HACCP 系統有效而可行

1. 確認應著重製程之監控，非最終產品之檢驗。

2. 確認應包含 HACCP 計畫定期再評估，計畫變更時再評估，計畫變更是指產品製程或包裝改變。

3. 管制界限或監控程序之確認應合乎科學及統計原理。

4. 應包含稽核及其他確認活動之頻率與負責人之資料。

5. HACCP 計畫可行而且有效確認：
   (1) 確認原則為：
      A. 針對整個計畫準確性、有效性、落實性之評估及驗證程序。
      B. 確認頻率小於監控頻率，但具隨機性與目標性。
   (2) 確認活動為：
      A. 現場確認：
         a. 產品描述及流程圖之準確性。
         b. CCP 監控製程及矯正動作之落實性。
         c. HACCP 系統是否有效運作。

B. 記錄查核：a.原料成分；b.產品安全；c.加工製造；d.包裝；e.儲存運銷；
　　　f.其他。
(3) 確認方法為：
　　A. 分析、測試或稽核監控程序。
　　B. 校正溫度測定設施或監測重要管制點之儀器。
　　C. 產品取樣檢測。
　　D. 查閱監控紀錄。
　　E. 查閱異常產品處理紀錄。
　　F. 檢查及稽查。
　　G. 環境取樣檢查。
　　H. 定期檢討 HACCP 計畫。

　　HACCP 小組必須列出每個加工步驟可能之生物性、化學性或物理性的危害，依每一個危害逐項分析危害程度，建立管制項目。

　　HACCP 小組通常都會用全面性的查檢表，去分析所有的食品品項，及在建立的過程中如何去控制他們。

（二）建立確認程序(verification procedure)

　　可運用監視和稽核的方法、隨機取樣分析方法，作為判定 HACCP 系統是否正常運轉的依據。確認活動包括如下：

1. 審查 CCPs 之有效性。

2. 審查重要界限以確保他們能有效控制危害。

3. 審查所採取的矯正措施及其有效性。

4. 檢驗監控及矯正程序。

5. 執行全廠檢驗其 HACCP 系統流程及 CCPs，以確保其系統能正確的被使用去執行一適當的確認時程（包括隨機確認）。

　　HACCP 系統必須執行確認以確保其執行之有效性。因此 HACCP 安全指導綱要必須建立於流程中，以確保其能檢查出 CLs 或 CCPs 是否被正確的鑑別出。像這樣確認的流程必須由 HACCP 小組中專門的技術、專家，或是如需要時外界食品業界顧問的團隊建立。第三者的確認，則必須是由法規核可的機構加以執行。

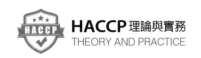
1. 危害分析	2. 重要管制點	3. 管制界限	4. 監控	5.	6.	7.	8. 矯正措施	9. 確認	10.記錄
			項目	方法	頻率	執行人			

七、建立記錄系統(record system)

建立 HACCP 系統實施情形之書面完整正確資料。

1. 是否有維持原料製程，設備運作及產品在控制中的靜態紀錄及保留期限。

2. 分析製程演變趨勢及確認 HACCP 計畫有效之動態紀錄。

3. 靜態紀錄：指原料驗收、儲存條件、產品加工、設備操作條件與維修、產品內外在因子或儲存條件、對架售期影響評估。

4. 動態紀錄：指 CCP 監控、矯正、確認及作業衛生管制紀錄。

建立資料記錄及文件保存，系統中需具備有效和正確的資料紀錄以供參考及追蹤，並且以文字的方式，詳細記下每一個步驟之操作或是使用方法。紀錄包括：(1)危害記錄；(2)重要管制點及其管制界限(CCPs & CLs)；(3)監控技術、矯正措施計畫及確認程序。

HACCP 計畫須保存的四類紀錄

1. HACCP 計畫和規劃時的支持文獻。

2. 重要管制點的監控紀錄。

3. 矯正措施的紀錄。

4. 確認行動的紀錄。

記錄電腦化包括確保紀錄的可信度、正確性而且避免受到非授權者的篡改等管制措施。

資訊來源

1. 養殖業者、食品加工業者。

2. 政府稽核人員。

3. 貿易協定。

4. 供應商和買方。

5. 大學的推廣教育中心。

6. 文獻和出版刊物。

　　總而言之，文件化系統必須詳載企業組織在達成 HACCP 系統所需採取的措施，同時必須記錄成文件。以一貫基礎的模式記錄 CCP 事件，也能確保爾後適當矯正或預防措施將會有系統的產生。

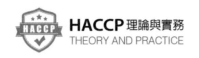

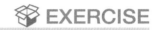

課·後·複·習

1. 建立 HACCP 系統之預備步驟有哪些？請詳述之。

2. 實施 HACCP 系統之七大原則為何？詳加說明。

3. 何謂危害分析(hazard analysis)？有哪三大類危害？請詳述之。

4. 為了有效預防顯著與潛在性危害，可以運用哪些措施？

5. 請詳述重要管制點(critical control point, CCP)如何進行判定？

6. 試模仿設計一份重要管制點(CCP)決策樹簡圖。

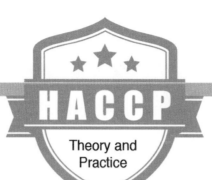

09
CHAPTER

餐飲業執行 HACCP 系統之實務

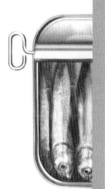

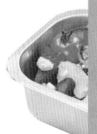

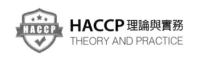
重要摘要 | SUMMARY

- 公司成立 HACCP 小組並備齊執行 HACCP 制度所需之基本資料。

- 細心精確地繪製「餐飲業平面圖及主要機械及設備配置圖」。

- 如實闡述產品及材料特性、儲運方式及生產流程圖。

- 建立有效可行的「危害分析表」。

- 「重要管制點(CCP)」之確定與管控。

- 建立「CCP 之監控與管理頻率」，出現缺失立即進行「矯正措施」。

- 再確認「矯正措施」是否正確、完整、有效（確效）。

衛生福利部食品藥物管理署 2017 年 11 月 17 日公告訂定「旅館業附設餐廳應符合食品安全管制系統準則之規定」，除國際觀光旅館外，新增五星級旅館業者，旅館內附設餐廳應有 1 廳以上實施 HACCP，導入預防性之食品安全管理概念，強化對食品安全的重視，2017 年 7 月 1 日開始實施。

HACCP 系統，國內業界稱為「食品安全管制系統」。為了確保餐飲在原料端之源頭管理、生產過程中食材之準備、前處理、烹調生產、加工配製和食用前之調理備用等各個流程之自主管理，以及消費的過程中的食的安全，因此在整個由食材之生產地至飲食的餐桌上之餐飲的危害識別、評鑑和控制面是一種科學化、合理化以及系統化的管理；但這不代表飲食衛生因此就萬無一失，不受食物中毒之威脅。

餐飲生產業者能嚴格百分之百的執行 HACCP 系統，於餐飲製備過程中先判別可能發生對產品有危害的因子，並採取適當的管控措施，即可防止危害的發生。

食品安全管制系統與其內容

依據食品安全管制系統準則第二條規定　本準則所稱食品安全管制系統（以下簡稱本系統），指為鑑別、評估及管制食品安全危害，使用危害分析重要管制點原理，管理原料、材料之驗收、加工、製造、貯存及運送全程之系統。前項系統，包括下列事項：

一、成立食品安全管制小組（以下簡稱管制小組）。

二、執行危害分析。

三、決定重要管制點。

四、建立管制界限。

五、研訂及執行監測計畫。

六、研訂及執行矯正措施。

七、確認本系統執行之有效性。

八、建立本系統執行之文件及紀錄。

管制小組成員，由食品業者之負責人或其指定人員、品保、生產、衛生管理人員或其他幹部人員組成，至少三人，其中負責人或其指定人員為必要之成員。前項成員中，至少一人應為食品業者專門職業或技術證照人員設置及管理辦法規定之專門職業人員，並負責規劃及管理本系統執行之文件及紀錄（第三條規定）。

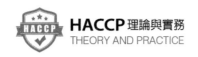
食品（或餐飲）業執行 HACCP 系統之步驟如圖 9-1 所示。

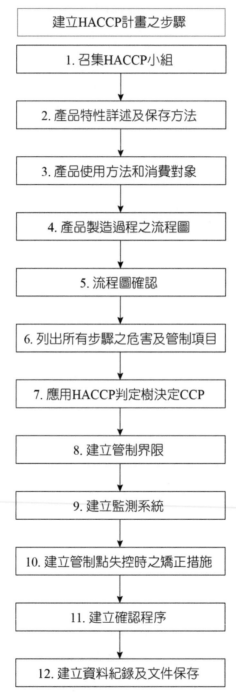

圖 9-1　餐飲業建立 HACCP 計畫之步驟

第一節

✔ HACCP 小組成立

 一、HACCP 小組名單

第一步是由餐飲部門內之生產主管如主廚或資深廚師、品管部門如衛生管理人員、及管理階層如餐飲部經理組成 HACCP 小組,此小組成員負責整個 HACCP 計畫之每個步驟。HACCP 小組必須是多功能的(multi-disciplinary),亦可由品保或是食品微生物等專業人員、生產者、管理者或是機械維護者所組成。

HACCP 小組成員,至少 3 人,其中一人應為食品業者專門職業或技術證照人員設置及管理辦法規定之專門職業人員,並負責本系統之規劃及執行、記錄文件及留存管理。故 HACCP 小組之主要執掌為:1. 依據 GHP 制定或修正 HACCP 計畫;2. 對相關人員排訂課程,進行教育訓練;3. 推動、監督個人衛生及確認計畫容之執行與驗效。

下表所示為餐飲業 HACCP 小組名單之範例。

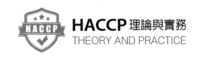

制定日期	109. 10. 01	HACCP 執行小組名單	文件編號	HA -3-01		
制訂單位	中式廚房		版次	1.0	頁次	1/1

人　員		職　稱	專　長	
同意人	陳小英	餐飲部經理	HACCP 計畫推動、成本預算控制	

姓　　名	職　　稱	專　　長
提案人：王大明	行政主廚	HACCP 計畫執行、製程管理菜單審核、採購下單
同意人：陳小英	餐飲部經理	HACCP 計畫推動、餐飲部門行政管理、採購業務
小組召集人：張三豐	衛生管理人員	HACCP 計畫推動與總執行、菜單設計與營養評估、衛生管理、教育訓練

　　HACCP 小組成員確立後，由各公司最高執行長官（總經理或是負責人）授權 HACCP 小組在食品良好衛生規範準則下，執行和食品安全管制系統各項工作。

　　HACCP 小組首先建立公司執行食品安全管制系統之基本資料，應填具之基本表單如下，同時亦必須將所有佐證資料備齊檔案夾中，以利後續作業或稽核時備查。

▼ 表 9-1　餐飲業食品安全管制系統衛生評鑑制度建立申請書

餐飲業食品安全管制系統衛生評鑑制度建立申請書（餐食製造業）

填表日期：中華民國　　　年　　　月　　　日

工　廠	名稱	AAA 大飯店有限股份公司 中式廚房	工廠登記證 統一編號	
	地址	BB 市 CC 路 D 段 E 巷 9999 號	電　話	（　）
			傳　真	（　）
營利事 業登記	名稱	AAA 大飯店有限股份公司	公司執照 字號	
	地址	BB 市 CC 路 D 段 E 巷 1001 號	電　話	（　）
			傳　真	（　）
負責人姓名		張總統	職務	董事長
HACCP 管制 小組人員姓名 （至少 3 人）		提案人：王大明	職稱	行政主廚
		同意人：陳小英	職稱	餐飲部經理
		小組召集人：王大明	職稱	資深廚師
		食品衛生管理人員：張◇◇	職稱	品保課長
生　產　量 基本資料		生產線數：2 條		
		最大安全生產量：2,000 分 餐食／日		
		實際生產量：1,500 分 餐食／日（平均）		
系統建立 輔導調查		本案係經外聘機構（專家）輔導建立； 機構（專家）名稱：＿＿＿＿＿＿＿＿＿（專家應註明服務單位及職稱） ☑本案係自行建立		

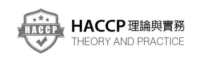
AAA 大飯店有限股份公司中式廚房食品安全管制系統建立歷程表

	建檔內容	日期	建檔人	輔導人（無可免填）
第一個月	1. 申請表填寫 2. GHP 程序書撰寫	109.06.01	張◇◇	無
第二個月	1. HACCP 計畫書撰寫	109.07.01	張◇◇	無
第三個月	1. 記錄表單繪製及更新	109.08.01	張◇◇	無
實際運轉期	1. 現場實際運作 2. GHP 表單紀錄 3. HACCP 表單紀錄	起：109.09.01	張◇◇	無
		迄：109.10.31	張○○	無
建檔人之學經歷及 HACCP 相關背景： 學歷： 1. DD 科技大學食品科學系學士 2. 經歷：○○公司品保課長 3. 持有餐飲業 HACCP 課程（30A 及 30B）共計 60 小時以上 4. 專技高考食品技師合格				
輔導人之學經歷及 HACCP 相關背景：無 如有請專家學者輔導，需填本欄資料				

▼ 表 9-2　專門衛生管理人員履歷表

HACCP 管制小組人員履歷表

填表日期：中華民國 00 年 00 月 00 日
餐食製造業名稱：AAA 大飯店有限股份公司中式廚房
地址：BB 市 CC 路 D 段 E 巷 1001 號

姓名與住址	姓　名	張三豐		出生年月日	74 年 10 月 23 日	
	住　址	桃園市中央區大度路二段 111 巷 1 號				
學　歷	畢業學校（最高學歷）	DD 科技大學				
	科　系	食品科學系				
	畢業時間	93 年 6 月 20 日		畢業證書字號		
專　門訓　練	類　別	1. 食品工廠衛生管理人員訓練班		期別	1	
		2. 餐飲業 GHP 或 HACCP 系統實務訓練班			2	
	訓練主辦單位	衛生福利部認可單位：食品工業發展研究所				
	受訓結業證書字號	1. HACCP 課程 A 班（食研訓自第 511111 號）		年月日	1. 106 年 12 月 3 日	
		2. HACCP 課程 B 班（食研訓自第 1000000 號）			2. 107 年 5 月 3 日	
廠　內職　務	品保課長兼專任衛生管理人員				最 近 半 身脫 帽 相 片	
經　歷	95 年 7 月至 108 年 3 月曾擔任 BBB 食品股份有限公司營養師					

註：1. 衛生管理及檢驗人員可由同一人兼任。
　　2. 並檢附受訓結業證書影本。

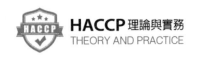

▼ 表 9-3　餐飲業組織系統圖及從業人員工作配置表

餐食製造業組織系統圖及從業人員工作配置表

填表日期：中華民國 00 年 00 月 00 日
餐食製造業名稱：AAA 大飯店股份有限公司中式廚房
地址：　BB 市 CC 路 D 段 E 巷 1001 號

🍲 一、餐食製造業組織系統圖（請列入各單位主管姓名）

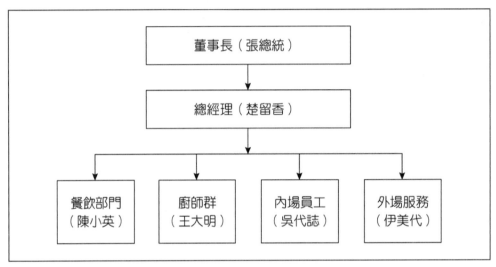

🍲 二、餐食製造業從業人員工作配置表

區分	事務人員	技術人員	作業員 （含臨時工）	合計	備考
餐飲部門	3（含經理）	3 人	0 人	6 人	人
中式廚房 廚師群	5 人 （含主廚）	0 人	0 人	5 人	人
中式廚房 內場員工	1 人（領班）	6 人 （含廚工）	5 人 （含實習生）	12 人	人
外場服務 人員	4 人 （含領班）	0 人	6 人 （含實習生）	10 人	人
合計	13 人	9 人	11 人	33 人	人

▼ 表 9-4　餐飲製造業平面圖及主要機械及設備配置圖

餐飲製造業平面圖及主要機械及設備配置圖

註：1.請標示尺寸及面積。

　　2.本表不敷使用，可影印使用。

餐飲製造業名稱：AAA 大飯店股份有限公司中式廚房

地址：BB 市 CC 路 D 段 E 巷 1001 號

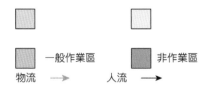

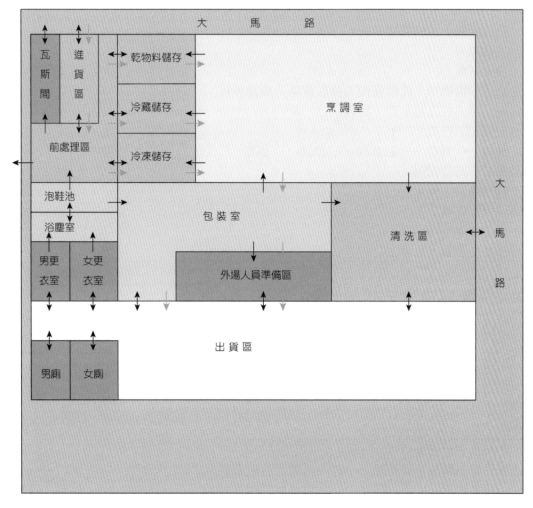

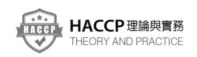

 產品特性描述及其保存方法

對所生產製造之產品必須詳述地記錄下來，包括有成分的相關資料和運輸儲存的方法。

產品特性及儲運方式

制定日期	109 年 12 月 1 日	產品特性及儲運方式	文件編號	HA -3- 02		
制訂單位	中式廚房		版次	1.0	頁次	1/1
一、產品名稱：中式商業午餐						
二、主要成分：						
1. 主食：白飯						
2. 主菜：彩椒蝦球、乾煎黃魚、酥炸銀魚、無錫子排						
3. 甜點：芋香紅豆西米露（甜湯）						
三、主要加工方式：						
驗收 → 儲存 → 前處理 → 烹調 → 供膳						
四、包裝方式及說明：						
餐具盛裝，無密封包裝						
五、儲存及運輸：						
室溫儲存						
餐廳內用餐，無外送						

一、產品用途及消費對象

瞭解本產品消費者的層面，例如：老人或是嬰兒亦或是一般大眾。

制定日期	109 年 12 月 1 日	產品用途及消費對象	文件編號	HA -3- 03		
制訂單位	中式廚房		版次	1.0	頁次	1/1
一、產品預定用法及用途：						
加熱即食餐飲，並應在 2 小時內用畢，否則丟棄。						
二、消費對象：						
一般大眾。						

第三節

產品加工流程圖

　　由 HACCP 推行小組建立流程圖，每個步驟必須經由 HACCP 小組成員的討論，考量以訂定正確的流程圖。經由 HACCP 系統所確立之流程圖，餐飲部門之中式廚房必須依照此流程圖來執行作業。

 產品加工流程圖

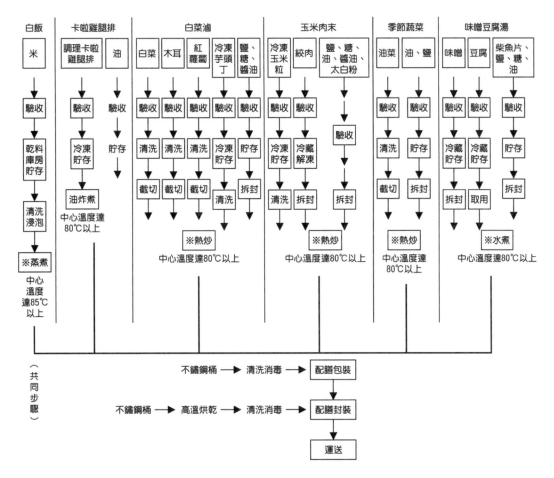

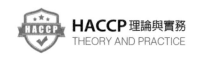

第四節

加工流程步驟與流程說明

　　HACCP 推行小組必須對整個流程圖之每個步驟或是程序，做進一步的確認或是做適當的確認。以餐飲部當日現場生產之菜單－中式商業午餐為例，以六種不同烹調方式（蒸煮、拌炒、油煎、油炸、燜煮、水煮等）製備出來之餐飲，各選出一種代表性之菜餚為範例說明如下：

一、白飯（主食）蒸煮

制定日期	109 年 12 月 1 日	產品製造流程圖	文件編號	HA-3-04		
制訂單位	中式廚房		版次	1.0	頁次	1/9

一、白飯（主食）蒸煮

白米
↓
驗收(1)
↓
儲存(2)
↓
清洗(3)
↓
蒸煮(4)：蒸煮製白飯之中心溫度需達 85°C 以上
(CCP)

註：※為 CCP 點

二、彩椒蝦球（炒）

制定日期	109 年 12 月 1 日	產品製造流程圖	文件編號	HA -3- 04		
制訂單位	中式廚房		版次	1.0	頁次	2/9

二、彩椒蝦球（炒）

冷凍白蝦仁	青紅椒	沙拉油、太白粉、精鹽
↓	↓	↓
驗收(1)	驗收(2)	驗收(3)
↓	↓	↓
冷凍儲存(4)	冷藏儲存(5)	室溫儲存(6)
↓	↓	
解凍(7)	清洗(8)	
↓	↓	
漿製(10)	裁切(9)	

汆　燙(11)：100℃ 沸水處理數秒鐘

※ 拌 炒 (12)： 85℃，熱 炒 2～3 分鐘
(CCP)

↓

共同步驟

註：※為 CCP 點

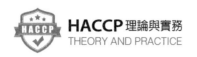
三、乾煎黃魚（煎）

制定日期	109 年 12 月 1 日	產品製造流程圖	文件編號		HA -3- 04	
制訂單位	中式廚房		版次	1.0	頁次	3/9

三、乾煎黃魚（煎）

冷凍黃魚　　　　老薑、蔥、米酒　　沙拉油、花椒粉、精鹽、　椒鹽

↓　　　　　　　↓　　　　　　↓　　　　　　　↓

驗收(1)　　　驗收(2)　　　驗收(3)　　　驗收(4)

↓　　　　　　↓　　　　　↓　　　　　↓

冷藏儲存(5)　　室溫儲存(6)　　室　溫　儲　存　(7)

↓　　　　　　↓

剖殺(8)　　　清洗(9)

↓　　　　　　↓

清洗(9)　　　切割(10)

↓　　　　　　↓

醃　製　(11)

↓

※油煎 (12)：150℃　煎，10 分鐘，使餐食之中心溫度達 85℃

(CCP)

↓

供 膳 ←──────────────── 椒　　　鹽

↓

共同步驟

註：※為 CCP 點

四、酥炸銀魚（炸）

制定日期	109 年 12 月 1 日	產品製造流程圖	文件編號	HA - 3-04			
制訂單位	中式廚房		版次	1.0	頁次	4/9

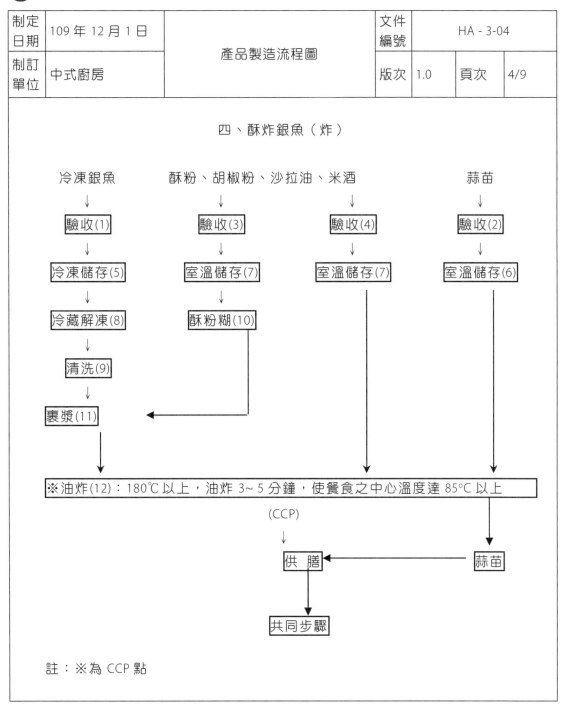

四、酥炸銀魚（炸）

```
  冷凍銀魚          酥粉、胡椒粉、沙拉油、米酒            蒜苗
     ↓                ↓              ↓                ↓
  驗收(1)          驗收(3)        驗收(4)          驗收(2)
     ↓                ↓              ↓                ↓
 冷凍儲存(5)      室溫儲存(7)     室溫儲存(7)      室溫儲存(6)
     ↓                ↓
 冷藏解凍(8)      酥粉糊(10)
     ↓
  清洗(9)
     ↓
  裹漿(11) ←─────────┘
     ↓
※油炸(12)：180℃ 以上，油炸 3~5 分鐘，使餐食之中心溫度達 85℃ 以上
            (CCP)
             ↓
           供　膳 ←──────────────── 蒜苗
             ↓
          共同步驟
```

註：※為 CCP 點

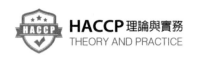

五、無錫子排（燜）

制定日期	109 年 12 月 1 日	產品製造流程圖	文件編號		HA -3- 04		
制訂單位	中式廚房		版次	1.0	頁次	5/9

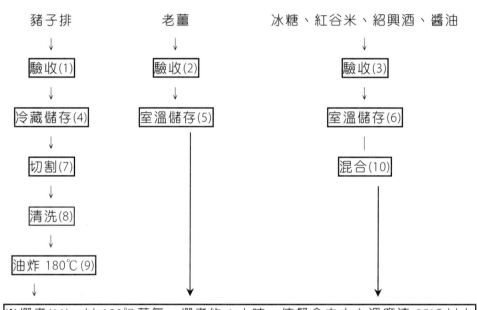

五、無錫子排（燜）

豬子排   老薑   冰糖、紅谷米、紹興酒、醬油
↓   ↓   ↓
驗收(1)   驗收(2)   驗收(3)
↓   ↓   ↓
冷藏儲存(4)   室溫儲存(5)   室溫儲存(6)
↓   ↓
切割(7)   混合(10)
↓
清洗(8)
↓
油炸 180℃ (9)
↓

※燜煮(11)：以 100℃ 蒸氣，燜煮約 1 小時，使餐食之中心溫度達 85℃ 以上
(CCP)
↓

共同步驟

註：※為 CCP 點

六、芋香紅豆西米露（甜湯）（水煮）

制定日期	109 年 12 月 1 日	產品製造流程圖	文件編號	HA -3- 04		
制訂單位	中式廚房		版次	1.0	頁次	6/9

六、芋香紅豆西米露（甜湯）（水煮）

芋頭　　　　　西米露　　　　　紅豆　　　　　冰糖
↓　　　　　　↓　　　　　　↓　　　　　　↓
驗收(1)　　　驗收(2)　　　驗收(3)　　　驗收(4)
↓　　　　　　↓　　　　　　↓　　　　　　↓
冷藏儲存(5)　冷藏儲存(6)　室溫儲存(7)　室溫儲存(8)
↓　　　　　　　　　　　　　↓
切割(9)
↓
清洗(10)
↓　　　　　　　　　　　　　蒸煮(12)
清蒸(11)以 100℃ 蒸　　　　↓
氣蒸 18~20 分鐘　　　　　　打泥(13)
↓

※　水煮(14)：100℃　水煮 13 ~15 分鐘，使餐食之中心溫度達 85℃ 以上
(CCP)
↓
共同步驟

註：※為 CCP 點

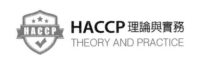
在中式商業午餐的菜餚中，還有其他麵食加工食品如包子、水餃、小籠包、魚餃、銀絲卷等，以及中式飲茶餐食如蘿蔔糕、馬拉糕、紅豆煎餅等米食加工餐食等均需再加熱之後，方能提共消費者使用。其烹調製備流程如下：

🍲 七、復熱供膳型式

制定日期	109 年 12 月 1 日	產品製造流程圖	文件編號	HA -3- 04		
制訂單位	中式廚房		版次	1.0	頁次	7/9

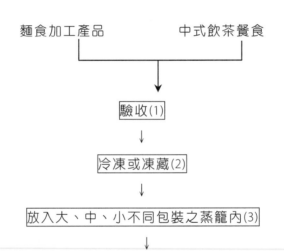

七、復熱供膳型式

麵食加工產品　　　　中式飲茶餐食

↓

驗收(1)

↓

冷凍或凍藏(2)

↓

放入大、中、小不同包裝之蒸籠內(3)

↓

※ 蒸煮(4)： 使餐食之中心溫度達 85°C 以上　　(CCP)

　　在中式商業午餐的菜餚中，亦有其他冷凍或冷藏食品如奶酪、果凍類、霜淇淋…等，以及如冰淇淋餐食、冰沙等提共消費者食用前不再加熱之事先製備之冷凍冷藏餐飲，其加工製備流程如下：

八、冷存供膳型式

制定日期	109 年 12 月 1 日	產品製造流程圖	文件編號	HA -3- 04		
制訂單位	中式廚房		版次	1.0	頁次	8/9

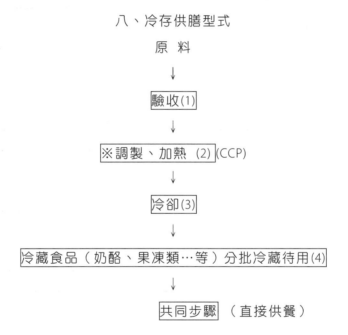

八、冷存供膳型式

原　料

↓

驗收(1)

↓

※調製、加熱　(2) (CCP)

↓

冷卻(3)

↓

冷藏食品（奶酪、果凍類…等）分批冷藏待用(4)

↓

共同步驟　（直接供餐）

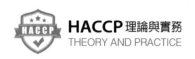

共同步驟

制定日期	109 年 12 月 1 日	產品製造流程圖	文件編號	HA -3- 04		
制訂單位	中式廚房		版次	1.0	頁次	9/9

共同步驟

瓷器碗盤→清洗晾乾→高溫烘乾→ ※1. 擺盤 （CCP）

↓

2. 運送

註：※為 CCP 點

加工流程步驟與流程確認後，進行執行 HACCP 七大原則，如圖 9-2 所示。

HACCP 七大原則

原則 1. 危害分析及危害程度評估
原則 2. 主要管制點
原則 3. 管制界限
原則 4. 監測方法
原則 5. 矯正措施
原則 6. 建立確認程序
原則 7. 建立資料記錄和文件保存

圖 9-2　執行 HACCP 系統之七大原則

第五節

✔ 危害分析

危害分析及危害程度評估，以中式商業午餐為例說明。

1. 成分：微生物、化學、物理之危害分析。

2. 產品本質及物理特性：pH、水活性、酸度、防腐劑。

3. 加工過程。

4. 產品的微生物數量。

5. 餐飲部中央廚房之設計如第二章所述之硬體基礎規劃。

6. 廚房內各種設備、機具之安排、清洗、消毒。

7. 衛生安全之人流、物流如餐飲提供動線和用膳後餐盤回收和最後廚餘之動線管理。

8. 注意有些餐飲有包配問題如包配於各個小蒸籠或小容器內。

9. 人員健康與其檢查報告之查核，個人衛生督導及員工教育訓練。

10. 經加熱後之餐飲成品，於包裝後至最終使用者間的保存條件。

11. 產品使用方法與應注意事項。

12. 外場服務人員對消費者之解說訓練。

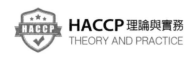

危害分析工作表

制定日期	109 年 12 月 1 日	危害分析工作表 一、白飯（主食）	文件編號	HA -3- 05		
制訂單位	中式廚房		版次	1.0	頁次	1/14

一、白飯（主食）

(1) 製備步驟	(2) 潛在之安全危險		(3) 此危害是否顯著？（是／否）	(4) 請說明在(3)欄回答是或否的理由	(5) 有何預防方法來預防此顯著危害？	(6) 是否為管制重點？（是／否）
白米驗收 (1)	物理性	砂土等異物夾雜	否	依前處理之清洗作業標準，注意清洗可去除	NA	NA
	化學性	重金屬、黃麴毒素汙染	否	選擇 CAS 優良米廠商並請廠商附檢驗報告備查	NA	NA
	生物性	仙人掌桿菌及其孢子汙染	是	仙人掌桿菌大量繁殖及其孢子萌發滋生後，對人體會產生危害	在後續蒸煮步驟可將其危害排除	否
室溫儲存 (2)	物理性	無	--	--	--	--
	化學性	黴菌產生之毒素生成	否	依 GHP 倉儲管理作業標準程序，控制乾料庫房溫濕度可避免	NA	NA
	生物性	黴菌滋生	否	依 GHP 倉儲管理作業標準程序，控制乾料庫房溫濕度可避免	NA	NA
清洗 (3)	物理性	異物殘留	否	依前處理作業標準管制清洗流程可避免	NA	NA
	化學性	無	--	--	--	--
	生物性	無	--	--	--	--
蒸煮 (4)	物理性	無	--	--	--	--
	化學性	無	--	--	--	--
	生物性	仙人掌桿菌及其孢子殘存	是	加熱溫度與時間不足，造成仙人掌桿菌及其孢子殘存會對人體產生危害	白飯中心溫度需達 85℃以上，每餐期抽測一次並做紀錄	是

制定日期	109 年 12 月 1 日	危害分析工作表 二、彩椒蝦球（炒）		文件編號	HA -3- 05		
制訂單位	中式廚房			版次	1.0	頁次	2/14

二、彩椒蝦球(炒)

(1)	(2)		(3)	(4)	(5)	(6)
製備步驟	潛在之安全危險		此危害是否顯著？ （是／否）	請說明在(3)欄回答是或否的理由	有何預防方法來預防此顯著危害？	是否為管制重點？ （是／否）
驗收 (1) 冷凍 白蝦仁	物理性	蝦殼及腸泥等異物	否	依前處理之清洗 GHP，注意異物之去除	NA	NA
	化學性	亞硫酸鹽殘留重金屬	否	依採購驗收 GHP，選擇優良廠商並請廠商提供檢驗報告	NA	NA
	生物性	病原菌汙染如腸炎弧菌等	是	病原菌汙染過量可導致食物中毒，危害人體健康	後續熱炒步驟可將其危害排除	否
驗收 青紅椒 (2)	物理性	小枝葉細砂石等異物	否	選擇優良廠商並注意清洗時剔除可避免	NA	NA
	化學性	農藥殘留	否	依採購驗收 CAS，或選購自本地優農會並請其提供檢驗報告	NA	NA
	生物性	黴菌、菜蟲等微生物汙染	是	黴菌毒素殘存，對人體產生危害	後續之川燙與高溫加可以去除	NA
驗收 (3)沙拉油、太白粉、精鹽	物理性	無	--	--	--	--
	化學性	食品添加物過量	否	依採購驗收 GHP，選擇優良廠商並請廠商提供檢驗報告	NA	NA
	生物性	無	--	--	--	--
儲存 (4) 冷凍 白蝦仁	物理性	無	--	--	--	--
	化學性	無	--	--	--	--
	生物性	病原菌滋生如金黃色葡萄球菌等	否	依倉儲管理 GHP，管控冷凍冰箱溫度，確保白蝦仁保存在-18℃以下，可使病原菌不易生長繁殖	NA	NA
青紅椒 冷藏儲存(5)	物理性	無	--	--	--	--
	化學性	無	--	--	--	--
	生物性	微生物孳生如黴菌等	否	依 GHP 倉儲管理，管控溫濕度，確保溫度在 7℃以下，可使微生物不易生長繁殖	NA	NA

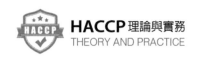

制定日期	109 年 12 月 1 日	危害分析工作表 二、彩椒蝦球（炒）	文件編號	HA -3- 05		
制訂單位	中式廚房		版次	1.0	頁次	3/14

（續上）

沙 拉油、太白粉、精鹽室溫儲存(6)	物理性	無	--	--	--	--
	化學性	油品中忼氧化劑	--	由販售商提供符合合法添加物使用之油品	--	--
	生物性	無	--	--	--	--
解凍(7) 白蝦仁	物理性	無	--	--	--	--
	化學性	無	--	--	--	--
	生物性	病原菌滋生如腸炎弧菌等	否	依 GHP 前處理之解凍，溫度管控在 7℃以下，可使病原菌不易生長繁殖	NA	NA
清洗(8) 青紅椒	物理性	細沙子及小枝葉等異物	否	依前處理之清洗 GHP，注意剔除可避免	NA	NA
	化學性	無	--	--	--	--
	生物性	無	--	--	--	--
截切(9) 青紅椒	物理性	無	--	--	--	--
	化學性	無	--	--	--	--
	生物性	無	--	--	--	--
漿 製(10) 白蝦仁	物理性	無	--	--	--	--
	化學性	無	--	--	--	--
	生物性	病原菌交叉汙染滋生	否	依 GHP 漿製過程避免交叉汙染及倉儲管制，半成品置於冷藏 7℃以下可避免	NA	NA
川燙(11)	物理性	無	--	--	--	--
	化學性	無	--	--	--	--
	生物性	病原菌殘留如腸炎弧菌等	否	川燙的高溫可將病原菌部分殺滅	--	--
拌炒(12)	物理性	無	--	--	--	--
	化學性	無	--	--	--	--
	生物性	病原菌殘留如腸炎弧菌等	是	熱炒溫度不足，造成病原菌未完全死滅，會引起食物中毒等嚴重性健康危害	管制食物中心溫度達 85℃以上可預防	是
供膳	物理性	金屬或毛髮等異物	否	出餐前依 GHP 物理性與化學性異物侵入之預防，注意驗菜可避免	NA	NA
	化學性	無	--	--	--	--
	生物性	無	--	--	--	--

制定日期	109 年 12 月 1 日	危害分析工作表 三、乾煎黃魚（煎）		文件編號	HA -3- 05		
制訂單位	中式廚房			版次	1.0	頁次	4/14

三、乾煎黃魚（煎）

(1) 製備步驟	(2) 潛在之安全危險		(3) 此危害是否顯著？ （是／否）	(4) 請說明在(3)欄回答是或否的理由	(5) 有何預防方法來預防此顯著危害？	(6) 是否為管制重點？ （是／否）
驗收(1) 黃魚	物理性	有外傷、沙土等異物	否	驗收人員加強目視檢查及後續清洗步驟可去除	NA	NA
	化學性	抗生素、磺胺類藥劑等殘留	否	依採購驗收，選擇 CAS 廠商或本地優良廠商並請廠商提供檢驗報告	NA	NA
	生物性	病原菌汙染如腸炎弧菌等	是	病原菌汙染過量可導致食物中毒，危害人體健康	1.要求廠商以冷凍車運送，驗收人員注意溫度 2.後續熱炒步驟可將其殺滅	否
驗收(2) 老薑、蔥	物理性	砂土、雜質等異物	否	依 GHP 前處理之清洗可去除	NA	NA
	化學性	農業用藥殘留	否	依 GHP 採購驗收標準，選擇本地優良廠商供貨	NA	NA
	生物性	病原菌及黴菌等微生物汙染	否	依 GHP 前處理之驗收剔除腐爛原料並依前處理之清洗去除	NA	NA
驗收(3) 沙拉油	物理性	無	--	--	--	--
	化學性	反式油脂	否	依 GHP 採購驗收標準，選擇優良廠商並請廠商提供檢驗報告	NA	NA
	生物性	無	--	--	--	--
驗收(4) 花椒粉、精鹽	物理性	雜質等異物	否	依 GHP 採購驗收標準，目視檢查去除物理性異物侵入，可避免汙染至最終產品	NA	NA
	化學性	無	--	--	--	--
	生物性	無	--	--	--	--

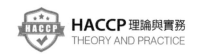

制定 日期	109 年 12 月 1 日	危害分析工作表 三、乾煎黃魚（煎）	文件 編號	HA -3- 05		
制訂 單位	中式廚房		版次	1.0	頁次	5/14

（續上）

冷藏儲存 (5)黃魚	物理性	無	--	--	--	--
	化學性	無	--	--	--	--
	生物性	病原菌汙染如腸炎弧菌等	否	依 GHP 倉儲管理作業標準，管控冷藏冰箱溫度在 7℃以下，可使病原菌不易生長繁殖	NA	NA
室溫儲存 (6)老薑、蔥	物理性	無	--	--	--	--
	化學性	無	--	--	--	--
	生物性	病原菌及黴菌等微生物汙染	否	依 GHP 倉儲管理作業標準，管控溫度在室溫，可使病原菌不易生長繁殖	NA	NA
室溫儲存 (7)花椒、精鹽、沙拉油、米酒	物理性	無	--	--	--	--
	化學性	無	--	--	--	--
	生物性	無	--	--	--	--
剖殺(8)黃魚	物理性	魚鱗、魚鰓及腸泥等異物	否	依 GHP 後續之清洗過程，可避免異物殘留	NA	NA
	化學性	無	--	--	--	--
	生物性	病原菌滋生	否	依 GHP 前處理之清洗，取肉後洗淨加冰放入冷藏儲存並注意冰箱溫度可避免	NA	NA
清洗 (9)	物理性	魚鱗、魚鰓及腸泥等異物	否	依 GHP 前處理之清洗過程，注意剔除可避免異物殘留	NA	NA
	化學性	無	--	--	--	--
	生物性	無	--	--	--	--
切割 (10)	物理性	無	--	--	--	--
	化學性	無	--	--	--	--
	生物性	無	--	--	--	--
醃製 (11)	物理性	無	--	--	--	--
	化學性	無	--	--	--	--
	生物性	病原菌交叉汙染滋生	否	依 GHP 漿製過程避免交叉汙染及倉儲管制，半成品置於冷藏 7℃以下可避免	NA	NA
油煎 (12)	物理性	無	--	--	--	--
	化學性	無	--	--	--	--
	生物性	病原菌殘留如腸炎弧菌等	是	熱炒溫度不足，造成病原菌未完全死滅，會引起食物中毒等嚴重性健康危害	管制餐食之中心溫度達 85℃以上可預防	是

制定日期	109 年 12 月 1 日	危害分析工作表 四 、酥炸銀魚（炸）		文件編號		HA -3- 05	
制訂單位	中式廚房			版次	1.0	頁次	6/14

四、酥炸銀魚（炸）

(1)	(2)		(3)	(4)	(5)	(6)
製備步驟	潛在之安全危險		此危害是否顯著？（是／否）	請說明在(3)欄回答是或否的理由	有何預防方法來預防此顯著危害？	是否為管制重點？（是／否）
驗收 (1) 冷凍銀魚	物理性	魚刺、泥沙、尼龍細絲等異物	否	驗收人員加強目視檢查及後續清洗步驟可去除	NA	NA
	化學性	抗生素如綠黴素及硝基呋喃等殘留	否	依 GHP 採購驗收標準，選擇優良廠商並請廠商提供檢驗報告	NA	NA
	生物性	病原菌汙染如腸炎弧菌等	是	病原菌汙染過量可導致食物中毒，危害人體健康	1. 要求廠商以冷凍車運送，驗收人員注意溫度 2. 後續熱炒步驟可將其殺滅	否
驗收 (2) 蒜苗	物理性	砂土、雜質等異物	否	依 GHP 前處理之清洗可去除	NA	NA
	化學性	農業殘留	否	依 GHP 採購驗收標準，選擇優良廠商供貨	NA	NA
	生物性	病原菌等汙染	否	蒜頭本身具抗菌性且後續清洗可降低	NA	NA
驗收 (3) 沙拉油	物理性	無	--	--	--	--
	化學性	抗氧化劑	否	依 GHP 採購驗收標準，選擇優良廠商並請廠商提供檢驗報告	NA	NA
	生物性	無	--	--	--	--
驗收 (4) 胡椒、米酒	物理性	無	--	--	--	--
	化學性	食品添加物如防腐劑	否	依 GHP 採購驗收標準，選擇優良廠商供貨並請提供檢驗報告	NA	NA
	生物性	無	--	--	--	--

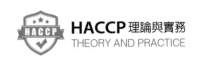

制定 日期	109 年 12 月 1 日	危害分析工作表 四、酥炸銀魚（炸）	文件 編號		HA -3- 05	
制訂 單位	中式廚房		版次	1.0	頁次	7/14

（續上）

冷凍儲 存 (5) 銀 魚冷藏	物理性	無	--	--	--	--
	化學性	無	--	--	--	--
	生物性	病原菌汙染如腸炎 弧菌等	否	依倉儲管理 GHP，管控冷藏冰箱 溫度在 7℃ 以下，可使病原菌不易 生長繁殖	NA	NA
儲存 (6) 蒜苗	物理性	無	--	--	--	--
	化學性	無	--	--	--	--
	生物性	病原菌及黴菌等微 生物汙染	否	依 GHP 倉儲管理標準，管控冷藏 冰箱溫度在 7℃ 以下，可使病原菌 不易生長繁殖	NA	NA
儲存 (7) 胡椒、 米酒	物理性	無	--	--	--	--
	化學性	無	--	--	--	--
	生物性	無	--	--	--	--
解凍(8) 銀魚	物理性	無	--	--	--	--
	化學性	無	--	--	--	--
	生物性	病原菌汙染如腸炎 弧菌等	否	依 GHP 前處理之清洗過程，溫度 在 7℃ 以下，可使病原菌不易生長 繁殖	NA	NA
清洗(9)	物理性	無	--	--	--	--
	化學性	無	--	--	--	--
	生物性	無	--	--	--	--
酥粉糊 (10)	物理性	無	--	--	--	--
	化學性	無	--	--	--	--
	生物性	無	--	--	--	--
裹漿 (11)	物理性	無	--	--	--	--
	化學性	無	--	--	--	--
	生物性	病原菌交叉汙染滋 生	否	依 GHP 漿製過程避免交叉汙染及 倉儲管制，半成品置於冷藏 7℃ 以 下可避免	NA	NA
油炸 (12)	物理性	無	--	--	--	--
	化學性	油炸用油是否過度 氧化	--	依照衛生標準油炸用油更換頻率	--	--
	生物性	病原菌殘留如腸炎 弧菌等	是	油炸溫度不足，造成病原菌未完 全死滅，會引起食物中毒等嚴重 性健康危害	管制餐食之中 心溫度達 85℃ 以上可預防	是

制定日期	109 年 12 月 1 日	危害分析工作表 五、無錫子排（燜）		文件編號	HA -3- 05		
制訂單位	中式廚房			版次	1.0	頁次	8/14

五、無錫子排（燜）

(1) 製備步驟	(2) 潛在之安全危險		(3) 此危害是否顯著？ （是／否）	(4) 請說明在(3)欄回答是或否的理由	(5) 有何預防方法來預防此顯著危害？	(6) 是否為管制重點？ （是／否）
驗收 (1) 豬子排	物理性	塑膠繩等異物	否	驗收人員加強目視檢查及後續清洗步驟可去除	NA	NA
	化學性	抗生素、磺胺劑、瘦肉精等殘留	否	依 GHP 採購驗收標準，選擇優良廠商並請廠商提供檢驗報告	NA	NA
	生物性	病原菌汙染如沙門氏菌及病原性大腸桿菌等	是	病原菌汙染過量可導致食物中毒，危害人體健康	1. 要求廠商以冷凍車運送，驗收人員注意溫度 2. 後續熱炒步驟可將其殺滅	否
驗收 (2) 老薑	物理性	砂土、雜質等異物	否	依 GHP 前處理之清洗可去除	NA	NA
	化學性	農業殘留	否	依 GHP 採購驗收標準，選擇優良廠商供貨	NA	NA
	生物性	病原菌及黴菌等微生物汙染	否	依 GHP 倉儲管理作業標準，管控冷藏冰箱溫度在 7℃以下，可使病原菌不易生長繁殖	NA	NA
驗收 (3) 冰糖、紹興酒、醬油、紅谷米	物理性	雜質等異物	否	依 GHP 採購驗收標準，目視檢查可避免物異物侵入之預防，	NA	NA
	化學性	重金屬、黃麴毒素、防腐劑等	否	依採購驗收 GHP，選擇優良廠商並請廠商提供檢驗報告	NA	NA
	生物性	無	--	--	--	--
儲存 (4) 豬子排	物理性	無	--	--	--	--
	化學性	無	--	--	--	--
	生物性	大腸桿菌等滋生	否	溫度在 7℃以下，可使病原菌不易生長繁殖	NA	NA

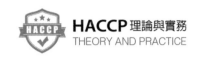

制定 日期	109 年 12 月 1 日	危害分析工作表 五、無錫子排（燜）		文件 編號	HA -3- 05		
制訂 單位	中式廚房			版次	1.0	頁次	9/14

（續上）

儲存(5) 老薑	物理性	無	--	--	--	--
	化學性	無	--	--	--	--
	生物性	病原菌及黴菌等微生物汙染	否	依 GHP 倉儲管制操作程序，管控冷藏冰箱溫度在 7℃以下，可使病原菌不易生長繁殖	NA	NA
儲存(6) 冰糖 、紹興 酒、醬 油、紅 谷米	物理性	無	--	--	--	--
	化學性	無	--	--	--	--
	生物性	病原菌及黴菌等微生物汙染	否	依 GHP 倉儲管制操作程序，管控冷藏冰箱溫度在 7℃以下，可使病原菌不易生長繁殖	NA	NA
切割(7)	物理性	無	--	--	--	--
	化學性	無	--	--	--	--
	生物性	病原菌汙染如金黃色葡萄球菌、病原性大腸桿菌等	否	依 GHP 前處理之切割過程，切肉後洗淨，放入冷藏儲存並注意冰箱溫度可使病原菌不易生長繁殖	NA	NA
清洗(8)	物理性	塑膠片、雜質等異物	否	驗收人員加強目視檢查及後續清洗步驟可去除	NA	NA
	化學性	無	--	--	--	--
	生物性	無	--	--	--	--
油炸(9)	物理性	無	--	--	--	--
	化學性	無	--	--	--	--
	生物性	無	--	--	--	--
混 合 (10)	物理性	無	--	--	--	--
	化學性	無	--	--	--	--
	生物性	病原菌交叉汙染滋生	否	依 GHP 漿製過程避免交叉汙染及倉儲管制，半成品置於冷藏 7℃以下可避免交叉汙染	NA	NA
燜 煮 (11)	物理性	無	--	--	--	--
	化學性	無	--	--	--	--
	生物性	病原菌殘留如金黃色葡萄球菌、病原性大腸桿菌等	是	燜煮溫度不足，造成病原菌未完全死滅，會引起食物中毒等嚴重性健康危害	管制食物中心溫度達 85℃ 以上可預防	是

制定日期	109 年 12 月 1 日	危害分析工作表 六、芋頭紅豆西米露（甜湯）		文件編號	HA -3- 05		
制訂單位	中式廚房			版次	1.0	頁次	10/14

六、芋頭紅豆西米露（甜湯）（水煮）

(1) 製備步驟	(2) 潛在之安全危險		(3) 此危害是否顯著？ （是／否）	(4) 請說明在(3)欄回答是或否的理由	(5) 有何預防方法來預防此顯著危害？	(6) 是否為管制重點？ （是／否）
驗收(1) 芋頭	物理性	砂土雜質等異物	否	依 GHP 前處理之清洗可去除	NA	NA
	化學性	農業殘留	否	依 GHP 採購驗收標準，選擇優良廠商供貨	--	--
	生物性	大腸桿菌群等汙染	否	依 GHP 採購驗收標準，包裝破損可避免	NA	NA
驗收(2) 西米露	物理性	無	--	--	--	--
	化學性	抗生素、磺胺劑、防腐劑等殘留	否	依採購驗收 GHP，選擇 CAS 洗選蛋、無添加防腐劑之西米露	NA	NA
	生物性	病原菌汙染	否	依 GHP 採購驗收標準	NA	NA
驗收(3) 紅豆	物理性	小石子、砂土等異物	否	依 GHP 前處理之清洗可去除	NA	NA
	化學性	農業殘留	否	依 GHP 採購驗收標準，選擇優良廠商供貨	NA	NA
	生物性	無	--	--	--	--
驗收(4) 冰糖	物理性	雜質等異物	否	依 GHP 採購驗收標準，目視檢查可避免物理性性異物侵入之預防，	NA	NA
	化學性	無	--	--	--	--
	生物性	無	--	--	--	--
儲存(5) 芋頭	物理性	無	--	--	--	--
	化學性	無	--	--	--	--
	生物性	大腸桿菌等滋生	否	依 GHP 倉儲管制程序，溫度在 7℃ 以下，可使病原菌不易生長繁殖	NA	NA

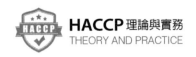

制定日期	109 年 12 月 1 日	危害分析工作表		文件編號	HA -3- 05		
制訂單位	中式廚房	六、芋頭紅豆西米露（甜湯）		版次	1.0	頁次	11/14

（續上）

儲存(6)西米露	物理性	無	--	--	--	--	
	化學性	無	--	--	--	--	
	生物性	病原菌滋生如沙門氏菌等	否	依 GHP 倉儲管理作業標準，管控冷藏冰箱溫度在 7℃以下，可使病原菌不易生長繁殖	NA	NA	
儲存(7)紅豆	物理性	無	--	--	--	--	
	化學性	無	--	--	--	--	
	生物性	無	--	--	--	--	
儲存(8)冰糖	物理性	無	--	--	--	--	
	化學性	無	--	--	--	--	
	生物性	無	--	--	--	--	
芋頭切割(9)	物理性	無	--	--	--	--	
	化學性	無	--	--	--	--	
	生物性	無	--	--	--	--	
芋頭清洗(10)	物理性	無	--	--	--	--	
	化學性	無	--	--	--	--	
	生物性	無	--	--	--	--	
芋頭清蒸(11)	物理性	無	--	--	--	--	
	化學性	無	--	--	--	--	
	生物性	無	--	--	--	--	
紅豆蒸煮(12)	物理性	無	--	--	--	--	
	化學性	無	--	--	--	--	
	生物性	無	--	--	--	--	
紅豆打泥(13)	物理性	無	--	--	--	--	
	化學性	無	--	--	--	--	
	生物性	交叉汙染大腸桿菌等滋生	否	依 GHP 製程操作程序，溫度在 7℃以下，可使病原菌不易生長繁殖	NA	NA	
水煮(14)	物理性	無	--	--	--	--	
	化學性	無	--	--	--	--	
	生物性	大腸桿菌群等殘留	是	烹煮溫度不足，造成病原菌未完全死滅，會引起食物中毒等嚴重性健康危害	管制食物中心溫度達 85℃以上可預防	是	

制定日期	109 年 12 月 1 日	危害分析工作表 七、復熱		文件編號	HA -3- 05		
制訂單位	中式廚房			版次	1.0	頁次	12/14

七、復熱

(1)	(2)		(3)	(4)	(5)	(6)
製備步驟	潛在之安全危險		此危害是否顯著？ （是／否）	請說明在(3)欄回答是或否的理由	有何預防方法來預防此顯著危害？	是否為管制重點？ （是／否）
麵食加工以及中式飲茶餐食(1)	物理性	無	--	--	--	--
	化學性	防腐劑等殘留	否	依採購驗收 GHP，選擇有品保驗證如 CAS 或控管之產品	NA	NA
	生物性	病原菌汙染	否	依 GHP 採購驗收標準	NA	NA
冷凍或凍藏(2)	物理性	無	--	--	--	--
	化學性	--	--	--	--	--
	生物性	--	--	--	--	--
放入不同包裝之蒸籠內(3)	物理性	蒸籠可能有雜質等異物	否	依 GHP 標準，目視檢查可避免物理性性異物侵入之預防，	NA	NA
	化學性	--	--	--	--	--
	生物性	--	--	--	--	--
蒸煮(4)	物理性	無	--		--	--
	化學性	無	--	--	--	--
	生物性	大腸桿菌群等殘留	是	蒸煮溫度不足，造成病原菌未完全死滅，會引起食物中毒等嚴重性健康危害	管制食物中心溫度達 85℃ 以上可預防	是

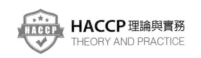

制定日期	109 年 12 月 1 日	危害分析工作表 八、冷存供膳型式	文件編號	HA -3- 05		
制訂單位	中式廚房		版次	1.0	頁次	13/14

八、冷存供膳型式

(1) 製備步驟	(2) 潛在之安全危險		(3) 此危害是否顯著？ （是／否）	(4) 請說明在(3)欄回答是或否的理由	(5) 有何預防方法來預防此顯著危害？	(6) 是否為管制重點？ （是／否）
驗收 (1)	物理性	砂土雜質等異物	否	依 GHP 前處理之清洗可去除	NA	NA
	化學性	農藥殘留	否	依 GHP 採購驗收標準，選擇優良廠商供貨	--	--
	生物性	大腸桿菌群等汙染	否	依 GHP 採購驗收標準，包裝破損可避免	NA	NA
調製加熱 (2)	物理性	有雜質等異物	否	依 GHP 標準，可避免物理性性異物之侵入	NA	NA
	化學性	--	--	--	--	--
	生物性	人為之中毒菌汙染	是	依 GHP 標準，可避免人為汙染	管制食物中心溫度達 85℃ 以上可預防	是
冷卻 (3)	物理性	--	--	--	--	--
	化學性	--	--	--	--	--
	生物性	--	--	--	--	--
分批冷藏待用 (4)	物理性	無	--	--	--	--
	化學性	無	--	--	--	--
	生物性	食物中毒菌汙染	是	依 GHP 標準如包裝可避免人為汙染	NA	NA

制定日期	109 年 12 月 1 日	危害分析工作表 九、共同步驟	文件編號	HA -3- 05		
制訂單位	中式廚房		版次	1.0	頁次	14/14

九、共同步驟

瓷器碗盤→清洗消毒→高溫烘乾→ ※1. 擺盤

2. 運送

註：※為 CCP 點
共同步驟

(1) 製備步驟	(2) 潛在之安全危險		(3) 此危害是否顯著？ （是／否）	(4) 請說明在(3)欄回答是或否的理由	(5) 有何預防方法來預防此顯著危害？	(6) 是否為管制重點？ （是／否）
擺盤 (1)	物理性	無	--	--	--	--
	化學性	無	--	--	--	--
	生物性	人員手部汙染	是	病原菌如金黃色葡萄球菌，對人體會產生危害	現場嚴格執行衛生自主管理步驟可將其危害排除	是
運送 (2)	物理性	無	--	--	--	--
	化學性	無	--	--	--	--
	生物性	無	--	--	--	--

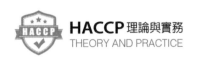

 第六節

✔ 確立重要管制點(CCP)

📋 重要管制點的判定

制定日期	109 年 12 月 1 日	重要管制點之判定	文件編號	HA -3- 06		
制訂單位	中式廚房		版次	1.0	頁次	1/1

重要管制點判定樹

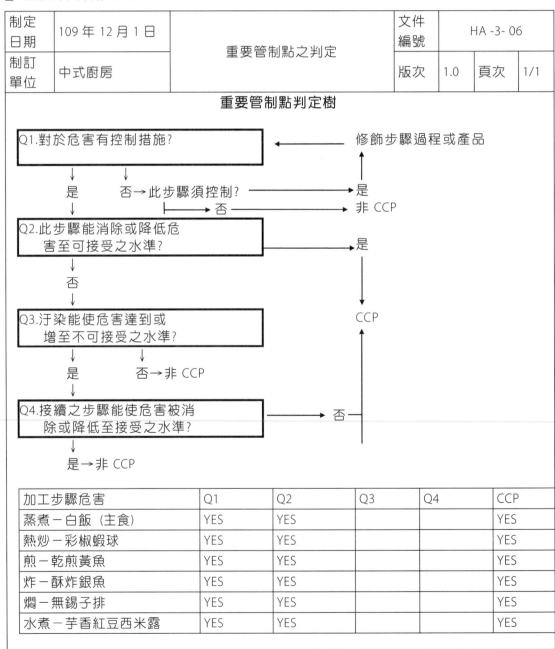

加工步驟危害	Q1	Q2	Q3	Q4	CCP
蒸煮－白飯（主食）	YES	YES			YES
熱炒－彩椒蝦球	YES	YES			YES
煎－乾煎黃魚	YES	YES			YES
炸－酥炸銀魚	YES	YES			YES
燜－無錫子排	YES	YES			YES
水煮－芋香紅豆西米露	YES	YES			YES

制定日期	109 年 12 月 1 日	管制重點判定表				文件編號	HA -3- 06		
制訂單位	中式廚房					版次	1.0	頁次	1/2

白飯

製備步驟	顯著危害	Q1	Q2	Q3	Q4	CCP（是／否）
驗收(1)	仙人掌桿菌及其孢子汙染	Y	N	Y	Y	N
蒸煮(4)	仙人掌桿菌及其孢子殘存	Y	Y	--	--	Y

彩椒蝦球

製備步驟	顯著危害	Q1	Q2	Q3	Q4	CCP（是／否）
驗收(1)冷凍白蝦仁	病原菌殘留如腸炎弧菌等	Y	N	Y	Y	N
驗收青紅椒(2)	異物、農藥殘留、黴菌、菜蟲等	Y	N	Y	Y	N
拌炒(12)	病原菌殘留如腸炎弧菌等	Y	Y	--	--	Y

乾煎黃魚

製備步驟	顯著危害	Q1	Q2	Q3	Q4	CCP（是／否）
驗收(1)黃魚	病原菌殘留如腸炎弧菌等	Y	N	Y	Y	N
油煎(12)	病原菌殘留如腸炎弧菌等	Y	Y	--	--	Y

酥炸銀魚

製備步驟	顯著危害	Q1	Q2	Q3	Q4	CCP（是／否）
驗收(1)冷凍銀魚	病原菌殘留如腸炎弧菌等	Y	N	Y	Y	N
油炸(12)	病原菌殘留如腸炎弧菌等	Y	Y	--	--	Y

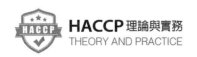

制定 日期	109 年 12 月 1 日	管制重點判定表	文件 編號	HA -3- 06		
制訂 單位	中式廚房		版次	1.0	頁次	2/2

無錫子排

製備步驟	顯著危害	Q1	Q2	Q3	Q4	CCP（是／否）
驗收(1)豬 子排	病原菌殘留如金黃色葡萄 球、病原性大腸桿菌等	Y	N	Y	Y	N
燜煮(11)	病原菌殘留如金黃色葡萄 球、病原性大腸桿菌等	Y	Y	--	--	Y

芋頭紅豆西米露

製備步驟	顯著危害	Q1	Q2	Q3	Q4	CCP（是／否）
烹調(14)	大腸桿菌群等殘留	Y	Y	--	--	Y

復熱

製備步驟	顯著危害	Q1	Q2	Q3	Q4	CCP（是／否）
蒸煮(4)	大腸桿菌群等殘留	Y	Y	--	--	Y

冷存供膳型式

製備步驟	顯著危害	Q1	Q2	Q3	Q4	CCP（是／否）
烹調加熱(2)	人為之中毒菌汙染	Y	Y	--	--	Y

共同步驟

製備步驟	顯著危害	Q1	Q2	Q3	Q4	CCP（是／否）
擺盤(1)	病原菌殘留如金黃色葡萄 球、病原性大腸桿菌等	Y	Y	--	--	Y

第七節

 CCP 之監控

重要管制點監控表

<table>
<tr><td>制定日期</td><td colspan="3">109 年 12 月 1 日</td><td colspan="3" rowspan="2">HACCP 計畫書
CCP 監控表</td><td>文件編號</td><td colspan="3">HA -3- 07</td></tr>
<tr><td>制訂單位</td><td colspan="3">中式廚房</td><td>版次</td><td colspan="2">1.0</td><td>頁次</td><td>1/1</td></tr>
<tr><td rowspan="2">重要管制點</td><td rowspan="2">顯著之安全危害</td><td rowspan="2">每一個防治措施之管制界限</td><td colspan="4">監　控</td><td rowspan="2">矯正措施</td><td rowspan="2">紀　錄</td><td colspan="3">確　認</td></tr>
<tr><td>項目</td><td>方法</td><td>頻率</td><td>負責人員</td><td>負責人員</td><td>方法</td><td>頻率</td></tr>
<tr><td>白飯蒸煮(4)</td><td>加熱中心溫度不足</td><td>中心溫度達 85℃以上</td><td>溫度</td><td>探針溫度計量測</td><td>每批成品</td><td>廚師</td><td>再次加熱中心溫度達 85℃以上</td><td>食品中心溫度記錄表(HA-T01)
顧客抱怨處理記錄表(CC-T02)</td><td>衛生管理人員</td><td>查看和確認食品中心溫度記錄表 (HA-T01)</td><td>每天</td></tr>
<tr><td>彩椒蝦球拌炒(12)</td><td>加熱品溫不足</td><td>中心溫度達 85℃以上</td><td>溫度</td><td>探針溫度計量測</td><td>每批成品</td><td>廚師</td><td>再次加熱品溫達 85℃以上</td><td>食品中心溫度記錄表(HA-T01)
顧客抱怨處理記錄表(CC-T02)</td><td>衛生管理人員管</td><td>查看和確認食品中心溫度記錄表（ HA-T01)</td><td>每天</td></tr>
<tr><td>乾煎黃魚油煎(12)</td><td>加熱品溫不足</td><td>中心溫度達 85℃以上</td><td>溫度</td><td>探針溫度計量測</td><td>每批成品</td><td>廚師</td><td>再次加熱品溫達 85℃以上</td><td>食品中心溫度記錄表(HA-T01)
顧客抱怨處理記錄表(CC-T02)</td><td>衛生管理人員</td><td>查看和確認食品中心溫度記錄表 (HA-T01)</td><td>每天</td></tr>
<tr><td>酥炸銀魚油炸(12)</td><td>加熱品溫不足</td><td>中心溫度達 85℃以上</td><td>溫度</td><td>探針溫度計量測</td><td>每批成品</td><td>廚師</td><td>再次加熱中心溫度 85℃以上</td><td>食品中心溫度記錄表(HA-T01)
顧客抱怨處理記錄表(CC-T02)</td><td>衛生管理人員</td><td>查看和確認食品中心溫度記錄表（ HA-T01)</td><td>每天</td></tr>
<tr><td>無錫子排燜煮(11)</td><td>加熱中心溫度不足</td><td>中心溫度達 85℃以上</td><td>溫度</td><td>探針溫度計量測</td><td>每批成品</td><td>廚師</td><td>再次加熱中心溫度達 85℃以上</td><td>食品中心溫度記錄表(HA-T01)
顧客抱怨處理記錄表 CC-T02)</td><td>衛生管理人員管</td><td>查看和確認食品中心溫度記錄表（ HA-T01)</td><td>每天</td></tr>
</table>

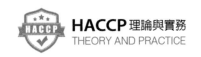
芋頭紅豆西米露(14)	加熱中心溫度不足	中心溫度達85℃以上	溫度		探針溫度計量測	每批成品	廚師	再次加熱中心溫度達85℃以上	食品中心溫度記錄表(HA-T01)顧客抱怨處理記錄表(CC-T02)	衛生管理人員	查看和確認食品中心溫度記錄表(HA-T01)	每天
復熱	加熱中心溫度不足	中心溫度達85℃以上	溫度		探針溫度計量測	每批成品	廚師	再次加熱中心溫度達85℃以上	食品中心溫度記錄表(HA-T01)顧客抱怨處理記錄表(CC-T02)	衛生管理人員	查看和確認	每天
冷存供膳型式	加熱中心溫度不足	中心溫度達85℃以上	溫度		探針溫度計量測	每批成品	廚師	再次加熱中心溫度達85℃以上	食品中心溫度記錄表(HA-T01)顧客抱怨處理記錄表(CC-T02)	衛生管理人員	查看和確認	每天
擺盤	受員工作業汙染	擺盤場地之清潔員工手部消毒	自主檢查並做消毒紀錄		探針溫度計量測	每批成品	廚師	再次加熱中心溫度達85℃以上	食品中心溫度記錄表(HA-T01)顧客抱怨處理記錄表(CC-T02)	衛生管理人員	查看和確認	每天

第八節

示範表單之設計

AAA 大飯店中式廚房
食品中心溫度記錄表

HA-4-T01

日期	中心溫度	品名	備註

中餐部經理：　　　　　　　　　　衛管人員：

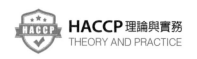

AAA 大飯店中式廚房
顧客抱怨處理表

　年　　月　　日　　　　　　　　填表人：　　　　　　　　CC-4-T02

抱怨事項	
時間／地點	
顧客／公司名稱	
電話	
地址	
抱怨摘要	
處理改善情形	
建議改善事項	
批示	

中餐部經理：　　　　　　　　　　　　衛管人員：

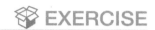

1. 試設計一份「餐飲業中式廚房之平面配置圖並說明其人流、物流之動向」之運用範例。

2. 試設計一份「產品加工流程圖」之運用範例。

3. 試設計一份「產品特性及儲運方式」之運用範例。

4. 試設計一份「蔥爆牛肉的危害分析工作表」。

5. 試設計一份「包裝／運送的重要管制點之監控表」。

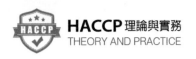

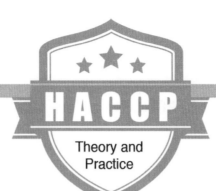

10
CHAPTER

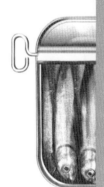

申請 HACCP 驗證與驗證前自我評估

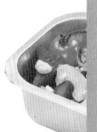

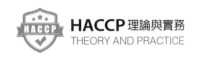

重要摘要 SUMMARY

- 目前國內驗證施行現況，係由「財團法人全國認證基金會」(Taiwan Accreditation Found, TAF)正全力推動國內各類驗證機構、檢驗機構及實驗室各領域之國際認證，建立國內驗證機構、檢驗機構及實驗室之品質與技術能力的評鑑標準，同時亦與國外認證機構做平行對等之相互認證。

- 依據「衛署食字第 098042311 號函」公告：
  1. 餐飲業食品安全管制系統先期輔導作業規範自民國 99 年 12 月 31 日停止適用，證書自動廢止。
  2. 餐飲業食品安全管制系統衛生評鑑制度自民國 98 年 08 月 01 日開始受理申請。

- 茲因「國際標準化組織」於 2005 年 8 月 30 日公告「食品安全管理系統 ISO 22000 國際標準」，為配合國際趨勢並與國際接軌，TAF 自 2006 年 2 月 1 日起開放受理申請認證。

- 食品加工業者可分別透過通過 TAF 認證之輔導顧問公司或驗證公司，先後經過輔導和驗證服務，通過後即可取得國內及國外各種平行認證證書。

- 目前較具知名度的國外驗證機構在臺登錄的認證機構，大致可分 UKAS（英國）、ANAB（美國）、RvA（荷蘭）、DAR（德國）、QSA/RAB（紐澳地區）等。

- 國內可提供驗證服務之公司有：SGS（臺灣檢驗科技股份有限公司）、BSI（英國標準協會太平洋有限公司臺灣分公司）、DNV（挪威商利恩威驗證股份有限公司臺灣分公司）、BVQI（臺灣衛理國際品保驗證股份有限公司）、PDF（英商勞氏檢驗股份有限公司臺灣分公司）、TUV（臺灣德國萊茵技術監護顧問股份有限公司）、貝爾國際驗證股份有限公司、環球國際驗證股份有限公司…等。

✔ HACCP 系統之認證與驗證制度

🎬 一、驗證／登錄和認證之間的差異

　　驗證(certification)和認證(accreditation)兩個名詞在產業界中易引起混淆，其因是未能正確清晰地區分認證、驗證、登錄之定義。這些名詞在國際標準化組織(International Organization for Standardization, ISO)已建立了國際間共同認可的定義，現介紹如下。

　　「認證(accreditation)」單位（機構）乃是具權威和十足公信力的機構，它擁有一套公開公正的系統和審核機制，可核准和授權驗證單位（公司），執行其所允許授權服務項目之驗證工作後，核發該認證機構之認證標章的權利。如 ISO 組織系統下之各國認證機構可授權其國內、外登陸之驗證單位在某些特定的商業品項上，執行品質管理系統的 ISO 系列之驗證品項，如環境管理系統的 ISO14000 之驗證、ISO22000、ISO9001 等，故認證單位與驗證單位是上下階的主從關係。

　　「驗證(certification)」是一項程序，由驗證單位組合一驗證小組（成員依各認證單位法定），驗證小組藉由這項程序針對申請者進行之稽核或評核工作，經過合格者，驗證單位會給予申請者書面的證明，以證明申請者之商家品牌、產品或服務符合該驗證單位之上屬認證單位的特殊要求，並由該驗證單位發給申請者認證單位之證照。例如：某公司的產品可以向驗證單位（被 ISO 系統認證單位核准）申請品質管理系統之證照如 ISO22000:2005、ISO9001:2008、ISO14001 等。

　　「登錄」是認證單位藉由一程序，可在適當且公開的型式下授權驗證單位或公司執行驗證活動、產品或服務如教育訓練之相關工作的權利。如 ISO 組織之認證單位可授權經其評估審查過之驗證單位或公司，發行如 ISO9001:2008 或其他 ISO 認證單位所允許之驗證標章或教育訓練證明。

1. 經認證單位認可的驗證公司，在登錄後可以執行驗證與頒發證照標章之權力。

2. 同理，在驗證公司登錄之稽核員，是此專業人士向該驗證公司登錄並接受驗證公司之規範及持續在職教育的監督下，可以執行該驗證公司對客戶申請品項驗證、取證的服務工作。

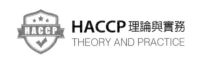
二、驗證／登錄和認證單位的目的

　　由驗證單位發出證書的認可，是一個很重要的議題。所有的驗證單位，都必須完全公正無私，並且必須符合：

1. ISO17021 驗證規則：執行品質系統評審和驗證／登錄的單位之一般要求事項。

2. 世界認證論壇(International Accreditation Found, IAF)指導，發行 ISO17021 驗證規則，主要著重在讓認證單位能夠協調他們的標準之應用，並可以據此標準之應用，去評估並管理旗下之驗證／登錄單位。

3. ISO17021 驗證規則執行環境管理系統(Environmental Management System, EMS) 評審和驗證／登錄的單位之一般要求事項。

　　ISO17021 驗證規則執行品質系統評審和驗證／登錄的單位之一般要求事項，包含了 3 個小節。第 1 小節主要敘述範圍，參考和定義。第 2 小節則為驗證單位規定了 4 條主要的條款和 15 條的子條款。第 3 小節則為驗證／登錄單位敘述要求事項，其中包含 8 條主要的條款和 2 條的子條款。這些條款包含了主要的要求事項，如管理架構，組織的架構，驗證人員，驗證和追查的程序和保密性。

　　這些認證單位如英國的 UKAS(United Kingdom Accreditation Service)，其目的是要對評估公司品質系統的第三者驗證單位，提供能力（實力）與可靠度（公信力）等方面的具體保證。

　　很多開發中的國家，有他們自己的驗證單位，但這些驗證單位所頒發的驗證證書都不為國際間所認可。他們通常都沒有經過任何被認可的認證單位給予認證。這些非經認證的驗證單位，其運作通常都沒有獨立的證明，足以證明其驗證稽核程序書能夠為其他被認可的驗證單位接受和追溯。對於要確保唯有具備專業能力的稽核人員才可以執行驗證稽核這一方面，通常都只有相當薄弱的控制力。

　　圖 10-1、10-2 介紹一些被認證的登錄者，例如 ABS（美國）和 SGS、BSI（英國）。這些驗證單位，都經過獨立且國際知名的單位認證，例如美國的 RAB(Registrar Accreditation Board)、荷蘭的 RvA (Raad voor Accrediatie 或是 Dutch Accreditation Council)、紐澳地區的 JAS-ANZ(Accreditation System of Australia and New Zealand) 和英國的 UKAS。

　　然而，由於不同的國家，或是商業文化，在某些國家偏好將「驗證」和「登錄」互換使用。同樣的，在某些國家，頒布 ISO9000 或是 ISO14001 證書（換言之，就是「驗證單位」）的單位，被稱為「登錄單位」是「登錄者」。為了更容易瞭

解，ISO17021 驗證規則（執行品質系統評審和驗證／登錄的單位之一般要求事項）將這類的單位稱之為「驗證／登錄單位」。

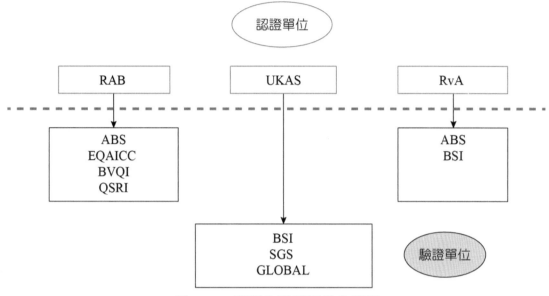

圖 10-1　認證和驗證單位的範例

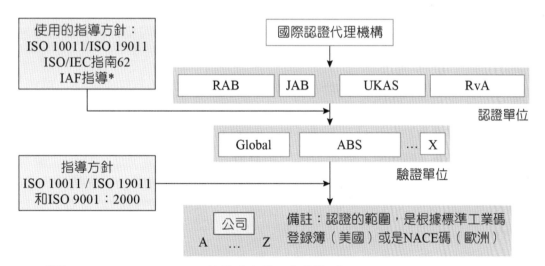

備註：ISO 10011/ISO 19011 的要求事項，參考第1章
　　　* ISO/IEC指南62的IAF指導

圖 10-2　認證和驗證單位之間的關係

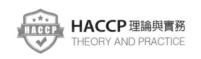

🍳 三、選擇驗證／登錄單位

（一）國內驗證施行現況

　　目前臺灣是由財團法人全國認證基金會(Taiwan Accreditation Found, TAF)正全力推動國內各類驗證機構、檢驗機構及實驗室各領域之國際認證，建立國內驗證機構、檢驗機構及實驗室之品質與技術能力的評鑑標準。同時結合專業人力評鑑及運用能力能驗，以認證各驗證機構、檢驗機構及實驗室，提升其品質與技術能力，並致力人才培訓與資訊推廣，強化認證公信力，拓展國際市場，提升國家競爭力。

　　茲因「國際標準組織」已於 2005 年 8 月 30 日公告「食品安全管理系統 ISO 22000 國際標準」，為配合國際趨勢並與國際接軌，TAF 自 2006 年 2 月 1 日起開放受理申請認證。食品加工業者可以透過通過 TAF 認證之驗證公司提供的驗證服務，通過驗證後即可取得證書。

　　目前已通過驗證之機構：環球國際驗證股份有限公司、瑋凱國際檢驗科技股份有限公司、SGS（臺灣檢驗科技股份有限公司）、貝爾國際驗證股份有限公司等。

（二）國外認證／驗證施行現況

　　目前臺灣由於資訊發達，因此可藉由多種方式尋求驗證機構申請驗證登錄。客戶較常使用的方法有，直接向其顧問單位洽詢、上網搜尋、同業介紹、廣告等，各有各的優缺點，在此筆者不做任何論斷，全憑客戶自由心證。

　　但是，目前較具知名度的國外認證機構在臺登錄的機構，有 UKAS（英國）、ANAB（美國）、RvA（荷蘭）、DAR（德國）、JAS-ANZ（紐澳地區）。其代表單位如下：SGS（臺灣檢驗科技股份有限公司）、BSI（英國標準協會太平洋有限公司臺灣分公司）、DNV（挪威商利恩威驗證股份有限公司臺灣分公司）、BVQI（臺灣衛理國際品保驗證股份有限公司）、PDF（英商勞氏檢驗股份有限公司臺灣分公司）、TUV（臺灣德國萊茵技術監護顧問股份有限公司）、貝爾國際驗證股份有限公司、環球國際驗證股份有限公司等等，參見圖 10-1。

 國內之驗證單位與驗證程序

　　目前臺灣是由財團法人全國認證基金會(Taiwan Accreditation Found, TAF)推動國內各類驗證機構、檢驗機構及實驗室各領域之國際認證，建立國內驗證機構、檢驗機構及實驗室之品質與技術能力的評鑑標準，結合專業人力評鑑及運用能力能驗，以認證各驗證機構、檢驗機構及實驗室，提升其品質與技術能力，並致力人才培訓與資訊推廣，強化認證公信力，拓展國際市場，提升國家競爭力。

　　茲因國際標準組織已於 2005 年 8 月 30 日公告食品安全管理系統 ISO 22000 國際標準，為配合國際趨勢並與國際接軌，TAF 自 2006 年 2 月 1 日起開放受理申請認證。食品加工業者可以透過通過 TAF 認證之驗證公司提供的驗證服務，通過驗證後即可取得證書。目前通過認證之驗證機構有：SGS（臺灣檢驗科技股份有限公司）、環球國際驗證股份有限公司、昊瀚企經管理顧問有限公司、瑋凱國際檢驗科技股份有限公司、貝爾國際驗證股份有限公司等。

　　國內取得行政院衛生福利部食品藥物管理署食品業（與食品相關之行業）與餐飲業（含餐食服務業）HACCP 衛生評鑑之流程為：

一、提出申請餐飲業 HACCP 衛生評鑑之輔導

（一）申請輔導之廠商需具備之資格

1. 食品製造業（含即食餐食工廠及餐盒食品製造業）：
    (1) 領有工廠登記證或營利事業登記證，其營業項目為餐盒食品製造。
    (2) 應依法置有食品衛生管理人員，且受過食品工業發展研究所或行政院衛生福利部食品藥物管理署認可之大專院校食品相關科系、學分推廣班或其他經行政院衛生福利部食品藥物管理署認可之訓練機關辦理之餐飲業 HACCP 系統實務訓練合格，領有及格證書者。
    (3) 食品衛生管理人員應確實執行 HACCP 系統相關工作。
    (4) 負責人須受過餐盒食品 HACCP 系統實務訓練合格，領有證書者。
    (5) 具有 GHP 建築與設施硬體要求及軟體管理各項標準作業程序書。
    (6) 主要產品項目或其他事項與營利事業登記證不得有不符之違規情形。

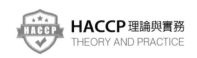

2. 餐飲服務業：

(1) 有營利事業登記證者（學校中央廚房、公立醫療院局自辦膳食供應場所除外）。

(2) 置有衛生管理專責人員，並將名牌懸掛於明顯處，且受過食品所或行政院衛生福利部食品藥物管理署認可之大專院校食品相關科系、學分推廣班或其他經食品藥物管理署認可之訓練機關辦理之餐飲業 HACCP 系統實務訓練合格，領有及格證書者。

(3) 具有 GHP 建築與設施硬體要求及軟體管理各項標準作業程序書。

(4) 營業項目或其他事項與營利事業登記證不得有不符之違規情形。

（二）廠商接受輔導申請作業程序

1. 食品製造業（含即食餐食工廠及餐盒食品製造業）：檢具下列書面資料，向當地縣（市）衛生局提出申請：

(1) 工廠登記證或營利事業登記證影本一份（具有最近一年之校正章），並請加蓋廠商及負責人章。

(2) 餐飲業食品安全管制系統衛生評鑑申請書（餐食製造業）（附表 1-1）。

(3) ○○○○公司食品安全管制系統建立歷程表（附表 1-1-1）。

(4) HACCP 管制小組人員履歷表（附表 1-2）。

(5) 餐食製造業組織系統圖及從業人員工作配置表（附表 1-3）。

(6) 餐食製造業平面圖及主要機械及設備配置圖（附件 1-4）。

(7) 餐食製造業 GHP 各項標準作業程序書（附表 1-5）。

(8) （餐食製造業）餐飲業食品安全管制系統衛生評鑑（附表 3-1）（以下附表請參閱附錄 1）。

(9) 餐飲業食品安全管制系統衛生評鑑申請注意事項－展延申請書（附表 4）。

(10) 餐飲業食品安全管制系統衛生評鑑申請注意事項－變更申請書（附表 5）。

(11) 餐飲業食品安全管制系統衛生評鑑申請流程圖（附表 6）。

(12) 餐飲業食品安全管制系統衛生評鑑申請之分工流程圖（附表 7）。

附表 1-1

餐飲業食品安全管制系統衛生評鑑申請書（餐食製造業）

填表日期：中華民國　　年　　月　　日

工　　廠	名稱		工廠登記證統一編號	
	地址		電　話	（　）
			傳　真	（　）
營利事業登記	名稱		公司執照字號	
	地址		電　話	（　）
			傳　真	（　）
負責人姓名			職　務	
HACCP 管制小組人員姓名（至少 3 人）	提案人：		職　稱	
	同意人：		職　稱	
	小組召集人：		職　稱	
	食品衛生管理（專責）人員：		職　稱	
生　產　量基本資料	生產線數：			條
	最大安全生產量：			個／日
	實際生產量：			個／日（平均）
系統建立輔導調查	本案係經外聘機構（專家）輔導建立；機構（專家）名稱：＿＿＿＿＿＿＿＿＿＿（專家應註明服務單位及職稱）本案係自行建立			

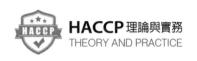

📄 附表 1-1-1

_____公司食品安全管制系統建立歷程表

	建檔內容	日期	建檔人	輔導人 （無可免填）
第一個月				
第二個月				
第三個月				
實際運 轉期		起：		
		迄：		
建檔人之學經歷及 HACCP 相關背景：				
輔導人之學經歷及 HACCP 相關背景：				

附表 1-2

HACCP 管制小組人員履歷表

填表日期：中華民國　年　月　日

餐食製造業名稱：

地址：

姓名與住址	姓　名		出生年月日	年　　月　　日	
	住　　址				
學　歷	畢業學校 （最高學歷）				
	科　　系				
	畢業時間	年　　月　　日	畢業證書字號		
專門 訓練	類別	1. 食品工廠衛生管理人員訓練班	期別	1.	
		2. 餐飲業 GHP 或 HACCP 系統實務訓練班		2.	
	訓練主辦單位	衛生福利部認可單位			
	受訓結業證書字號	1.	年月日	1.	
		2.		2.	
廠內 職務	【食品衛生管理（專責）人員請加註】			最近半身 脫帽相片	
經　歷					

註：1. 衛生管理及檢驗人員可由同一人兼任。

　　2. 並檢附受訓結業證書影本。

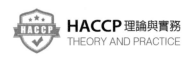

附表 1-3

餐食製造業組織系統圖及從業人員工作配置表

填表日期：中華民國　年　月　日

餐食製造業名稱：

地址：

一、餐食製造業組織系統圖（請列入各單位主管姓名）

二、餐食製造業從業人員工作配置表

區分	事務人員	技術人員	作業員 （含臨時工）	總計	備考
總務部門	人	人	人	人	人
營業部門	人	人	人	人	人
製造部門	人	人	人	人	人
品管部門	人	人	人	人	人
	人	人	人	人	人
	人	人	人	人	人
合計	人	人	人	人	人

附表 1-4

餐食製造業平面圖及主要機械及設備配置圖

註：1.請標示尺寸及面積。

　　2.本表不敷使用，可影印使用。

餐食製造業名稱：

地址：

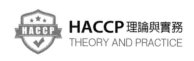

附表 1-5

餐食製造業 GHP 各項標準作業程序書

<table>
<tr><td colspan="6" align="center">某某　　食品股份有限公司</td></tr>
<tr><td colspan="6">文件名稱：</td></tr>
<tr><td colspan="6">文件編號：XX-XX-XX</td></tr>
<tr><td colspan="6">制定單位：</td></tr>
<tr><td colspan="6">版　本：1.0</td></tr>
<tr><td colspan="6" align="right">制定日期：　年　月　日</td></tr>
</table>

<table>
<tr><td colspan="6">.</td></tr>
<tr><td colspan="6">修　　　　訂　　　　記　　　　錄</td></tr>
<tr><td>No</td><td>修訂日期</td><td>修訂申請單編號</td><td>修　訂　內　容　摘　要</td><td>頁次</td><td>版　本
版次</td></tr>
<tr><td></td><td></td><td></td><td></td><td></td><td></td></tr>
<tr><td></td><td></td><td></td><td></td><td></td><td></td></tr>
<tr><td></td><td></td><td></td><td></td><td></td><td></td></tr>
<tr><td></td><td></td><td></td><td></td><td></td><td></td></tr>
<tr><td></td><td></td><td></td><td></td><td></td><td></td></tr>
<tr><td></td><td></td><td></td><td></td><td></td><td></td></tr>
<tr><td></td><td></td><td></td><td></td><td></td><td></td></tr>
<tr><td colspan="6">.</td></tr>
<tr><td colspan="2">制定：</td><td colspan="2">審查：</td><td colspan="2">核准：</td></tr>
</table>

某某　　食品股份有限公司

制定日期		文件名稱		文件編號	XX-XX-XX	
制定單位				版次	1.0	頁次

目的：

範圍：

權責：

定義：

作業內容：

參考文件：

附件：

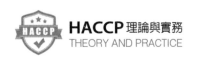

2. 餐飲服務業：餐飲服務業檢具下列書面資料，向當地縣（市）衛生局提出申請：

   (1) 最新營利事業登記證影本一份，並請加蓋廠商及負責人章（學校中央廚房及公立醫院自辦膳食供應場所除外）。

   (2) 餐飲業食品安全管制系統衛生評鑑申請書（餐飲服務業）（附表 2-1）。

   (3) ○○○○公司食品安全管制系統建立歷程表（附表 2-1-1）。

   (4) HACCP 管制小組人員履歷表（附表 2-2）。

   (5) 餐飲服務業組織系統圖及從業人員工作配置表（附表 2-3）。

   (6) 餐飲服務業平面圖及主要機械及設備配置圖（附件 2-4）。

   (7) 餐飲服務業 GHP 各項標準作業程序書（附表 2-5）。

   (8) （餐食製造業）餐飲業食品安全管制系統衛生評鑑（附表 3-1）（以下附表請參閱附錄 1）。

   (9) （餐飲服務業）餐飲業食品安全管制系統衛生評鑑（附表 3-2）。

   (10) 餐飲業食品安全管制系統衛生評鑑申請注意事項－展延申請書（附表 4）。

   (11) 餐飲業食品安全管制系統衛生評鑑申請注意事項－變更申請書（附表 5）。

   (12) 餐飲業食品安全管制系統衛生評鑑申請流程圖（附表 6）。

   (13) 餐飲業食品安全管制系統衛生評鑑申請之分工流程圖（附表 7）。

3. 餐飲服務業：(1)觀光旅館（含國際觀光旅館及一般觀光旅館）；(2)中央廚房；(3)每餐製作 500 人餐以上之伙食包業別；(4)營業場所容納 200 座位數以上之餐廳；(5)速食業。

4. 伙食包作業：除須具有製作 500 人餐以上及實際工作場所之縣市政府所核發營利事業登記證之外，尚須檢附當地縣市衛生局所核發之「設備衛生證明」及與委託外包者二年以上之合約書或同意書，始得提出申請。

5. 公立醫療院局膳食供應場所，伙食包作業者，須領有合法伙食包作營利事業登記證之外，尚須檢附實際伙食包作業場所當地縣市衛生局所核發之「設備衛生證明」及與該醫院一年以上之合約書或同意書，始得提出申請。

📋 附表 2-1

餐飲業實施食品安全管制系統衛生評鑑制度建立申請書（餐飲服務業）

填表日期：中華民國　年　月　日

商 號 或 單 位	名稱		公 司 執 照 字 號	
	地址		電　話	（　）
			傳　真	（　）
營利事業 登記	名稱		營利事業 登記編號	
	地址		電　話	（　）
			傳　真	（　）
負責人姓名			職　務	
HACCP 管制小組人 員姓名 （至少 3 人）	提案人：		職　稱	
	同意人：		職　稱	
	小組召集人：		職　稱	
	衛生管理（專責）人員：		職　稱	
生 產 量 基本資料	餐飲服務業類型：			
	主要產品名稱：			
	實際生產量：　　　　　　　　　　　人份／日（平均）			
	從業員工人數：　　　　　　　　　　　人			
系統建立 輔導調查	本案係經外聘機構（專家）輔導建立； 機構（專家）名稱：＿＿＿＿＿＿＿＿＿＿＿（專家應註明服務單 位及職稱） 本案係自行建立			

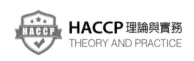

附表 2-1-1

_____公司食品安全管制系統建立歷程表

	建檔內容	日期	建檔人	輔導人（無可免填）
第一個月				
第二個月				
第三個月				
實際運轉期		起：		
		迄：		

建檔人之學經歷及 HACCP 相關背景：

輔導人之學經歷及 HACCP 相關背景：

附表 2-2

HACCP 管制小組人員履歷表

填表日期：中華民國　年　月　日

餐飲服務業名稱：

地址：

姓名與住址	姓　　名		出生年月日	年　　月　　日	
	住　　址				
學　歷	畢業學校 （最高學歷）				
	科　　系				
	畢業時間	年　　月　　日	畢業證書字號		
專　門 訓　練	類別	1. 衛生管理人員訓練班		期 別	1.
		2.餐飲業 GHP 或 HACCP 系統實務訓練班			2.
	訓練主辦單位	衛生福利部認可單位			
	受訓結業證書字 號	1.		年 月 日	1.
		2.			2.
商號或單位 職　　務		【食品衛生管理（專責）人員請加註】		最近半身 脫帽相片	
經　歷					

註：1. 衛生管理及檢驗人員可由同一人兼任。

　　2. 並檢附受訓結業證書影本。

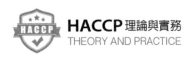

📋 附表 2-3

餐飲服務業組織系統圖及從業人員工作配置表

填表日期：中華民國　年　月　日

餐飲服務業名稱：

地址：

一、商號或單位組織系統圖（請列入各單位主管姓名）

二、商號或單位從業人員工作配置表

區分	事務人員	技術人員	作業員 （含臨時工）	總　計	備考
總務部門	人	人	人	人	人
營業部門	人	人	人	人	人
製造部門	人	人	人	人	人
品管部門	人	人	人	人	人
	人	人	人	人	人
	人	人	人	人	人
合計	人	人	人	人	人

📑 附表 2-4

餐飲服務業平面圖及主要機械及設備配置圖

註：1.請標示尺寸及面積。

　　2.本表不敷使用，可影印使用。

商號或單位名稱：

商號或單位地址：

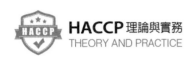

📋 **附表 2-5**

餐食製造業 GHP 各項標準作業程序書

某某　　單位／公司

文件名稱：
文件編號：XX-XX-XX
定單位：
版　本：1.0
制定日期：　年　月　日

修　　訂　　記　　錄					
No	修訂日期	修訂申請單編號	修　訂　內　容　摘　要	頁次	版本版次

制定：	審查：	核准：

某某　　　單位／公司

制定日期		文件名稱		文 件 編號	XX-XX-XX		
制定單位				版次	1.0	頁次	

目的：

範圍：

權責：

定義：

作業內容：

參考文件：

附件：

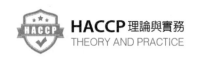

（三） GHP 各項標準作業程序書得自己或自費聘請輔導負責人審閱及簽署

（四）資料審查

1. 縣（市）衛生局受理申請資料審查，於半個月內審查完畢，審查結果符合規定者應通知申請廠商，並副知本署。符合規定者，廠商自行選擇行政院衛生福利部食品藥物管理署認可之輔導負責人，進行現場輔導工作。

2. 審查不符合規定者，得自核定之次日起再次提出申請。

3. 資料審查有欠缺或不正確者，經通知限期補正逾期未補正，視同放棄。

二、現場輔導作業（餐飲業 HACCP 衛生評鑑輔導作業）

1. 若業者可以自行準備衛生評鑑工作。若接受輔導，有關輔導時程、次數及進度，由業者與輔導負責人自行協商。全程輔導時間最好有三個月之準備，輔導次數最好四次以上；且進行下一次輔導時，可先將上一次輔導應行改善事項由輔導負責人複查確認。

2. 輔導內容：
   (1) 第一次輔導項目：製程合理化、GHP 中衛生管理標準作業程序書訂定與檢討、廠商 HACCP 計畫書執行小組名單訂定。
   (2) 第二次輔導項目：第一次輔導建議改善事項複查、GHP 中製程及品質管制標準作業程序書定與檢訂、產品描述、加工流程圖建立、危害分析重要管制點訂定與檢討。
   (3) 第三次輔導項目：第二次輔導建議改善事項複查、管制界限、監測方法、矯正措施、確認方法、GHP 中倉儲管制、運輸管制、檢驗與量測、消費者申訴案件，成品回收及處理、教育訓練等標準作業程序書訂定與檢訂。
   (4) 第四次輔導項目：第三次輔導建議改善事項複查、GHP 各項標準作業程序書、產品 HACCP 計畫落實情形之查核。

3. 輔導程序：
   (1) 廠商負責人介紹其 HACCP 執行小組成員。
   (2) 輔導負責人介紹輔導小組成員。
   (3) 主持人報告本次輔導工作內容。

(4) 第一次輔導時，廠商應報告單位之組織系統，從業人員工作配置及單位平面圖（包括主要機械及設備配備）。

(5) 輔導小組每次輔導應現場查勘軟、硬體是否符合食品衛生管理相關法令及自訂的規範。

(6) 每次輔導後的整體檢討。

(7) 每次輔導建議改善事項及完成改善時間之確定暨下次輔導時間之訂定。

4. 食品業或餐飲業廠商自費接受輔導得注意事項：

最後一次輔導後，輔導負責人應就輔導建議改善事項複查，於複查通過當日起詳實執行 30 天記錄表單後，由業者向當地衛生局與食品工業發展研究所出函提出現場外部評核申請。

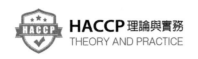

📋 輔導紀錄附表（參考用）

食品安全管制系統制度衛生評鑑記錄表

第　　階段第　　次輔導　　　　廠商負責人簽名：＿＿＿＿＿＿＿＿＿＿＿＿

廠商名稱：＿＿＿＿＿＿＿＿＿＿＿　　輔導日期：＿＿＿＿＿＿＿＿＿＿＿

項目	建議改善事項
軟體	
硬體	
處理意見欄	
HACCP 輔導小組簽名：	

註：本表不敷使用，可影印使用。

輔導紀錄附表（參考用）

食品安全管制系統制度衛生評鑑建議改善事項複查記錄表

第　　階段第　　次輔導　　　　廠商負責人簽名：＿＿＿＿＿＿＿＿＿＿＿＿＿＿

廠商名稱：＿＿＿＿＿＿＿＿＿＿＿　　輔導日期：＿＿＿＿＿＿＿＿＿＿＿＿＿

項目	建議改善事項	改善情形
軟體	1. 2. 3.	1 2. 3.
硬體	1. 2. 3.	1. 2. 3.
處理意見欄		
HACCP 輔導小組簽名：		

註：本表不敷使用，可影印使用。

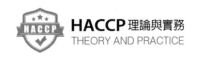

餐飲業食品安全管制系統衛生評鑑申請資格條件如下：

1. 餐食製造業：
   (1) 領有工廠登記證或營業項目為餐盒食品製造之營利事業登記者。
   (2) 設有食品安全管制系統工作小組（以下簡稱管制小組），該小組成員及相關資格應符食品藥物管理署食品安全管制系統（辦法）之規定。
   (3) 具有符合食品良好衛生規範準則(GHP)建築與設施硬體要求及軟體管理之下列各項標準作業程序書：
      A. 衛生管理標準作業程序書：包括建築與設施、設備與器具之清洗衛生、從業人員衛生管理、清潔及消毒等化學物質與用具管理、廢棄物處理（含蟲鼠害管制）、油炸用食用油脂管理、衛生管理（專責）人員等七項。
      B. 製程及品質管制標準作業程序書：包括採購驗收（含供應廠商評核）、廠商合約審查、食品添加物管理、食品製造流程規劃、防止交叉汙染、化學性及物理性危害侵入之預防、半成品與成品之檢驗、留樣保存試驗等八項（餐飲業多一項：現場採樣）。
      C. 倉儲管制標準作業程序書。
      D. 運輸管制標準作業程序書。
      E. 檢驗與量測管制標準作業程序書。
      F. 客訴管制標準作業程序書。
      G. 文件產品回收管制標準作業程序書。
      H. 教育訓練標準作業程序書。
   (4) 產品 HACCP 計畫書。
   (5) 主要產品項目或其他事項應與工廠登記證或營利事業登記相符。

2. 餐飲服務業：
   (1) 領有營利事業登記相關文件，但中央廚房如屬學校設置或地區級公私立醫院之供膳場所不在此限。
   (2) 設有食品安全管制系統工作小組（以下簡稱管制小組），該小組成員及相關資格應符本署食品安全管制系統（辦法）之規定。
   (3) 具有符合食品良好衛生規範準則(GHP，請參考附錄一)建築與設施硬體要求及軟體管理之下列各項標準作業程序書：
      A. 衛生管理標準作業程序書：包括建築與設施、設備與器具之清洗衛生、從業人員衛生管理、清潔及消毒等化學物質與用具管理、廢棄物處理

（含蟲鼠害管制）、油炸用食用油脂管理、衛生管理（專責）人員等七項。

B. 製程及品質管制標準作業程序書：包括採購驗收（含供應廠商評核）、廠商合約審查、食品添加物管理、食品製造流程規劃（含前處理、製備、供膳）、防止交叉汙染、化學性及物理性危害侵入之預防、成品之確認、現場採樣等八項。

C. 倉儲管制標準作業程序書。

D. 運輸管制標準作業程序書。

E. 檢驗與量測管制標準作業程序書。

F. 客訴管制標準作業程序書。

G. 文件產品回收管制標準作業程序書。

H. 教育訓練標準作業程序書。

(4) 產品 HACCP 計畫書。

(5) 主要產品項目或其他事項應與工廠登記證或營利事業登記相符。

🍳 三、提出申請現場評核

1. 業者取得工廠登記或營利事業登記等合法證明文件後，需有 3 個月的食品安全管制系統建檔期及建檔完成後實際運轉 30 日，向轄區衛生局核備後。核備完成後，備妥該核備函影本及相關文件逕自至食品藥物管理署計畫委辦機關（構）申請現場評核，而委辦機關（構）於審查完成排定日程後亦應副知轄區衛生局參與現場評核之執行：

2. 在國內，業者可以自費或自行完成輔導並備妥申請作業程序之相關資料，包括：

(1) 餐食製造業：

A. 工廠登記證或營利事業登記相關文件影本一份（具有最近一年內之校正章），並加蓋廠商及負責人印章。衛生評鑑申請書。

B. 餐飲業食品安全管制系統衛生評鑑申請書（餐食製造業）（附表 1-1）及建檔歷程表（附表 1-1-1）。

C. HACCP 管制小組人員履歷表（附表 1-2）及相關受訓結業證書影本，其中衛生管理人員需有 60 小時以上之訓練合格證明。

D. 食品製造業組織系統圖及從業人員工作配置表（附表 1-3）。

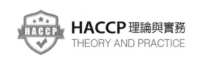

E. 食品製造業工廠平面圖（包括人員及物品動線）及主要機械及設備配置圖（附表 1-4）。

F. GHP 各項標準作業程序書（附表 1-5）。

(E) 產品 HACCP 計畫書及相關記錄表單。

檢具上述相關資料，於記錄表單完整執行記錄 30 天後，函當地衛生局與食品工業發展研究所提出現場評核申請。

(2) 餐飲服務業：

A. 最新之營利事業登記相關文件影本一份，並加蓋商號及負責人印章。

B. 伙食包業別除須出具於包作場所可每餐製作 500 人餐以上之証明及實際工作場所之縣市政府所核發營利事業登記相關文件之外，尚須檢附包作場所所在地縣市衛生局所核發衛生證明文件及與目前委託外包者一年以上之有效合約書或同意書。

C. 餐飲業食品安全管制系統衛生評鑑申請書（餐飲服務業）（附表 2-1）及建檔歷程表（附表 2-1-1）。

D. HACCP 管制小組人員履歷表（附表 2-2）及相關受訓結業證書影本，其中衛生管理專責人員需有 60 小時以上之訓練合格證明。

E. 餐飲服務業組織系統圖及從業人員工作配置表（附表 2-3）。

F. 作業場所平面圖（包括人員及物品動線）及主要機械及設備配置圖（附表 2-4）。

G. GHP 各項標準作業程序書（附表 2-5）。

(3) 餐食製造業或餐飲服務業具備下列基本資格提出申請現場評核：

A. 領有食品工廠登記證及營利事業登記證，或餐飲服務業只要營利事業登記證。

B. 置有食品衛生管理人員，且受過經食品藥物管理署認可之訓練機關（構）（如新竹市財團法人食品工業發展研究所、財團法人中華穀類食品工業發展研究所等），辦理之 GHP 及 HACCP 系統實務訓練合格，領有證書。

C. 生產負責主管須受過食品藥物管理署認可訓練機關（構）辦理之食品業 HACCP 系統實務訓練合格，領有證書。

D. 餐食製造業或餐飲服務業備齊如下所需文件：

a. 工廠登記證或營利事業登記證影本（加蓋公司蓋）。

b. 衛管人員核備（餐飲服務業免、已核備免）。

c. 三個月建檔及 1 個月運轉表（附表 1-1-1 或附表 2-1-1），向轄區衛生局函文核備。

F. 取得轄區衛生局核備函後，向委辦單位（新竹市財團法人食品工業發展研究所）申請現場評核。所需文件如下：

　a. 當地衛生局核備函。

　b. 食品安全管制系統計畫書一本。

G. 食品藥物管理署委辦單位（新竹市財團法人食品工業發展研究所）於接到受理申請資料後，15 日內審查完畢，審查結果符合規定者，即通知申請廠商，副知該署及向該署核備評核委員，並於 10 日內排定日期，邀集評核小組辦理現場評核工作。評核小組成員應符合本評鑑之評核委員資格（請參考附錄 1 之九餐飲業食品安全管制系統衛生評鑑申請注意事項—評核委員資格）之規定。

H. 資料審查結果需補正者，由食品藥物管理署委辦機關（構）通知申請廠商限期補正，副件通知該署。經通知限期補正而逾期未補正者，視同放棄，予以退件。

▼　**附表 1-1**　衛生評鑑申請書（餐食製造業）

填表日期：中華民國 105 年 12 月 31 日

負責人姓名	林 ○○	職　務	董事長
HACCP	提案人：　李 ○○	職　稱	品管課長
管制小組	同意人：　陳 ○○	職　稱	總　經　理
人員姓名	小組召集人：　王○○	職　稱	廠　　　長
（至少 3 人）	食品衛生管理人員：　李○○	職　稱	品管課長

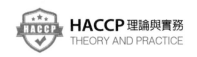

▼ 附表 2-1　衛生評鑑申請書（餐飲服務業）

(i)　　　　　　　　　　　　　　　　　　　　填表日期：中華民國　　年　　月　　日

負責人姓名	同「營利事業登記證」所記載之負責人	職務	
HACCP 管制小組 人員姓名 （至少 3 人）	提案人：	職稱	
	同意人：負責人或授權人	職稱	
	小組召集人：	職稱	
	食品衛生管理人員：	職稱	

(ii)　HACCP 管制小組受訓時數，並附上佐證資料。

HACCP 管制小組成員	餐飲業 HACCP 受訓時數
負責人或授權人	30 小時以上
衛生管理（專責）人員	60 小時以上
品保或生產相關人員	30 小時以上

▼ 附表 1-1-1 或附表 2-1-1　○○公司食品安全管制系統建立歷程表

	建檔內容	日期	建檔人	輔導人 （無可免填）
第一個月	1. 申請表填寫 2. GHP 程序書撰寫	109.9.1	李○○	無
第二個月	1. HACCP 計畫書撰寫	109.10.11	李○○	無
第三個月	1. 記錄表單繪製及更新	109.11.24	李○○	無
實際運轉期	1. 現場實際運作 2. GHP 表單紀錄 3. HACCP 表單紀錄	起：109.12.1	李○○	無
		迄：110.1.21	李○○	無

建檔人之學經歷及 HACCP 相關背景：
1. 學歷：臺灣大學食品科技研究所碩士
2. 經歷：○○ 公司品管部經理
3. 持有餐飲業 HACCP 課程（60A 及 60B）共計 60 小時以上
4. 專技高考食品技師合格

輔導人之學經歷及 HACCP 相關背景：
如有請專家學者輔導，需填本欄資料

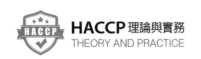

GHP 各項標準作業程序書及相關記錄表單：

▼ 附表 1-5 或附表 2-5　GHP 各項標準作業程序書

<table>
<tr><td colspan="8" align="center">某某　　　單位／公司</td></tr>
<tr><td colspan="8">文件名稱：
文件編號：XX-XX-XX
制定單位：
版　本：1.0
制定日期：　年　月　日</td></tr>
<tr><td colspan="8">.</td></tr>
<tr><td colspan="8" align="center">修　　　訂　　　記　　　錄</td></tr>
<tr><td>No</td><td>修訂日期</td><td>修訂申請單編號</td><td colspan="3" align="center">修　訂　內　容　摘　要</td><td>頁次</td><td>版本
版次</td></tr>
<tr><td></td><td></td><td></td><td colspan="3"></td><td></td><td></td></tr>
<tr><td></td><td></td><td></td><td colspan="3"></td><td></td><td></td></tr>
<tr><td></td><td></td><td></td><td colspan="3"></td><td></td><td></td></tr>
<tr><td></td><td></td><td></td><td colspan="3"></td><td></td><td></td></tr>
<tr><td colspan="8"></td></tr>
<tr><td colspan="3">制定：李 OO
　　　　110.2.1</td><td colspan="2">審查：吳 OO
　　　　110.2.1</td><td colspan="3">核准：陳 OO
　　　　110.2.1</td></tr>
</table>

a. 需親自簽全名，並押簽名時之日期。
b. 若是簽錯字可以刪去，但不可使用修正液塗改。

　　餐飲業食品安全管制系統衛生評鑑申請流程，如附表 6 所示。

▼ 附表 6　餐飲業食品安全管制系統衛生評鑑申請流程圖

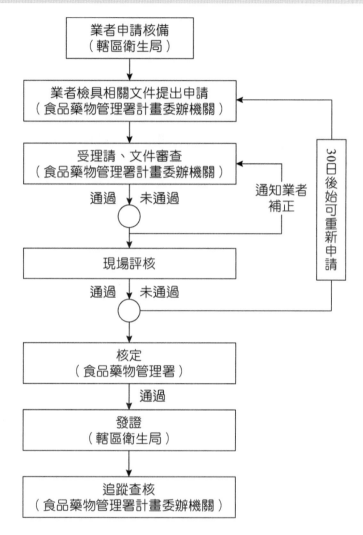

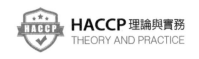

四、現場評核步驟

1. 起始會議：由業者介紹其 HACCP 執行小組成員及加工流程簡要說明；由主審委員說明各評核員之評核項目，並確認評核範圍與標準。

2. 現場查勘評核軟、硬體。

3. 實地評核：
   (1) 各評核員依分配之任務，赴各有關部門進行現場實地評核。
   (2) 業者 HACCP 執行小組相關成員陪同稽核人員赴現場評核，並配合提供所須資料。
   (3) 書面資料審查。

4. 產品抽驗：現場評核時，由主審委員督導完成產品抽樣，所抽取之樣品送衛生福利部食品藥物管理署認可之檢驗機構檢驗（檢驗大腸桿菌、大腸桿菌群等），抽驗結果不合格者列為不通過，是否複驗由評核小組共同決定。本項抽驗檢驗費用由業者自行負擔。

5. HACCP 執行狀況現場評核表注意事項如下：
   (1) 現場評核缺點分主要缺失、次要缺失、輕微缺失等三項，建議事項（不列入缺失計數），加註於備註欄（請參考附表 3-1 或附表 3-2）。
   (2) 3 個輕微缺失累進為 1 個次要缺失；3 個次要缺失累進為 1 個主要缺失。
   (3) 主要缺失達 3 個（含）以上，列為本次評核不通過。
   (4) 辦理現場評核時，應同時抽取產品送食品藥物管理署認可之檢驗機構依衛生標準檢驗，抽驗項目為大腸桿菌群及大腸桿菌，不合格得申請複驗 1 次，若仍為不合格則列為本次評核（查核）不通過。所有檢驗費用由業者負擔。
   (5) 現場評核通過，有關評核結果缺點，限半個月內完成改善，各衛生局依限追蹤確認，確認結果函報食品藥物管理署備查；另食品藥物管理署委託新竹食品工業發展研究所或分區委託學者、專家，透過組成稽查小組方式辦理，限期改善、複查、追蹤管理結果等函報食品藥物管理署（由食品所彙整後函轉食品藥物管理署）備查。
   (6) 違反「餐飲業食品安全管制系統衛生評鑑制度」（食藥管署食字第 098042311 號函）中追蹤管理有關切結保證事項者，各衛生局應即函報食品藥物管理署廢止或暫停其餐飲業 HACCP 衛生評鑑證明。

▼ 附表 3-1 　（餐食製造業）

餐飲業食品安全管制系統衛生評鑑

☐現場評核報告　　☐追蹤查核報告　　☐確認查核報告

餐食製造業名稱：＿＿＿＿＿＿＿＿＿＿＿＿＿＿＿＿＿＿＿＿＿＿

地址：＿＿＿＿＿＿＿＿＿＿＿＿＿＿＿＿＿＿＿＿＿＿＿＿＿＿＿＿

電話：＿＿＿＿＿＿＿＿＿＿＿＿＿＿＿　日期：＿＿＿＿＿＿＿＿＿＿

缺失欄			評 核 項 目	備註：請明列原因
主要	次要	輕微	（在左列缺失欄☐勾選缺失類別）	
			A. 硬體管理	
☐	☐		1. GHP 建築與設施流程動線設計不良	
	☐		2. GHP 建築與設施維護與保養不佳	
☐	☐	☐	3. 其他	
			B. GHP 衛生管理標準作業程序書、記錄表單及落實情形－建築與設施	
	☐	☐	1. 作業場所外圍環境之管理	
	☐	☐	2. 牆壁、支柱與地面之管理	
	☐	☐	3. 樓板、天花板之管理	
☐	☐	☐	4. 出入口、門窗、通風口及其他孔道之管理	
☐	☐	☐	5. 排水系統之管理	
	☐	☐	6. 照明設施之管理	
	☐	☐	7. 氣流之管理	
	☐	☐	8. 配管之管理	
☐	☐	☐	9. 依清潔度不同之場所隔離或區隔	
☐	☐	☐	10.病媒防治之管理	
☐	☐	☐	11.蓄水設備之管理	
	☐	☐	12.員工宿舍、餐廳、休息室及檢驗場所之管理	
	☐	☐	13.廁所之管理	
☐	☐	☐	14.用水之管理及水質檢驗	
☐	☐	☐	15.洗手設施之管理	
☐	☐	☐	16.其他	

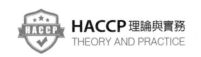

HACCP 理論與實務
THEORY AND PRACTICE

缺失扣分			評 核 項 目	備註：請明列原因
主要	次要	輕微	（在左列缺失欄□勾選缺失類別）	
			C. GHP 衛生管理標準作業程序書、記錄表單及落實情形－設備與器具之清洗衛生	
□	□	□	1. 設備與器具清洗與消毒之管理	
□	□	□	2. 熟食盛裝器具之檢驗	
□	□	□	3. 其他	
			D. GHP 衛生管理標準作業程序書、記錄表單及落實情形－從業人員衛生管理	
□	□	□	1. 從業人員健康檢查	
□	□	□	2. 從業人員之疾病管理	
	□	□	3. 從業人員之衣著管理（包括制服、工作鞋、髮帽、手套、口罩）	
	□	□	4 .從業人員工作中之衛生管理	
□	□	□	5. 其他	
			E. GHP 衛生管理標準作業程序書、記錄表單及落實情形－清潔及消毒等化學物質與用具管理	
□	□	□	1. 化學物質之購入、存放、標示、使用之管理	
		□	2. 掃除用具之購入、存放管理	
□	□	□	3. 其他	
			F. GHP 衛生管理標準作業程序書、記錄表單及落實情形－廢棄物處理（含蟲鼠害管制）	
	□	□	1. 垃圾、廚餘、可回收資源之管理	
□	□	□	2. 其他	
			G. GHP 衛生管理標準作業程序書、記錄表單及落實情形－衛生管理專責人員	
	□	□	1. 設置、資格、受訓證書、代理人、權責	
□	□	□	2. 其他	
			H. GHP 製程及品質管制標準作業程序書、記錄表單及落實情形－採購驗收（含供應商評鑑）	
	□	□	1. 採購流程、供應商資料、衛生證明文件	
	□	□	2. 驗收流程、驗收標準	

缺失扣分			評 核 項 目	備註：請明列原因
主要	次要	輕微	（在左列缺失欄□勾選缺失類別）	
	☐	☐	3. 供應商評鑑	
☐	☐	☐	4. 其他	
			I. GHP 製程及品質管制標準作業程序書、記錄表單及落實情形－廠商合約審查	
	☐	☐	1. 採購合約訂定	
☐	☐	☐	2. 其他	
			J. GHP 製程及品質管制標準作業程序書、記錄表單及落實情形－食品添加物管理	
☐	☐		1. 食品添加物使用清冊、保管人、存放地點	
☐	☐		2. 食品添加物使用管理	
☐	☐	☐	3. 其他	
			K. GHP 製程及品質管制標準作業程序書、記錄表單及落實情形－食品製造流程規劃	
☐	☐	☐	1. 食品由原料至成品製造過程之規劃（包括時間、空間、人員等）	
☐	☐	☐	2. 其他	
			L. GHP 製程及品質管制標準作業程序書、記錄表單及落實情形－防止交叉汙染	
☐	☐	☐	1. 交叉汙染之原因及防治措施	
☐	☐	☐	2. 其他	
			M. GHP 製程及品質管制標準作業程序書、記錄表單及落實情形－化學性及物理性危害侵入之預防	
☐	☐	☐	1. 化學性及物理性危害侵入之管理	
☐	☐	☐	2. 其他	
			N. GHP 製程及品質管制標準作業程序書、記錄表單及落實情形－半成品成品之檢驗	
☐	☐	☐	1. 半成品之檢驗或廠商之檢驗報告	
☐	☐	☐	2. 成品之檢驗	
☐	☐	☐	3. 其他	

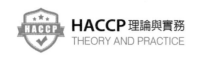

缺失扣分			評 核 項 目	備註：請明列原因
主要	次要	輕微	（在左列缺失欄□勾選缺失類別）	
			O. GHP 製程及品質管制標準作業程序書、記錄表單及落實情形－留樣保存試驗	
	□	□	1. 留樣管理	
□	□	□	2. 其他	
			P. GHP 倉儲管制標準作業程序書、記錄表單及落實情形	
	□	□	1. 庫房管理、溫濕度管理	
□	□	□	2. 其他	
			Q. GHP 運輸管制標準作業程序書、記錄表單及落實情形	
	□	□	1. 人員管理、運輸車管理	
□	□	□	2. 其他	
			R. GHP 檢驗與量測管制標準作業程序書、記錄表單及落實情形	
□	□	□	1. 檢驗儀器管理與校正	
□	□	□	2. 其他	
			S. GHP 客訴管制標準作業程序書、記錄表單及落實情形	
	□	□	1. 客訴事件處理流程	
□	□	□	2. 其他	
			T. GHP 成品回收管制標準作業程序書、記錄表單及落實情形	
	□	□	1. 成品回收處理流程	
□	□	□	2. 其他	
			U. GHP 文件管制標準作業程序書、記錄表單及落實情形	
	□	□	1. 文件制定、發行、修改、廢止之流程	
□	□	□	2. 其他	
			V. GHP 教育訓練標準作業程序書、記錄表單及落實情形	
	□	□	1. 教育訓練實施之對象、時間、內容等	
□	□	□	2. 其他	

缺失扣分			評 核 項 目	備註：請明列原因
主要	次要	輕微	（在左列缺失欄□勾選缺失類別）	
			W.HACCP 計畫書及記錄表單	
□	□	□	1. HACCP 小組成員名單	
	□	□	2. 產品特性及貯運方式	
	□	□	3. 產品用途及消費對象	
	□	□	4. 產品製造流程	
□	□	□	5. 危害分析及 CCP 的判定	
□	□	□	6. CCP 直接監控紀錄及確認	
□	□	□	7. CCP 異常處理報告	

合計缺失數：主要缺失　　　個

次要缺失　　　個

輕微缺失　　　個

（註 1：主要缺失達 3 個（含）以上，列為本次評核不通過。

　註 2：3 個輕微缺失累進為 1 個次要缺失；3 個次要缺失累進為 1 個主要缺失。）

建議事項（不列入缺失計數）

產品抽驗結　果	抽驗項目為大腸桿菌群及大腸桿菌，不合格得申請複驗 1 次，若仍為不合格則列為本次評核（查核）不通過。	□合格 □不合格

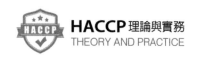

業者意見欄	業者簽名：	
評核結果 （請廠商於現場評核報告每 1 頁空白處加蓋公司章）	□建議通過 □不通過，理由： 主審委員簽名： 評核委員簽名： 轄區衛生局人員簽名： 觀察員簽名： 以下由本署計畫委辦機構填寫：	
評核建議	擬予通過 擬不予通過	
受託機構	承辦 人員		主管 覆核		首長 決行	

▼ 附表 3-2　（餐飲服務業）

餐飲業食品安全管制系統衛生評鑑

□現場評核報告　　□追蹤查核報告　　□確認查核報告

餐飲服務業名稱：＿＿＿＿＿＿＿＿＿＿＿＿＿＿＿＿＿＿＿＿＿＿＿＿＿＿

地址：＿＿＿＿＿＿＿＿＿＿＿＿＿＿＿＿＿＿＿＿＿＿＿＿＿＿＿＿＿＿＿＿

電話：＿＿＿＿＿＿＿＿＿＿＿＿＿＿＿　日期：＿＿＿＿＿＿＿＿＿＿＿＿＿

缺失扣分			評 核 項 目	備註：請明列原因
主要	次要	輕微	（在左列缺失欄□勾選缺失類別）	
			A. 硬體管理	
□	□		1. GHP 建築與設施流程動線設計不良	
	□		2. GHP 建築與設施維護與保養不佳	
□	□	□	3. 其他	
			B. GHP 衛生管理標準作業程序書、記錄表單及落實情形－建築與設施	
	□	□	1. 作業場所外圍環境之管理	
	□	□	2. 牆壁、支柱與地面之管理	
	□	□	3. 樓板、天花板之管理	
□	□	□	4. 出入口、門窗、通風口及其他孔道之管理	
□	□	□	5. 排水系統之管理	
	□	□	6. 照明設施之管理	
	□	□	7. 氣流之管理	
	□	□	8. 配管之管理	
□	□	□	9. 依清潔度不同之場所隔離或區隔	
□	□	□	10. 病媒防治之管理	
□	□	□	11. 蓄水設備之管理	
	□	□	12. 員工宿舍、餐廳、休息室及檢驗場所之管理	
	□	□	13. 廁所之管理	

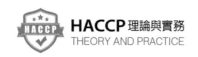
主要	次要	輕微	評 核 項 目 （在左列缺失欄□勾選缺失類別）	備註：請明列原因
□	□	□	14. 用水之管理及水質檢驗	
□	□	□	15. 洗手設施之管理	
□	□	□	16. 其他	
			C. GHP 衛生管理標準作業程序書、記錄表單及落實情形－設備與器具之清洗衛生	
□	□	□	1. 設備清洗與消毒之管理	
□	□	□	2. 熟食盛裝器具之檢驗	
□	□	□	3. 其他	
			D. GHP 衛生管理標準作業程序書、記錄表單及落實情形－從業人員衛生管理	
□	□	□	1. 從業人員健康檢查	
□	□	□	2. 從業人員之疾病管理	
	□	□	3. 從業人員之衣著管理（包括制服、工作鞋、髮帽、手套、口罩）	
	□	□	4. 從業人員工作中之衛生管理	
□	□	□	5. 其他	
			E. GHP 衛生管理標準作業程序書、記錄表單及落實情形－清潔及消毒等化學物質與用具管理	
□	□	□	1. 化學物質之購入、存放、標示、使用之管理	
		□	2. 掃除用具之購入、存放管理	
□	□	□	3. 其他	
			F. GHP 衛生管理標準作業程序書、記錄表單及落實情形－廢棄物處理（含蟲鼠害管制）	
	□	□	1. 垃圾、廚餘、可回收資源之管理	
□	□	□	2. 其他	

缺失扣分			評核項目	備註：請明列原因
主要	次要	輕微	（在左列缺失欄口勾選缺失類別）	
			G. GHP 衛生管理標準作業程序書、記錄表單及落實情形－衛生管理專責人員	
	☐	☐	1. 設置、資格、受訓證書、代理人、權責	
☐	☐	☐	2. 其他	
			H. GHP 製程及品質管制標準作業程序書、記錄表單及落實情形－採購驗收（含供應商評鑑）	
	☐	☐	1. 採購流程、供應商資料、衛生證明文件	
	☐	☐	2. 驗收流程、驗收標準	
	☐	☐	3. 供應商評鑑	
☐	☐	☐	4. 其他	
			I. GHP 製程及品質管制標準作業程序書、記錄表單及落實情形－廠商合約審查	
	☐	☐	1. 採購合約訂定	
☐	☐	☐	2. 其他	
			J. GHP 製程及品質管制標準作業程序書、記錄表單及落實情形－前處理、製備	
☐	☐	☐	1. 食材前處理之衛生管控	
☐	☐	☐	2. 食物製備之衛生管控	
☐	☐	☐	3. 其他	
			K. GHP 製程及品質管制標準作業程序書、記錄表單及落實情形－供膳）	
☐	☐	☐	1. 供膳作業之衛生管控	
☐	☐	☐	2. 其他	
			L. GHP 製程及品質管制標準作業程序書、記錄表單及落實情形－食品製造流程規劃	

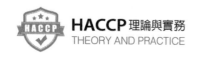

缺失扣分			評核項目	備註：請明列原因
主要	次要	輕微	（在左列缺失欄□勾選缺失類別）	
□	□	□	1. 食品由原料至成品製造過程之規劃（包括時間、空間、人員等）	
□	□	□	2. 其他	
			M. GHP 製程及品質管制標準作業程序書、記錄表單及落實情形－防止交叉汙染	
□	□	□	1. 交叉汙染之原因及防治措施	
□	□	□	2. 其他	
			N. GHP 製程及品質管制標準作業程序書、記錄表單及落實情形－化學性及物理性危害侵入之預防	
□	□	□	1. 化學性及物理性危害侵入之管理	
□	□	□	2. 其他	
			O. GHP 製程及品質管制標準作業程序書、記錄表單及落實情形－成品之確認	
□	□	□	1 .成品應確認其品質及衛生	
□	□	□	2. 其他	
			P. GHP 倉儲管制標準作業程序書、記錄表單及落實情形	
	□	□	1. 庫房管理、溫濕度管理	
□	□	□	2. 其他	
			Q. GHP 運輸管制標準作業程序書、記錄表單及落實情形	
	□	□	1. 人員管理、運輸車管理	
□	□	□	2. 其他	
			R. GHP 檢驗與量測管制標準作業程序書、記錄表單及落實情形	

缺失扣分	評核項目	備註：請明列原因

缺失扣分			評核項目	備註：請明列原因
主要	次要	輕微	（在左列缺失欄□勾選缺失類別）	
☐	☐	☐	1. 檢驗儀器管理與校正	
☐	☐	☐	2. 其他	
			S. GHP 客訴管制標準作業程序書、記錄表單及落實情形	
	☐	☐	1. 客訴事件處理流程	
☐	☐	☐	2. 其他	
			T. GHP 成品回收管制標準作業程序書、記錄表單及落實情形	
	☐	☐	1. 成品回收處理流程	
☐	☐	☐	2. 其他	
			U. GHP 文件管制標準作業程序書、記錄表單及落實情形	
	☐	☐	1. 文件制定、發行、修改、廢止之流程	
☐	☐	☐	2. 其他	
			V. GHP 教育訓練標準作業程序書、記錄表單及落實情形	
	☐	☐	1. 教育訓練實施之對象、時間、內容等	
☐	☐	☐	2. 其他	
			W. HACCP 計畫書及記錄表單	
☐	☐	☐	1. HACCP 小組成員名單	
	☐	☐	2. 產品特性及貯運方式	
	☐	☐	3. 產品用途及消費對象	
	☐	☐	4. 產品製造流程	
☐	☐	☐	5. 危害分析及 CCP 的判定	
☐	☐	☐	6. CCP 直接監控紀錄及確認	
☐	☐	☐	7. CCP 異常處理報告	

合計缺失數：主要缺失　　　個
次要缺失　　　個
輕微缺失　　　個
（註 1：主要缺失達 3 個（含）以上，列為本次評核不通過。
　註 2：3 個輕微缺失累進為 1 個次要缺失；3 個次要缺失累進為 1 個主要缺失。）

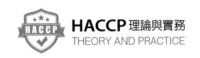

建議事項（不列入缺失計數）		
產品抽驗 結　　果	抽驗項目為大腸桿菌群及大腸桿菌，不合格得申請複驗 1 次，若仍為不合格則列為本次評核（查核）不通過	□合格 □不合格
業者意見欄	業者簽名：	
評核結果 （請廠商於現場評核報告每 1 頁空白處加蓋公司章）	□建議通過 □不通過，理由： 主審委員簽名： 評核委員簽名： 轄區衛生局人員簽名： 觀察員簽名： 以下由本署計畫委辦機構填寫：	
評核建議	擬予通過 擬不予通過	
受託機構	承辦 人員		主管 覆核		首長 決行	

五、現場評核報告之處理

1. 現場評核結束後，評核小組將評核報告及相關資料送本署計畫委辦機關（構）。

2. 評核結果由食品藥物管理署計畫委辦機關（構）以書面通知廠商。

3. 評核結果缺失項目超過規定標準（見附表 3-1 及附表 3-2）者，評定為現場評核未通過，業者可於現場評核日起，30 日後再次申請現場評核，但每年以 2 次為限（自第一次現場評核日起一年內）。

六、核發餐飲業 HACCP 衛生評核證書（標章）

1. 食品藥物管理署計畫委辦機關（構）針對現場評核及產品抽驗結果陳報食品藥物管理署核定，並由食品藥物管理署核定衛生評鑑證書號碼（標章），通知轄區衛生局進行發證，並公布於本署網站上。

2. 各縣市衛生局依餐飲業實施食品安全管制系統衛生評鑑暨管理作業注意事項印製及頒發業者本衛生評鑑證書（標章），該空白證書由食品藥物管理署統一印製。證書格式如附件 3。

3. 證書編號餐食製造業為「衛評餐製字第〇〇〇號」及餐飲服務業為「衛評餐服字第〇〇〇號」。

4. 標章格式如下（此圖為民國 98 年公告，當時公告單位為行政院衛生署食品藥物管理局，即今日行政院衛生福利部食品藥物管理署）。

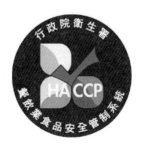

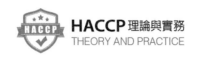
七、追蹤查核與確認查核

1. 追蹤查核由食品藥物管理署計畫委辦機關（構）聘請具有 HACCP 制度輔導或評核實務經驗之專家、學者，採分級不定期之追蹤查核方式，並以食品安全管制系統衛生評鑑追蹤查核表（附表 3-1 及附表 3-2）辦理。查核小組成員應符合本評鑑注意事項之評核委員資格（附件 1）之規定。

2. 查核結果不符合規定者，將函文業者及轄區衛生局，限期改善並安排確認查核（附表 3-1 及附表 3-2），如結果仍不符合規定者，應將該查核表陳報食品藥物管理署核定，由該署公告廢止該衛生評鑑證書（標章）。

3. 通過衛生評鑑之廠商於證書有效期限內發生食物中毒案件，並經轄區衛生局調查者（應副知食品藥物管理署及該署計畫委辦單位），食品藥物管理署計畫委辦單位應於收文日起 1 個月內安排確認查核（附表 3-1 及附表 3-2）。本次查核時，廠商另應備妥檢討報告，否則認屬未通過。查核未通過者，逕予廢止其證書。

   前項檢討報告應包括緣由、原因檢討、改善方案、改善過程紀錄及全廠員工進行 4 小時之衛生講習紀錄。前開衛生講習，廠商應委請廠外之專家、學者進行食品安全及衛生課程，並應事先向轄區衛生局核備後辦理。

4. 通過衛生評鑑之廠商 HACCP 管制小組成員，每人應接受之訓練時數應符合食品藥物管理署食品安全管制系統辦法之規定。

八、餐飲業 HACCP 衛生評鑑證書及標章之廢止

　　已通過衛生評鑑之廠商有下列情形之一者，由轄區衛生局函報食品藥物管理署，廢止其證書（標章），被廢止者應繳回證書。自證書廢止日起，45 日後始得再提出申請；如為現場評核通過，尚未取得衛生評鑑證書，不予核發該證書。

　　有下列情形之一者，廢止其餐飲業 HACCP 衛生評鑑證書及標章：

1. 未辦理展延者。

2. 永久停工。

3. 產品在非認可處所產製者。

4. 產品之主要製造階段以及包裝等步驟委外代工者。

5. 購買或使用未經管制之即食食品。

6. 超過最大生產量生產或供應。

7. 確認查核仍未通過者。

8. 場所變更與發證地址不符者。

9. 半年內發生 2 次以上食物中毒案件並經衛生局調查確定者。

10. 一年內發現 2 次以上應辦理變更登記而未登記者（超過最大產量者依第（六）款辦理）。

11. 其他重大缺失者。

九、證書（標章）之展延

　　本衛生評核證書有效期限為 2 年，到期前 4 個月得提出展延申請，展延之評核得比照新案或追蹤查核方式辦理（附表 4）。

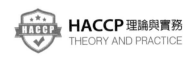
📋 **附表 4**

餐飲業食品安全管制系統衛生評鑑申請注意事項－展延申請書

填表日期：中華民國   年   月   日

業者名稱：	
證書編號：	
應檢附文件如下： ■ 工廠登記證或營利事業登記相關文件影本 ■ 業者出具 HACCP 小組人員異動未超過 1/2 之證明 ■ 管制小組成員學習時數證明影本 ■ 原證書 ☐ 其他文件	

負責人姓名	蓋章
衛生管理（專責）人員姓名	蓋章

生 產 量 基 本 資 料	
☐ 食 品 製 造 業	☐ 餐 飲 服 務 業
生產線數： 條	餐飲服務業類型：
最大安全生產量： 餐食份／日	主要產品名稱：
實際生產量： 餐食份／日（平均）	實際生產量： 餐食份／日（平均）
從業員工人數： 人	從業員工人數： 人

十、餐飲業 HACCP 衛生評鑑證書及標章之變更

通過衛生評鑑之廠商有下列情形之一者，應辦理變更登記。轄區衛生局或食品藥物管理署委辦機關核可後應副知該署，以利更新網站資料（附表 5）。

1. 廠商名稱變更：應備妥變更後之工廠登記證或營利事業登記相關文件；HACCP 主要成員未改變之證明文件，逕向轄區衛生局提出申請。

2. 負責人名稱變更：應備妥變更後之工廠登記證或營利事業登記相關文件；HACCP 主要成員未改變之證明文件，逕向轄區衛生局提出申請。

3. HACCP 小組人員異動超過 1/2 變更：應備妥擬變更人員之聘書或證明、相關 HACCP 訓練證書，逕向轄區衛生局提出申請。

4. 生產量變更：同新案方式辦理，備妥新案申請相關文件，逕向食品藥物管理署計畫委辦機關提出申請。

5. 經營型態改變或更換承包商或其他足以影響 HACCP 運作之變更：同新案方式辦理，備妥新案申請相關文件，逕向本署計畫委辦機關提出申請。

第三節
國外之驗證單位與驗證程序

一、選擇合法之驗證／登錄單位

（一）國內驗證單位簡介

目前臺灣是由財團法人全國認證基金會(Taiwan Accreditation Found, TAF)推動國內各類驗證機構、檢驗機構及實驗室各領域之國際認證，建立國內驗證機構、檢驗機構及實驗室之品質與技術能力的評鑑標準，結合專業人力評鑑及運用能力能驗，以認證各驗證機構、檢驗機構及實驗室，提升其品質與技術能力，並致力強化認證公信力，拓展國際市場，提升國家競爭力。

1. 行政院衛生福利部食品藥物管理署：負責食品業、食品物流業、餐飲業 HACCP 衛生評鑑之管理。

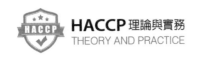

2. 行政院標準檢驗局：負責外銷水產品 HACCP 標章之管理。餐飲業 HACCP 衛生評鑑由衛生福利部食品藥物管理署印製證書並由當地政府衛生局授證，食品工業發展研究所輔助辦理。

3. 行政院經農業委員會：負責 CAS 標章之管理。CAS 標章由財團法人 CAS 優良農產品發展協會發證。

4. 行政院經濟部工業局：負責 GMP 標章之管理。FGMP 標章委由財團法人 GMP 協會發證。

　　2011 年「食品 GMP 認證制度」獲得「臺灣製 MIT 微笑產品第二類驗證制度」採認，凡通過食品 GMP 認證，可同時取得 MIT 認證標章。2011 年開放食品添加物類別提出申請，共計認證產品類別達 28 項。

　　2015 年 4 月「臺灣食品 GMP 協會」更名為「臺灣優良食品發展協會」(Taiwan Quality Food Association，TQF)。2015 年 6 月 GMP 微笑標章正式由經濟部移轉至 TQF 協會，未來 TQF 協會將負移轉後標章督導管理之責。 經濟部工業局於 2015 年 9 月 23 日發布:廢止「食品 GMP 推行方案」，正式宣告陪伴臺灣人 26 年的「微笑標章」完全走入歷史。食品 GMP 全稱「食品良好作業規範」，為廠商自願性參加的驗證制度，曾經是政府大力宣傳的品質保證標章，但是自 2011 年起塑化劑、食用油、餿水油等食安風波，都有 GMP 認證產品的業者牽涉其中，引起民眾質疑標章的公信力。食安醜聞重創 GMP 形象，政府正式廢止 GMP，改組成臺灣食品優良協會（TQF），納入消保、通路團體，並要求追蹤追溯、加強稽核、取得國際組織認同等措施，希望重建國人對「老字號」微笑標章的信心。

（二）國外驗證單位簡介

　　目前較具知名度的國外認證機構在臺登錄者如 UKAS（英國）、ANAB（美國）、RvA（荷蘭）、DAR（德國）以及 QSA（紐澳地區）。其核可之驗證單位如 SGS（臺灣檢驗科技股份有限公司）、BSI（英國標準協會太平洋有限公司臺灣分公司）、DNV（挪威商利恩威驗證股份有限公司臺灣分公司）、BVQI（臺灣衛理國際品保驗證股份有限公司）、PDF（英商勞氏檢驗股份有限公司臺灣分公司）、TUV（臺灣德國萊茵技術監護顧問股份有限公司）、貝爾國際驗證股份有限公司、環球國際驗證股份有限公司等。

二、如何選擇驗證單位

　　一家公司欲申請食品之認證標章，對考慮選擇驗證單位之前，應仔細評估下列五項主要因素：

1. 並非所有的驗證，都會被客戶或是當地政府機關所認可。經由各區域（歐洲、美洲、紐澳等）之國際認證組織核可的驗證／登錄單位所頒授的驗證證書，一般容易被該區域當地政府所認可。一個以出口為導向的公司，應盡可能的取得出口國家核可之國際認證組織所認證之驗證公司核發的證書，例如美國的 RAB，英國的 UKAS 或是荷蘭的 RvA 等所認證的驗證單位，去取得驗證證書才是正確的方法。

2. 被國際認證組織核可的驗證／登錄單位，在其被認證的合法範圍內，執行驗證活動，並受認證單位的稽核，方能夠確保由所做的驗證是核可有效的。

3. 驗證和持續的追續評鑑之成本亦是公司取得驗證證書應該考量的。

4. 對一個以出口為導向的公司而言，若其生產地點在臺灣，產品欲銷售至歐洲，最好是取得該公司產品銷售地之政府核可之國際驗證證書，其優勢是縮短產品的通關時間。若是取得一張未經當地政府認可之驗證單位所頒授的證書，會延誤其產品之通關時間。

5. 國內有些驗證公司同時向一個以上的認證單位核可／登錄，如同時向美國的 RAB、荷蘭的 RvA、德國的 DAR、紐澳地區的 JAS-ANZ 和英國的 UKAS（圖 10-1）登錄則是最優先且最恰當的選擇。

三、HACCP 驗證／登錄之益處

　　以下幾項將會是影響一個企業（公司）在執行食品安全系統及通過 HACCP 驗證標章的重要因素：

1. HACCP 驗證已被全球任認定食品安全管理系統之必備證明，足以使產品於國際貿易有更高的接受度。

2. 為確保該公司能將產品輸送至歐洲且該企業是被預期通過 HACCP 驗證。

3. 為滿足客戶合約性要求。

4. 為降低產品及服務可靠度要求之風險。

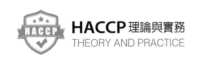

5. 為加強企業食物鏈上下游之間的溝通，以確保所有相關食品安全危害均被鑑別出，並且於食物鏈之每一階段均被適當的控管，交遞安全的食品給終端的客戶，以保障食品之衛生安全。

6. 借由持續 ISO 食品安全管理系統的品質改善迴圈來保持企業的競爭力。

7. 調和產品與服務之高度靈活性，讓企業具有國際觀，使其產品與服務行銷全世界。

四、追續稽核(tracing audit)

由第三者稽核員對已經建立並已通過驗證的食品安全管理系統，實施定期的監控。追續稽核通常由驗證單位執行，以確保已通過驗證的組織之品質系統還持續的維持著。

五、驗證費用

驗證公司對於驗證收取之費用種類如下，各家驗證公司報價之人天費用並無一定標準。

項次	項 目	所需人天	費 用	備 註
1	申請費用			追續稽核無申請費用
2	文件審查費用	一人天		追續稽核無文件審查費用
3	評鑑費用	一人天		
4	證書費用			追續稽核無證書費用
5	合計	一人天		

以上計算之人天(man day)依據 IAF 指導綱要 ISO17021 驗證規則

所排定。

其他：尚有以下費用可能產生，依據各家驗證公司所報價為準。

1. 營業稅。

2. 差旅費：交通費用包含飛機機票、火車車票或搭乘其他大眾運輸工具所產生之費用。

3. 住宿與餐飲費用。

HACCP 申請驗證之作業流程

1. 具有符合 GHP 建築與設施硬體要求及軟體管理之下列各項標準作業程序書：
   (1) 衛生管理標準作業程序書：包括建築與設施、設備與器具之清洗衛生、從業人員衛生管理、清潔及消毒等化學物質與用具管理、廢棄物處理（含蟲鼠害管制）、油炸用食用油脂管理、衛生管理專責人員等七項。
   (2) 製程及品質管制標準作業程序書：包括採購驗收（含供應廠商評鑑）、廠商合約審查、食品添加物管理、食品製造流程規劃、防止交叉汙染、化學性及物理性危害侵入之預防、半成品成品之檢驗、留樣保存試驗等八項（餐飲業多一項：現場採樣）。
   (3) 倉儲管制標準作業程序書。
   (4) 運輸管制標準作業程序書。
   (5) 檢驗與量測管制標準作業程序書。
   (6) 客訴管制標準作業程序書。
   (7) 成品回收管制標準作業程序書。
   (8) 文件及紀錄管制標準作業程序書。
   (9) 教育訓練標準作業程序書。

2. 主要產品項目或其他事項應與工廠登記證或營利事業登記證相符。

3. 廠商在驗證作業時需提供下列資料：(1)HACCP 計畫書；(2)HACCP 成員名冊；(3)引用法令／法規之清單；(4)工廠生產流程圖；(5)工廠區域布置劃分；(6)生產設備清單；(7)檢驗儀器清單。

評估驗證之流程

　　如圖 10-3 所示：一家公司在尋求驗證時，所需要的作業流程。公司食品安全管理系統的評估，可以由公司內部的稽核人員（第一者稽核），客戶（第二者稽核），或是由獨立的第三者來執行。通常，被認可的驗證／登錄單位，會根據其專業知識和能力範圍，執行第三者評估。

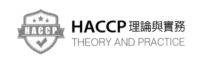
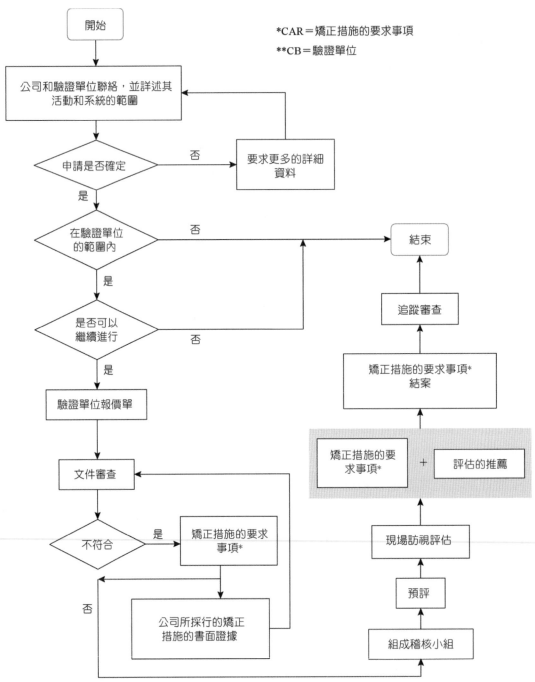

圖 10-3　評估驗證之流程

第六節
✔ 驗證常見缺失分析

🍲 一、系統執行面說、寫、做與記錄不一致

在規劃食品安全管理系統時,不瞭解 HACCP 危害分析與重要管制點條款之精神,以致於系統規劃時,未將條款要求融入食品安全管理系統之作業,以致食品安全管理系統在規劃面、執行面以及記錄面與 HACCP 危害分析與重要管制點之條款要求不一致。

🍲 二、相關人員不瞭解 HACCP 危害分析與重要管制點之要求

HACCP 危害分析與重要管制點規劃時,未全員參與,以致於只有高階、中階主管瞭解 HACCP 危害分析與重要管制點條款之要求,若教育訓練又不夠落實,很容易產生標準作業流程規定一套作法,而基層作業人員實施之作業又是另外一套,形同人人各持一把號,各吹各的調。

🍲 三、相關作業人員不瞭解相關食品安全衛生法規之要求

於規劃 HACCP 危害分析與重要管制點時,只有食品安全小組成員因為有參與整個規劃流程,因此對於相關食品安全衛生法規之要求會有基本之熟悉,但對於每日在作業現場之操作人員與作業人員,若主辦單位未落實相關食品安全衛生法規之要求時,會產生基層人員之日常作業會與食品安全衛生法規之要求脫節,無法知法而守法。

🍲 四、對於矯正與預防措施無法落實

廠商於輔導階段完成後,系統剛由無到有之過程,若沒有一段時間之運作測試與持續改善之歷練,對於系統異常之狀況,無法有效分析異常之真因與提出對症下藥之改善措施,並且無充分之系統運作經驗,因此也較無法舉一反三與橫向展開,提出預防措施。

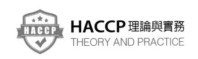
五、無法落實 P-D-C-A 管理循環與持續改善

　　廠商在第一次正式評鑑時，為了通過 HACCP 危害分析與重要管制點之驗證均能遵守 HACCP 危害分析與重要管制點條款與內部規定執行，但若無法持續落實食品安全管理系統之規定與持續執行內部稽核與管理審查，食品安全管理系統容易日久鬆懈，變成為了應付驗證的而存在之系統。

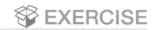

課·後·複·習

1. 試分析說明驗證(certification)、登錄和認證(accreditation)之間的差異。

2. 試詳細說明國內廠商申請 HACCP 驗證之手續或流程為何？

3. 食品業或餐飲業廠商自費接受 HACCP 輔導後，應備齊哪些資料向有關單位申請 HACCP 驗證？

4. 稽核結果，若被列為有條件限期改善者，廠商應如何處置呢？

5. 廠商在驗證作業時，需提供的資料有哪些呢？

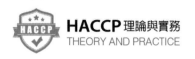

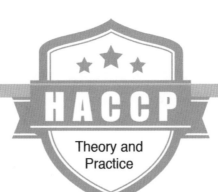

11
CHAPTER

HACCP、ISO22000 與 FSSC22000 之關聯性與異同

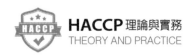
重要摘要 | SUMMARY

- HACCP 只是生產過程的危害分析方法而非一個系統。國際上所有食品安全管理標準（包含系統和產品本身）都用 HACCP 原理作為風險分析的工具。

- HACCP 著重於生產過程的安全風險與危害之預先防治，但其缺點是對產品在生產環境所應要求之條件訴求太少。因此，HACCP 只能算是食品安全管理系統的基礎階段，但它卻是食品安全管理由結果檢驗躍升至預防設計的關鍵跳板與基石。

- ISO22000:2005（國際食品安全管理體系，亦稱食品安全標準）是在 HACCP 認證基礎上，將相關的國際標準於國際範圍內整合，制定一套專為食品行業可審核的食品安全管理標準，於 2005 年發布，並在全世界先進國家認同下執行。

- 然而 ISO22000:2005 在前提方案(PRP)的內容欠缺，故在當時（2005 年）並沒有被全球食品安全倡議(Global Food Safety Initiative, GFSI)認可。

- 2009 年 5 月結合了 ISO22000:2005、PAS220:2008(Codex Alimentarius Commission 220:2008)及其他附加要求，組成了 FSSC22000（食品安全認證體系）頒布，同時被 GFSI 認可。

- FSSC22000 是一套完整的食品安全體系認證標準，也是目前國際上難度和認可度最高的食品安全體系。自 2009 年頒布以來，已經更新至第四版本(FSSC22000:2016)。

✓ HACCP 系統與其缺失

一、建立 HACCP 之緣由

1960 後期，美國太空總署(National Administration of Space Aviation)拿第客(Natick)陸軍實驗室，以及一家民營 Pillsbury 食品公司，為確保太空人之飲食安全而開發出一套食品生產衛生安全管控的系統，此觀念於 1971 年舉行的美國保健會議上提出，大受與會食品安全專家之肯定與推薦。並在往後多年的施行中逐漸完善該系統。1997 年食品法典委員會(Codex Alimentarius Commission, CAC)在更新《食品衛生通則 CAC/PCP1-1996, Rev 的附錄時，將《危害分析重要管制點(HACCP)》系統與其應用準則作為食品安全管理系統(Food Safety Management System, FSMS)之的基本原則。

二、HACCP 之不足與缺點

嚴謹地說，HACCP 只是食品生產過程的危害分析的一套方法與技巧而非系統，因為習慣上稱其為系統，故一直沿用至今。它是針對產品生產過程分析後，找出其流程中之重要管制點(CCP)的方法。因此國際上所有食品安全管理標準（包含系統如食品安全管理系統和產品本身）都用 HACCP 原理作為風險分析的工具，所以在幾個系統的相互關係中 HACCP 是方法，ISO22000（食品安全管理系統），FSSC22000（食品安全認／驗證系統）是指南。

HACCP 不是依賴對最終產品的檢驗與品管來確保食品安全，而是將食品安全建立在加工過程的事先防範管控上，控制食品生產過程中的可預知之危害並將其降低至可接受的程度或完全將此危害根除。HACCP 應用在食品業中越廣就逐漸從一種管理手段和方法演變為一種管理模式。故 HACCP 是生產過程中預防性的風險分析與管控。

三、結論

HACCP 是為預防性食品生產而設計，著重於生產過程的安全風險之防治。但其缺陷是對產品所處的環境所應具備的條件關注太少。 因此，HACCP 只能算是食品安全管理系統(Food Safety Management System, FSMS)的基礎階段，亦是最終食品的檢驗提升到生產前預防風險之防治的關鍵性跳板。

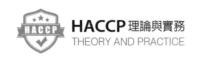

 ## ISO22000 系統之食品標準與其缺失

2001 年國際標準化組織(International Standard Organization, ISO)在 HACCP 認證基礎上，將相關的食品安全國際標準整合，對於食品行業制定一套可審核的食品安全標準，並於 2005 年布了國際食品安全管理系統(food safety management system, FSMS)：食品安全標準 ISO22000:2005。

一、食品安全標準(ISO22000:2008)各國標準

（一）英國

英國是較早重視食品安全並制定相關法律的國家之一，其體系完善，法律責任嚴格，監管職責明確，措施具體，形成了立法與監管齊下的管理體系。

比如，英國從 1984 年開始分別制定了《食品法》、《食品安全法》、《食品標準法》和《食品衛生法》等，同時還出臺許多專門規定，如《甜品規定》、《食品標籤規定》、《肉類製品規定》、《飼料衛生規定》和《食品添加劑規定》等。這些法律法規涵蓋所有食品類別，涉及從農田到餐桌整條食物鏈的各個環節。

在英國，責任主體違法，不僅要承擔對受害者的民事賠償責任，還要根據違法程度和具體情況承受相應的行政處罰乃至刑事制裁。例如，根據《食品安全法》，一般違法行為根據具體情節處以 5,000 英鎊的罰款或 3 個月以內的監禁；銷售不符合品質標準要求的食品或提供食品致人健康損害的，處以最高 2 萬英鎊的罰款或 6 個月監禁；違法情節和造成後果十分嚴重的，對違法者最高處以無上限罰款或兩年監禁。

在英國，食品安全監管由聯邦政府、地方主管當局以及多個組織共同承擔。例如，食品安全品質由衛生部等機構負責；肉類的安全、屠宰場的衛生及巡查由肉類衛生服務局管理；而超市、餐館及食品零售店的檢查則由地方管理當局管轄。

為強化監管，英國政府於 1997 年成立了食品標準局。該局是不隸屬於任何政府部門的獨立監督機構，負責食品安全總體事務和制定各種標準，實行衛生大臣負責制，每年向國會提交年度報告。食品標準局還設立了特別工作組，由該局首席執行官掛帥，加強對食品鏈各環節的監控。

　　英國法律授權監管機關可對食品的生產、加工和銷售場所進行檢查，並規定檢查人員有權檢查、複製和扣押有關紀錄，取樣分析。食品衛生官員經常對餐館、外賣店、超市、食品批發市場進行不定期檢查。在英國，屠宰場是重點監控場所，為保障食品的安全，政府對各屠宰場實行全程監督；大型肉製品和水產品批發市場也是檢查重點，食品衛生檢查官員每天在這些場所進行仔細的抽樣檢查，確保出售的商品來源管道合法並符合衛生標準。

　　在英國食品安全監管方面，一個重要特徵是執行食品追溯和召回制度。食品追溯制度是為了實現對食品從農田到餐桌整個過程的有效控制、保證食品品質安全而實施的對食品品質的全程監控制度。監管機關如發現食品存在問題，可以通過電腦記錄很快查到食品的來源。一旦發生重大食品安全事故，地方主管部門可立即調查並確定可能受事故影響的範圍、對健康造成危害的程度，通知公眾並緊急收回已流通的食品，同時將有關資料送交國家衛生部，以便在全國範圍內統籌安排工作，控制事態，最大限度地保護消費者權益。

　　為追查食物中毒事件，英國政府還建立了食品危害報警系統、食物中毒通知系統、化驗所彙報系統和流行病學通信及諮詢網路系統。嚴格的法律和系統的監管有效地控制了有害食品在英國市場流通，消費者權益在相當程度上得到了保護。

（二）法國

　　在法國，保障食品安全的兩個重點工作是打擊舞弊行為和畜牧業監督，與之相應的兩個新部門也相繼應運而生。其中，直接由法國農業部管轄的食品總局主要負責保證動植物及其產品的衛生安全、監督品質體系管理等。競爭、消費和打擊舞弊總局則要負責檢查包括食品標籤、添加劑在內的各項指標。法國農民也已經意識到，消費者越來越關注食品安全乃至食品產地和生產過程的衛生標準以及對環境的影響。為了使產品增加競爭力，法國農業部給農民制定了一系列政策，鼓勵農民發展理性農業便是其中之一。所謂理性農業，是指通盤考慮生產者經濟利益、消費者需求和環境保護的具有競爭力的農業。其目的是保障農民收入、提高農產品品質和有利於環境保護。法國媒體認為，這種農業可持續發展形式具有強大的生命力，同時還大大提高了食品安全性。

　　在銷售環節，實現資訊透明是保證食品安全的重要措施。除了每種商品都要標明生產日期、保存期限、組成分等必需內容外，法國法律還規定，凡是涉及轉殖基因的食品，不論是種植時使用了轉基因種子，還是加工時使用了轉殖基因添加劑等，都須在標籤上標明。此外，法國規定，食品中所有的添加劑必須詳細列出。由

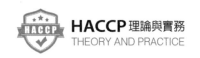
於「瘋牛病」的影響，從 2000 年 9 月 1 日起，歐盟各國對出售的肉類實施一種專門的標籤系統，要求標籤上必須標明批號、屠宰所在國家和屠宰場許可號、加工所在國家和加工車間號。從 2002 年 1 月開始，又增加了動物出生國和飼養國兩項內容。有了標準，重在執行。新華社巴黎分社附近有一家叫做卡西諾的超市，每天晚上 8 點多，超市工作人員都會把第二天將要過期的食品類商品扔到垃圾桶內，包括蔬菜、水果、肉類、禽蛋等。他們告訴記者：判斷食品是否過期的唯一標準就是看標籤上的保存期限，而一旦店內有過期食品被檢查部門發現，那麼結果就是導致商店關門。位於巴黎郊區的蘭吉斯超級食品批發市場是歐洲最大的食品批發集散地，也是巴黎市的「菜籃子」，這裡的商品品種豐富、價格便宜。為了保證食品品質，法國農業部設有專門人員，每天 24 小時不斷抽查各種產品。

1996 年英國發現了瘋牛病；2000 年初，法國發現一些肉類食品中含有致命的李斯特桿菌；2001 年英國暴發口蹄疫。一味追求利潤最大化導致歐盟區域內頻現食品安全危機，這使得消費者在選擇食品時更加謹慎，也促使食品安全問題越發受到重視。

（三）德國

一直以來，德國政府實行的食品安全監管以及食品企業自查和報告制度，成為德國保護消費者健康的決定性機制。

德國的食品監督歸各州負責，州政府相關部門制定監管方案，由各市縣食品監督官員和獸醫官員負責執行。聯邦消費者保護和食品安全局(BVL)負責協調和指導工作。在德國，那些在食品、日用品和美容化妝用品領域從事生產、加工和銷售的企業，都要定期接受各地區機構的檢查。

食品生產企業都要在當地食品監督部門登記註冊，並被歸入風險列表中。監管部門按照風險的高低確定各企業抽樣樣品的數量。每年各州實驗室要對大約 40 萬個樣本進行檢驗，檢驗內容包括樣本成分、病菌類型及數量等。

食品往往離不開各種添加劑，添加劑直接關係到食品安全與否。在德國，添加劑只有在被證明安全可靠並且在生產技術上有必要時，才能獲得使用許可證明。德國《添加劑許可法規》對允許使用哪些添加劑、使用量、可以在哪些產品中使用都有具體規定。食品生產商必須在食品標籤上將所使用的添加劑一一列出。

德國食品生產、加工和銷售企業有義務自行記錄所用原料的品質，進貨管道和銷售對象等資訊也都必須有記錄為證。根據這些記錄，一旦發生食品安全問題，可以在很短時間內查明問題出在哪裡。

消費者自身加強保護意識也非常重要。例如，一旦發現食品企業存在衛生標準不合格或者食品標籤有誤，可以通知當地食品監管部門。如果買回家的食品在規定的保質期內出現變質現象，也可以向食品監管部門舉報。聯邦消費者保護部開設有「我們吃什麼」網站，提供多種有關食品安全的資訊，幫助消費者加強自我保護能力。

值得一提的是，歐盟範圍內已經初步形成了統一、有效的食品安全防範機制，即歐盟食品和飼料快速警報系統。德國新的《食品和飼料法典》和《添加劑許可法規》的一大特點就是與歐盟法律法規接軌。

如果某個州的食品監管部門確定某種食品或動物飼料對人體健康有害，將報告 BVL。該機構對匯總來的報告的完整性和正確性加以分析，並報告歐盟委員會。報告涉及產品種類、原產地、銷售管道、危險性以及採取的措施等內容。如果報告來自其他歐盟成員國，BVL 將從歐盟委員會接到報告，並繼續傳遞給各州。如果 BVL 接到的報告中包含有對人體健康危害程度不明的資訊，它將首先請求聯邦風險評估機構進行毒理學分析，根據鑒定結果再決定是不是在快速警告系統中繼續傳遞這一資訊。

通過資訊交流，BVL 可以及時發現風險。一旦確認某種食品有害健康，將由生產商、進口商或者州食品監管部門通過新聞公報等形式向公眾發出警告，並盡早中止有害食品的流通

（四）美國

美國的食品安全監管體系遵循以下指導原則：只允許安全健康的食品上市；食品安全的監管決策必須有科學基礎；政府承擔執法責任；製造商、分銷商、進口商和其他企業必須遵守法規，否則將受處罰；監管程式透明化，便於公眾瞭解。

美國整個食品安全監管體系分為聯邦、州和地區三個層次。以聯邦為例，負責食品安全的機構主要有衛生與公眾服務部下屬的食品和藥物管理局和疾病控制和預防中心，農業部下屬的食品安全及檢驗局和動植物衛生檢驗局，以及環境保護局。

三級監管機構的許多部門都聘用流行病學專家、微生物學家和食品科研專家等人員，採取專業人員進駐食品加工廠、飼養場等方式，從原料採集、生產、流通、銷售和售後等各個環節進行全方位監管，構成覆蓋全國的立體監管網路。

與之相配套的是涵蓋食品產業各環節的食品安全法律及產業標準，既有類似《聯邦食品、藥品和化妝品法》這樣的綜合性法律，也有《食品添加劑修正案》這樣的具體法規。

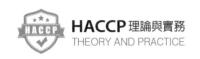
一旦被查出食品安全有問題，食品供應商和銷售商將面臨嚴厲的處罰和數目驚人的巨額罰款。美國特別重視學生午餐之類的重要食品的安全性，通常由聯邦政府直接控制，一旦發現問題，有關部門可以當場扣留這些食品。百密一疏，萬一食品安全出現問題，召回制度就會發揮作用。

值得一提的是，民間的消費者保護團體也是食品安全監管的重要力量。比如2006 年 6 月，一個名為「公眾利益科學中心」的團體就起訴肯德基使用反式脂肪(trans-fat)含量高的烹調油。

在網路普及的美國，通過互聯網發布食品安全資訊十分普遍。聯邦政府專門設立了一個「政府食品安全資訊門戶網站」。通過該網站，人們可以鏈接到與食品安全相關的各個站點，查找到準確、權威並更新及時的資訊。

（五）俄羅斯

在保障食品安全方面，俄羅斯並不乏相關法律檔和技術標準。《食品安全法》、《消費者權益保護法》、各種政府決議及地方規定都對此有詳盡而明確的要求。然而，現實生活中食品安全問題仍不時突顯，其中關鍵不在於無法可依，而在於有法不依、執法不嚴。

在俄羅斯，食品安全保障工作過去一直由國家衛生防疫部門、獸醫部門、質檢部門及消費權益保護機構共同負責。但俗話說「三個和尚沒水吃」，婆婆太多也帶來職責劃分不清、推卸責任甚至相互扯皮的弊端，最終使食品安全管理工作無法落到實處。

這一局面在 2004 年開始得到改觀。當年 3 月，俄羅斯總統普京為理順食品安全管理機制，命令對相關行政管理機構進行調整，在俄羅斯衛生和社會發展部下設立聯邦消費者權益和公民平安保護監督局，將俄羅斯境內食品貿易、品質監督及消費者權益保護工作交由該局集中負責。

新機構的成立對於集中行政資源、監控食品品質和安全起到了積極作用。其職責範圍包括：檢查食品製造和銷售場所的衛生防疫情況，對進口食品進行登記備案，在新食品上市前進行食品安全鑒定，對市場所售食品進行安全及營養方面的鑒定和科學研究，以及制止有損消費者權益的行為等。該局在全俄各聯邦主體設有分局，負責當地的食品安全檢查和監控工作。

（六）中國大陸

中華人民共和國食品安全法實施條例第三條：食品生產經營者應當依照法律、法規和食品安全標準從事生產經營活動，建立健全食品安全管理制度，採取有效管理措施，保證食品安全。 食品生產經營者對其生產經營的食品安全負責，對社會和公眾負責，承擔社會責任。因此，食品安全標準是(ISO22000:2008) 強制執行的標準。標準復審週期一般不超過 5 年

1. ISO22000:2008 之內容
   (1) 食品相關產品中的致病性微生物、農藥殘留、獸藥殘留、重金屬、汙染物質以及其他危害人體健康物質的限量規定。
   (2) 食品添加劑的品種、使用範圍、用量。
   (3) 專供嬰幼兒的主輔食品的營養成分要求。
   (4) 對與食品安全、營養有關的標籤、標識、說明書的要求。
   (5) 與食品安全有關的品質要求。
   (6) 食品檢驗方法與規程。
   (7) 其他需要制定為食品安全標準的內容。
   (8) 食品中所有的添加劑必須詳細列出。
   (9) 食品生產經營過程的衛生要求。

2. ISO22000:2008 在中國大陸實施現狀
   中國政府自從實施食品安全國家標準、地方標準和企業標準備案管理辦法，並成立了國家食品安全風險評估中心，開展食品安全風險評估，為制定完善標準提供科學依據。截至目前中國已制定公布了乳品安全標準、真菌毒素、農獸藥殘留、食品添加劑和營養強化劑使用、預包裝食品標籤和營養標籤通則等 303 部食品安全國家標準，覆蓋了 6000 餘項食品安全指標。

   針對食品安全標準工作，中國大陸國家衛生計生委還專門組建了食品安全國家標準審評委員會，由食品汙染物、微生物、食品添加劑、農藥殘留、獸藥殘留等 10 個專業分委員會、共 350 多位醫學、農業、食品、營養等方面權威專家組成，負責標準審查工作。

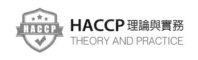

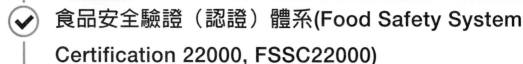

三、結論

ISO22000:2008 的目的是為了讓在全球流通的所有食品生產企業，對食品安全有明晰且共同的標準和要求。然而 ISO22000:2008 因前提方案(PRP)內容欠缺，故在當時並沒有被全球食品安全倡議(global food safety initiative, GFSI)所認可。

第三節
食品安全驗證（認證）體系(Food Safety System Certification 22000, FSSC22000)

一、緣起

為了改進 ISO22000:2008 因前提方案(PRP)內容之欠缺，一些來自大型跨國企業的專家對 ISO22000:2005 做了補充，也就是大家所熟知的食品安全公共可用規範(Codex Alimentarius Commission, PAS220:2008)於 2008 年生效。GFSI 認可了 ISO 22000:2005 和 PAS220:2008 的整合，同時也要求建立一個該行業的體系(system)，亦即在注重法規和客戶要求的同時，亦監控兩個標準的整合。

在結合了 ISO22000:2005、PAS 220:2008 及其他一些法規和客戶要求後，荷蘭獨立非營利機構「食品安全驗證基金」(Foundation for Food Safety Certification)推出了食品安全認證（驗證）體系(Food Safety System Certification 22000, FSSC22000)，並由 GFSI 於 2009 年 5 月作為食品安全管理的全球基準而通過並頒布。該標準一經全面實施，FSSC22000 將成為 GFSI 認可的第六項常規標準。此項措施不但在全球食品流通內降低供應鏈的採購成本（通過採納全球零售商公認且普遍認同的 GFSI 標準，有利於促進整個食品供應鏈的成本效率）。並提升國際流通食品品質之一致性，亦提高最終用戶對第三方認證（驗證）的信心，同時也提供國際食品供應鏈的參與者有更多的靈活性及選擇性。

ISO22000 頒布之後有許多企業開始以它為標準，對食品安全管理系統(Food Safety Management System, FSMS)進行策劃、實施，亦含認證。但因 ISO22000 所包括的企業類型太多（幾乎食品鏈中所有的組織），對食品鏈中組織選擇具體的前提方案(prerequisite program, PRP)時可以參考的「良好規範」的具體內容也沒有一個統一的國際化標準，在 7.2.3 條款中對前提方案(PRP)實施要求的解釋也是寥寥可數，PAS220 就是對 ISO22000 中 7.2 條款的補充，詳細地列出規範，為食品製造業

提供 18 項前提方案的應用標準。由於 ISO22000 在前提方案中的不完善，因此 GFSI 組織當時並不認可 ISO22000 這一食品標準。而 FSSC22000 整合了 ISO22000 和 PAS22000，讓生產和製造類企業在策劃、建立、實施、改進食品安全管理體系有更加完善的應對措施，更加能體現 FSSC22000 對企業的可持續發展作用。

FSSC22000 分食品和包材，食品 FSSC22000:2013 結合了 ISO22000:2005 和 ISO/TS22002-1:2009 的要求，包材 FSSC22000:2013 結合了 ISO22000:2005 和 ISO/TS22004-1:2013 的要求。經過 ISO22000 認證的製造商只需通過一次 PAS220 或者 PAS223 考核便可滿足該認證方案的要求。

PAS220 於 2008 年 10 月由英國工業標準協會出版，由達能、卡夫、雀巢、聯合利華及歐盟食品和飲料工業委員會(CIAA)聯合贊助。PAS220 是 ISO22000 標準中有關 PRP 的補充，為食品製造業提供 18 項前提方案的應用標準：建築物建設和布局廠房布局、公共設施－空氣、水、能源、廢物處理、設備配合性、清潔和保養、購進貨物管理、交叉汙染防治方法、清（保）潔和衛生、蟲害管理、個人衛生和員工設備、再加工、產品召回程式、倉儲入庫、產品資訊／消費者認知度、食品防衛、生物警惕性和生物恐怖主義。

如果用金字塔描述食品安全中的三類控制措施前提方案(PRP)、操作前提方案(Operating PRP, OPRP)和重要管制點(CCP)管控，那麼 PRP 是金字塔的底部，它最為基礎、包含內容最多，也是在食品安全體系中最重要的環節。PRP 有效的實施，可以將食品安全中 99%以上的潛在危害消滅於萌芽中。

但由於 ISO22000 沒有細分食品鏈不同位置組織所需採用的 PRP，這給 PRP 策劃、實施、驗證，包括認證帶來許多困惑，尤其是相對食品安全風險較高的終端產品製造者（相對整個食品鏈和終端消費者來講）。PAS220 就是對 ISO22000 中 7.2 條款的補充。它比較詳細地將上列要求進行了規範，並增加了回料(rework)、產品召回(product recall procedures)、產品資訊／消費者告知(product information/consumer awareness)和食品安保與反生物恐怖(food defence, biovigilance and bioterrorism)。從增加「回料」、「產品召回」和產品資訊的內容也可以看出 PAS220 主要是對生產企業，而且增加對回料的管理非常好。

🍲 二、FSSC22000 的特性與優勢

FSSC22000 是一項全球性的、可審核的食品安全管理系統標準，結合了食品良好製造規範準則(FGMP)、HACCP 以及其他管理系統要求。FSSC22000 為食品企

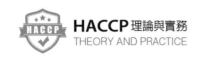

業提供了一套全球認可的標準，因其已建立全面的管理系統（體系），並充分滿足顧客及行業法規在食品安全方面的要求。

FSSC22000 也是一套完整的食品安全系統認證（驗證）標準，亦是目前國際上難度和認可度較高的食品安全管理系統。自 2009 年 5 月頒布以來，已更新至第四版本(FSSC22000:2016)，FSSC 的利益相關者委員會已確定，所有認證機構均應從 2018 年 1 月 1 日起針對版本 4 進行審核。FSSC22000 標準的本身由數個標準的組成，包括：ISO22000:2005、BSI PAS220:2008、ISO22000 與 ISO/TS22004 的應用指導綱要等。FSSC22000 標準分為食品、包材、運輸和倉儲三個認證標準，食品標準的 FSSC22000:2016 結合了 ISO22000:2005 和 PAS220:2008 的要求，食品包材標準的 FSSC22000:2016 結合了 ISO22000:2005 和 PAS223:2011 的要求，運輸與倉儲標準依據 NTA8059：2016「運輸和儲存食品安全的先決計畫」要求。

FSSC22000 在設計之初就考慮到涵蓋食品供應鏈的所有過程，且易於讓處於食品供應鏈不同環節的組織或企業接受、實施及審核。建立 FSSC22000 標準的主要目的是為了要融合各項不同驗證的要求與食品安全管理系統的方法，進而確保頒發值得信賴的食品認證。

🍴 三、FSSC22000 現場審核

FSSC22000 的審核分兩階段進行。第一階段審核完後需要相隔一個月左右再進行第二階段的審核。目前該標準認證主要是由外資機構進行審核。由於證書需要國外總部審批，FSSC22000 證書會在現場審核通過，提交完整的不符合項整改報告後一個月左右取得。由於 FSSC22000 體系要比 ISO22000 難度要大，對於生產現場的硬體要求高，檔資料和作業生產記錄都需要做得更加細緻和專業，因此對於中小型企業來講，想要首次就通過認證，最好能借助專業顧問的技術優勢和專長，節省成本和時間。

FSSC22000 證書有效期是三年，每年必須接受一次監督審核。

在 FSSC22000 的審核過程當中，審核員在審核現場會比較關注非生產區域的管理，如：原料庫、成品庫、化學品庫、汙水站、垃圾站、配電站、門衛、製冷站、維修間，屋頂、排水、道路、草坪、圍牆等。這些地方如果管理得井井有條的話，那麼與食品安全直接相關的區域，不會有很大的問題。

（一）門衛

主要看外來人員管理，包括：登記、告知（GMP、人身安全）、胸牌、進出時間等。另外，登記薄的保持部門與保留時間也會關注。道路，主要看人員行走路線與運貨車輛路線是否有交叉，路面的平整和完好，包括積水、排水，尤其是原料、成品庫入口的道路。

（二）草坪

主要看修剪和管理情況，地表裸露情況。尤其注意在草坪上是否有鼠洞。

（三）圍牆

主要看是否能夠阻擋小動物，主要是老鼠。另外，看圍牆周圍有無防鼠措施，包括：鼠籠、鼠站、鼠餌、編號、紀錄等。

（四）屋頂

主要看建築物是否採用平頂設計，雨水管是否直接排入地下。因雨水中常含有鳥糞、鼠糞，如果雨水直接排到地面，增加了沙門氏菌汙染的可能。

（五）汙水站

主要看處理汙水的方式、異味是否較大，汙水站是否在上風口（指冬季），汙水處理後如何檢測。

（六）垃圾站

主要看是否封閉，清理的時間週期，分類管理，垃圾運輸車輛的管理。

（七）其他

配電站、製冷站、維修間：主要看 5S，包括化學品管理、工器具管理等。

四、FSSC22000 之適用範圍

（一）易腐敗的動物產品，包括屠宰（例如：肉罐頭、家禽、雞蛋、乳製品、魚類產品）。

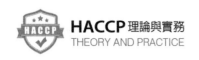

（二）易腐敗的蔬菜產品（例如：水果罐頭、果汁、蜜餞、蔬菜罐頭、醃菜）。

（三）保質期較長的產品（例如：罐頭食品、餅乾、點心、油、飲用水、飲料、通心粉、麵粉、糖、鹽）。

（四）食品製造過程中需添加的（生物）化工產品（例如：添加劑、維生素及生物添加劑）不包括工藝技術、工藝助具。

（五）飼料類產品（動物飼料、魚類飼料等）。

五、實施 FSSC22000 之益處

通過實施 FSSC22000，食品行業可以採用風險管理和在其他行業廣泛得到驗證的品質保證技術。它獨立可信，旨在達成：

1. 對食品更有信心。

2. 健康隱患更少。

3. 更好保護品牌。

4. 審核成本更低。

5. 供應鏈管理更完善。

該標準有助於解決整個食品行業不統一的標準，也解決了顧客對食品安全問題產生恐慌，為各大廠商、零售商或已引進定消費者有了一致性的制的標準。目前國際上可透過 FSSC22000 為基礎來進行標準之協調與統一，並在必要時加入特定的附加要求。

這將使生產商和供應商更為容易地向廣泛的客戶群銷售產品。生產商可以更好控制其生產過程，更能全面地直觀其他的組織規範。審核可以成為持續改進的基石，並衡量全球水準的基準。標準化使產品能更容易地邁入新市場，賣給新客源。

這個新標準還可以帶來下列益處：

1. 食品標準更透明。

2. 成為人人認可的全球標準。

3. 更有效的第三方審核，減輕監管機構的負擔，監管機構可以把該新標準當作考核的第一點。

4. 藉助生產過程之效益和流程審核，可節約成本。

　　FSSC22000 的最終目的是完善食品安全標準，重拾消費者對食品安全供應的信心，終將造福整個國際食品行業並積極創立其應有的利潤。

六、FSSC22000 在中國大陸施行現狀

　　目前包括聯合利華(Unilever)、沃爾瑪(Walmark)、永旺(AEON)、中糧集團、華潤萬家、雀巢(Nestle)、卡夫食品(Kraft Foods)、帝亞吉歐(Diageo)、通用磨坊(General Mills)、百事可樂(Pepsi Cola)、可口可樂(The Coca-Cola Company)，王老吉、怡寶、嘉士伯(Carlsberg)，高露潔(Colgate)、寶潔(P&G)、金伯利(Kimberly)、好時(Hershey's)、瑪氏(Mars)、費列羅(Ferrero)等品牌公司都會要求其所有的供應商通過 FSSC22000 認證。

七、結論

　　FSSC 是專門用於食品製造業者在 HACCP 基礎上擴充建立的，並以 GMP 為基本架構針對前提方案進行徹底的闡述，亦將 HACCP 原理應用、食品安全管理系統之標準、前提方案詳細指導原則相結合，組織建構了一個較完備的國際化通用管理認（驗）證系統。

第四節

✔ FSSC22000 與 ISO22000 之差異

　　FSSC22000 與 ISO22000 認證（驗證）的區別主要在於適用範圍，FSSC22000 只是針對生產、製造類企業，而 ISO22000 則可以覆蓋全部食品鏈。前者通過 PAS220 讓體系實施者和體系評估者，找到了 PRP 的具體要求，對生產企業策劃、建立、實施、改進食品安全管理體系有著重大的意義。食品安全管理體系要求有效(effectiveness)和高效(efficiency)。當 PRP 能夠達到 2E 時，OPRP 和 CCP 就會大大減少，管理體系對企業的可持續發展的作用也就體現出來了。

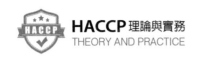

🏭 一、全面分析 FSSC22000 與 ISO22000 的區別

不少企業在建立食品安全管理系統(FSMS)時，經常會問到究竟是實施 FSSC22000 認證（驗證）還是 ISO22000 認證（驗證），以下就這兩者的區別做全面分析。

（一）認證定義上的區別

ISO22000 認證 （中國：GB/T22000 認證）	FSSC22000 認證
ISO22000 認證是指在《食品安全管理系統認證實施規則》的指導下，依據 GB/T22000（中國）和專項技術要求開展的認證活動，簡稱 FSMS 認證。下述 ISO2200 認證，均指 CNAS 認可的認證，證書帶 CNAS 標示。	FSSC22000 認證是指按照 ISO22000/ISO9001 標準要求、行業類別前提方案(PRP)要求以及方案附加要求，對食品和飼料等安全/品質管理體系實施認證的認證方案。

區別分析：從認證定義上我們可以看出兩者認證依據的差別。

（二）發展過程

ISO22000	FSSC22000
ISO 於 2005 年首次發布 ISO22000 標準；2018 年 6 月進行了首次修訂。	2009 年歐盟食品飲料行業聯盟和 FSSC22000 基金會聯合推出 FSSC22000 認證方案。2017 年 7 月推出了 4.1 版本。

區別分析：ISO22000 認證從 2006 年開始，截止 2016 年全球共頒發了三萬多張 ISO22000 的證書，但近兩年 ISO22000 發證的速度趨緩，證書增加量不明顯。反觀 FSSC22000 認證從 2009 年推出以來，發展勢頭迅猛，截止 2015 年就發了一萬多張證書，大有後來居上之勢。

（三）認證範圍

ISO22000	FSSC22000
雖說 ISO22000 標準適用於食品鏈各類組織，但在中國開展 ISO22000 認(驗)證，必須有專項技術規範，目前大部分食品加工類別、飼料加工、食品包裝材料及餐飲有專項技術規範（共 29 項）可以申請 ISO22000 認證，但乳製品、酒類、種植業、養殖業等幾類食品暫不能申請。	FSSC22000 認證範圍則包括： (1)以獲取肉、奶、蛋和蜂蜜為目的的動物飼養，但不包括捕捉、狩獵和捕魚。(2)食品製造。(3)（生物）化學品製造。(4)食品包裝和包裝材料製造。(5) 動物食品和飼料製造。(6)運輸和貯存服務。(7)餐飲準備、貯存並在適當情況下於準備現場或附屬單位交付食品以供消費。(8)零售/批發向客戶提供食品成品（如零售店、商場、批發商）。
區別分析：FSSC22000 的認證範圍實際上比 ISO22000 認證範圍要廣。	

（四）認證依據

ISO22000	FSSC22000
GB/T22000(IDT ISO22000)+專項技術規範	ISO22000+行業類別前提方案標準+方案附加要求

　　區別分析：兩者首先都要依據 ISO22000 標準，差別就在於專項技術規範、前提方案標準和方案附加要求。ISO22000 認證的專項技術規範主要描述人力資源、前提方案、關鍵過程控制、產品檢驗的、追溯召回等內容；而 FSSC22000 認證的行業類別前提方案標準，即 ISO22002 系列標準，新版的 ISO22000:2018 也明確要求應依據 ISO22002 系列標準來建立前提方案。這樣一樣，ISO22000 認證和 FSSC22000 認證的差別就在於方案附加要求了。

（五）GFSI 認可情況

ISO22000	FSSC22000
未被認可	2010 年被 GFIS 認可

　　區別分析：GFSI 是全球食品倡議組織，其成員是全球各大食品零售公司和品牌商，被 GFSI 認可，即被這些大食品零售商和品牌商認可。如沃爾瑪就要求其供應鏈取得 GFSI 認可的認證。那 GFIS 認可的認證有哪些呢？如 BRC、IFS、China-HACCP、FSSC22000、SQF2000 等。FSSC22000 認證這幾年發展很快，跟它被 GFSI 認可有很大關係。外貿型或供貨給國外品牌商的廠家，一般選擇 GFSI 認可的標準（FSSC22000 認證）的比較多。

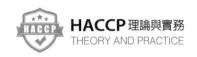

（六）認證審核

ISO22000	FSSC22000
首次認證分兩階段審核。 兩次監督審核採取通知式審核。 證書 3 年有效。	首次認證分兩階段審核。 兩次監督審核中至少進行一次不通知審核。 證書 3 年有效。

區別分析：兩者首次認證通過的難易程度其實差不多，差別就在於新版 FSSC22000(V4.1)認證要求監督審核中必須有一次是不通知審核，這樣增加了監督審核的難度。

（七）可選擇認證機構

ISO22000	FSSC22000
很多國內機構和國外機構都可以頒發 ISO22000 證書（帶 CNAS 標誌）	一般選擇國外機構實施 FSSC22000 認證；國內機構除 CQC 和方圓外，大部分國內機構暫不能頒發 FSSC22000 證書

（八）轉換認證

有些企業已取得 ISO22000 認證，想轉成 FSSC22000 認證該怎麼辦？很簡單，只要考慮到 FSSC22000 方案附加要求，完善食品安全管理體系，並在年度監督審核時，向認證機構申請按 FSSC22000 方案認證即可，通過後，即可頒發 FSSC22000 證書。

🍲 二、食品製造商由 ISO220000 提升至 FSSC22000

全球之零售商或者供應有品牌的食品製造商受益於 FSSC22000 標準被全球食品安全認可。故已經通過 ISO22000 認證的食品製造商為了達到 FSSC22000 標準，只需附加要求的審查即可達成。

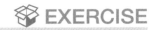

課·後·複·習

1. 試說明 HACCP 之缺失與不足之處。

2. 試詳細比較 ISO220000 與 FSSC220000 之差異為何？

3. 已取得 ISO220000 證照之國際食品業廠商應補足何條件來取得 FSSC220000 證照？

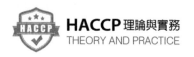

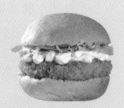

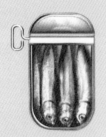

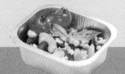

附 錄

一、國內實施 HACCP 相關法規與搜尋網站

二、國內與食品或餐飲管理相關法規目錄一覽表

HACCP Theory and Practice

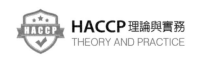
一、國內實施 HACCP 相關法規與搜尋網站

法規名稱（修正日期）	搜尋網站
一、 食品安全衛生管理法(108.6.12) https://law.moj.gov.tw/LawClass/LawAll.aspx?pcode=l0040001	
二、 食品安全管制系統準則(107.5.1) https://law.moj.gov.tw/LawClass/LawAll.aspx?pcode=L0040116	
三、 食品良好衛生規範準則(103.11.7) https://law.moj.gov.tw/LawClass/LawAll.aspx?pcode=L0040122	
四、 水產食品業應符合食品安全管制系統準則之規定(107.5.1) https://consumer.fda.gov.tw/Law/Detail.aspx?nodeID=518&lawid=745	
五、 食品工廠建築及設備設廠標準(107.9.27) https://law.moj.gov.tw/LawClass/LawAll.aspx?pcode=J0030045	
六、 食品製造工廠衛生管理人員設置辦法(108.4.9) https://law.moj.gov.tw/LawClass/LawAll.aspx?pcode=L0040005	
七、 飲用水水源水質標準(86.9.24) https://law.moj.gov.tw/LawClass/LawAll.aspx?pcode=O0040018	
八、 食品衛生安全管理系統驗證機構認證及驗證管理辦法(108.6.4) https://law.moj.gov.tw/LawClass/LawAll.aspx?pcode=L0040132	
九、 餐盒食品工廠應符合食品安全管制系統準則之規定(103.8.11) https://consumer.fda.gov.tw/Law/Detail.aspx?nodeID=518&lawid=636	
十、 餐飲業食品安全管制系統衛生評鑑申請注意事項及相關附表(102.9.9) https://www.fda.gov.tw/TC/siteContent.aspx?sid=3667	

🍲 二、國內與食品或餐飲管理相關法規目錄一覽表

文件名稱	法規最新發行／修正日期	下載日期
食品安全衛生管理法	中華民國 108 年 6 月 12 日總統華總一義字第 10800059261 號令增訂	
食品添加物使用範圍及限量暨規格標準	中華民國 109 年 8 月 11 日衛生福利部衛授食字第 1091301559 號令修正，並自 110 年 7 月 1 日施行	
食品安全衛生管理法施行細則	中華民國 106 年 7 月 13 日衛生福利部衛授食字第 1061300653 號令修正發布全文 31 條，並自發布日施行，但第 22 條自發布後一年施行	
農藥殘留容許量標準	中華民國 109 年 5 月 20 日衛生福利部衛授食字第 1091301085 號令修正	
食品用洗潔劑衛生標準	中華民國 106 年 6 月 12 日衛授食字第 1061301328 號令修正	
食品安全管制系統準則	中華民國 107 年 5 月 1 日衛生福利部衛授食字第 1071300487 號令修正	中華民國 109 年 9 月 1 日
食品過敏原標示規定	107 年 8 月 21 日衛授食字第 1071302165 號訂定，並自中華民國 109 年 7 月 1 日生效	
食品良好衛生規範準則	中華民國 103 年 11 月 7 日衛生福利部部授食字第 1031302301 號令修正發布，並即日施行	
食品工廠建築及設備設廠標準	中華民國 107 年 9 月 27 日衛生福利部衛授食字第 1071301538 號令、經濟部經工字第 10704604390 號令修正發布全文 20 條，並自發布日施行	
食品業者專門職業或技術證照人員設置及管理辦法	中華民國 107 年 5 月 1 日衛生福利部衛授食字第 1071300669 號令修正	
食品製造工廠衛生管理人員設置辦法	中華民國 108 年 4 月 9 日衛生福利部衛授食字第 1071302505 號令修正發布全文 11 條；除第 6 條條文自 109 年 7 月 1 日施行外，其餘條文自發布日施行	

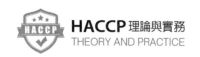

文件名稱	法規最新發行／修正日期	下載日期
食品及其相關產品追溯追蹤系統管理辦法	中華民國 107 年 10 月 3 日衛生福利部衛授食字第 1071302442 號令修正發布全文 10 條；除第 4 條第 1 項第 4 款第 8 目及第 5 款、第 5 條第 1 項第 3 款第 8 目及第 4 款、第 6 條第 1 項第 3 款第 8 目及第 4 款規定自 108 年 1 月 1 日施行外，其餘條文自發布日施行	中華民國 109 年 9 月 1 日
一般食品衛生標準	中華民國 108 年 8 月 15 日衛生福利部衛授食字第 1071303671 號令修正發布全文 9 條，並自發布日施行	
市售包裝食品營養標示方式及內容標準	中華民國 102 年 8 月 19 日發文字號：衛生福利部部授食字第 1021302169 號	
罐頭食品類微生物衛生標準	中華民國 108 年 8 月 15 日衛生福利部衛授食字第 1071303671 號令修正發布名稱及全文 5 條，並自發布日施行	
生熟食混合即食食品類衛生標準	中華民國 102 年 8 月 20 日衛生福利部部授食字第 1021350146 號令修正發布第 1 條條文	
食品器具容器包裝衛生標準	中華民國 102 年 8 月 20 日衛生福利部部授食字第 1021350146 號令修正發布第 1 條條文	
免洗筷衛生標準	中華民國 102 年 8 月 20 日衛生福利部部授食字第 1021350146 號令修正發布第 1、6 條條文，並自發布日施行	
自來水水質標準	中華民國 92 年 8 月 20 日經濟部經水字第 09204610280 號令發布，並自發布日施行	

1. 汪復進(2016)。**HACCP 理論與實務（四版）**。臺北：新文京開發。

2. 汪復進(2009)。**展望我國取得 HACCP 之團膳業發展空間**。行政院衛生福利部食品藥物管理署（前行政院衛生署食品衛生處）－食品資訊網 4 月份「專題報導」。
http://food.doh.gov.tw/foodnew/library/KnowledgeDetail.aspx?idCategory=125&KnowledgeID=146

3. 汪復進(2009)。以分析層級程序法探討 HACCP 團膳業廚師之核心能力。**2009 年管理系統與產品認驗證論文發表會論文集**，p.B2。財團法人全國認證基金會，2008 年 11 月 27 日，臺北。

4. 汪復進、李培源(2009)。以修正式德菲法及 AHP 法對 HACCP 工廠供應便利超商成功關鍵因素之探討。**2009 年管理系統與產品認驗證論文發表會論文集**，p.B3。財團法人全國認證基金會，2008 年 11 月 27 日，臺北。

5. 汪復進(2018)。**餐飲衛生與品質保證（三版）**。臺北：新文京開發。

6. 汪復進(2019)。**食品加工學（三版）**。臺北：新文京開發。

7. 汪復進(2007)。中國廣東省深圳市龍華區富士康集團第一間中央廚房(CK 1)之規劃、建設與 HACCP、ISO22000 之輔導和建構。宏茂飲食管理（深圳）有限公司專案計畫(2005)。

8. 汪復進(2019)。中國福建省廈門市見福超商與宏茂公司合作興建鮮食中央廚房之設計、規劃與 HACCP、ISO22000 之輔導和建構。宏茂 飲食管理（深圳）有限公司專案計畫(2019-2020)。

9. 汪復進、楊元樺(2020)。中國貴州省安順市百年滋味興建惠農中央廚房之設計規劃、HACCP、ISO22000 建構與運營管理。貴州省安順市開發區惠農中央廚房專案計畫(2020~2021)。

10. Wang, Fu-Jin, Shieh, Chich-Jen, and Li, Chin-Jing (2010). Study on the key success factors of the operation of a regional military logistic food material center. *American Journal of Applied Sciences*, 7(2): 191-200.

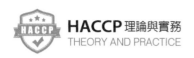

11. Wang, Fu-Jin, Ping, He, and Shieh, Chich-Jen (2010). Study on personality traits of cooks of HACCP-certificated quantity diet suppliers. *Journal of Statistics & Management Systems*, 13(4): 835-845.

12. Wang, Fu-Jin, Shieh, Chich-Jen, and Tang, Mei-Ling (2010). Effect of leadership style on organizational performance as viewed from human resource management strategy. *African Journal of Business Management*, 4(18): 3924-3936.

13. Wang, Fu-Jin, Hung, Ma-Wei, and Yeh, Shang-Pao (2010). Research on health administrators' core competency of HACCP-certificated catering suppliers in Taiwan (school lunch operation case). *Actual Problems of Economics*, 2(12): 125-134.

14. Wang, Fu-Jin, and Li, Peir-Yuan Patrick (2011). Nurturing contract food services cook-The fundamental competencies assessment of HACCP certified school lunch contractor. *Journal of Information and Optimization Sciences*, 32(3): 621-635.

15. Wang, Fu-Jin (2011). Key success factors in optimal operation and management for large-scale group diet industry-study on Foxconn Technology Group central kitchen. *Actual Problems of Economics*, 122(8): 358-368.

16. Hung, Chia-Jen, and Wang, Fu-Jin (2011). A multicriteria evaluation model for flight catering supplier: a Taiwan-base study. *Actual Problems of Economics*, 124(10): 470-479.

17. Wang, Fu-Jin, Hung, Chia-Jen, and Li, Peir-Yuan Patrick (2011). A study on the critical success factors of ISO 22000 implementation in the hotel industry. *Pakistan Journal of Statistics*, 27(5), 635-643.

18. Wang, Fu-Jin, Hung, Chia-Jen, and Li, Peir-Yuan Patrick (2011). The indispensable chef competency appraisal of HACCP certified contract food service companies in Taiwan. *Pakistan Journal of Statistics*, 27(5), 645-654.

19. Wang, Fu-Jin (2012). Study on core competence of contractors' dietitians of central kitchens of national elementary schools in Taipei area. *Actual Problems of Economics*, 128(2): 340-350.

MEMO

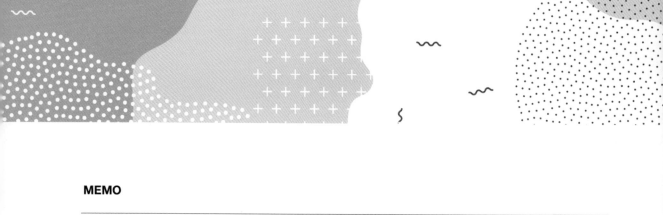

MEMO

_____

_____

_____

_____

_____

_____

_____

_____

_____

_____

_____

_____

_____

_____

_____

_____

_____

_____

_____

_____

_____

_____

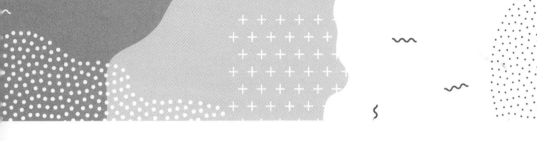

MEMO

國家圖書館出版品預行編目資料

HACCP 理論與實務 / 汪復進, 楊文育編著.
-- 五版. -- 新北市：新文京開發, 2020.09
　　面；　公分

ISBN　978-986-430-659-6(平裝)

1.食品衛生管理

412.25　　　　　　　　　　109012783

HACCP 理論與實務（第五版）　　　　（書號：B192e5）

編 著 者	汪復進　楊文育
出 版 者	新文京開發出版股份有限公司
地　　址	新北市中和區中山路二段 362 號 9 樓
電　　話	(02) 2244-8188（代表號）
F A X	(02) 2244-8189
郵　　撥	1958730-2
初　　版	西元 2007 年 08 月 31 日
二　　版	西元 2011 年 03 月 20 日
三　　版	西元 2014 年 01 月 15 日
四　　版	西元 2016 年 09 月 15 日
五　　版	西元 2020 年 09 月 15 日

New Wun Ching Developmental Publishing Co., Ltd.
New Age · New Choice · The Best Selected Educational Publications — NEW WCDP

新文京開發出版股份有限公司

NEW WCDP

新世紀‧新視野‧新文京 ― 精選教科書‧考試用書‧專業參考書